양자의학
새로운 의학의 탄생

양자의학
새로운 의학의 탄생

초판 발행 2013년 10월 31일

지은이 | 강길전 · 홍달수

발행인 | 권오현 부사장 | 임춘실
기획 | 이헌석 편집 | 김보라 · 김은경 디자인 | 안수진
마케팅 | 이종근 · 임동건

펴낸곳 | 돋을새김
주소 | 서울시 종로구 이화동 27-2 부광빌딩 402호
전화 | 02-745-1854~5 팩스 | 02-745-1856
홈페이지 | http://blog.naver.com/doduls
전자우편 | doduls@naver.com
SNS | @doduls | http://www.facebook.com/doduls

등록 | 1997.12.15. 제300-1997-140호
인쇄 | 금강인쇄(주)(031-943-0082)

ISBN 978-89-6167-118-7 (03510)
Copyright ⓒ 2013, 강길전 · 홍달수

값 35,000원

*잘못된 책은 구입하신 서점에서 바꿔드립니다.
*이 책의 출판권은 도서출판 돋을새김에 있습니다. 돋을새김의 서면 승인 없는 무단 전재 및 복제를 금합니다.

양자의학

새로운 의학의 탄생

강길전 · 홍달수 지음

QUANTUM MEDICINE

BODY,
QUANTUM
WAVE FIELD,
MIND

돋을새김

▌머리말▐

원인 없는 질병은 없다

　필자는 여성 불임 및 여성 생식내분비학을 전공한 산부인과 의사이다. 현대의학적 체계를 갖춘 산부인과학을 최고의 학문으로 알고 환자를 진료하고 학생을 가르치며 학문을 연구해왔다. 그런데 나이 50세가 되었을 때 현재의 상황에 뭔가 한계가 있다는 것을 느끼기 시작했다. 예를 들면 불임 환자 중에는 모든 검사를 다 해도 원인이 발견되지 않는, 이른바 '원인불명성 불임' 환자가 10% 정도이고, 또 월경이 없는 무월경 환자를 대상으로 모든 방법을 동원해서 검사를 해도 원인이 발견되지 않는 '원인불명성 무월경' 환자가 전체 무월경 환자의 3분의 2나 된다.
　여기서 '원인불명성 불임'이란, 모든 검사 소견이 임신이 가능한 여성과 동일한데도 임신이 안 되는 불임이라는 뜻이고, '원인불명성 무월경'이란, 모든 검사 소견이 정상적으로 월경을 하는 여성과 동일함에도 월경을 하지 않는다는 뜻이다. 이전까지는 이런 원인불명성 질환에 대해 그냥 그런가 보다 하면서 아무런 생각 없이 받아들여왔다. 그런데 오랫동안 환자들을 가까이에서 진료하고 치료하다 보니, '원인불명'이라는 진단을 붙이고 무책임하게 치료하는 일에 약간의 죄책감이 들기 시작했다.

세상만사 원인 없는 결과는 없는 법인데 '원인불명'이라니, 이게 말이 되는 소리인가 하는 의구심이 들기 시작한 것이다. 그래서 곰곰이 생각해보니 실제로는 '원인이 없어서' 원인불명이 아니라 '원인을 찾을 수 없어서' 원인불명이라는 생각이 들었고, 그렇다면 이것은 분명 현대의학의 한계 때문에 질병의 원인을 찾지 못하는 것이라는 결론에 도달하게 되었다.

그러면 '원인불명성 불임' 또는 '원인불명성 무월경'의 원인은 무엇이란 말인가? 이때 필자의 머리에 가장 먼저 떠오른 생각이 환자의 '마음'이었다. 불임을 호소하면서 병원에 오기는 하지만 고부간의 갈등이나 부부간의 갈등 등으로 인해 그 환자의 무의식 세계 속에는 아기를 갖고 싶어하지 않는 마음이 있을 수 있지 않을까? 또 월경이 없음을 호소하면서 매달 병원에 찾아오기는 하지만 그 환자의 무의식 세계 속에 월경을 하고 싶어 하지 않는 마음이 있는 것은 아닐까? 요즘 젊은 여성들은 매달 치르는 월경을 매우 귀찮게 생각하면서 하지 않았으면 좋겠다고 생각하는 사람들이 많으니까 말이다.

이와 같이 무의식 세계에서 '아기를 갖고 싶지 않다' 혹은 '월경을 매달 치르고 싶지 않다'고 하는 마음이 간절하니까 육체가 그렇게 따라 주는 것은 아닌가 하는 생각은 실제로 매우 일리가 있다고 생각했다. 그래서 필자는 마음(의식, 정신 등)에 관해서 공부해보기로 했다. 처음에는 프로이드 심리학을 공부했고, 다음에는 칼 융 심리학을 공부했다. 칼 융을 공부하는 과정에서 그가 마음을 '양자적 에너지quantum energy'로 생각하고, 노벨물리학상을 수상한 볼프강 파울리와 공동연구한 흔적을 발견했다.

필자는 마음(의식, 정신 등)을 제대로 이해하기 위해서는 양자물리학이 필요하다는 것을 알게 되었다. 그래서 양자물리학을 공부하기 시작했는데 거의 8년 동안 꾸준히 공부를 했는데도 주류 양자물리학인 코펜하겐 해석Copenhagen Interpretation을 이해할 수가 없었다. 과거에 양자물리학을 배운 바가 없어서 코펜하겐 해석을 쉽게 이해할 수 없었고 또한 양자물리학에 등장하는 수학공식도 이해할 수 없어 더욱 더 어려웠다. 하지만 얼마 후에 코펜하겐 해석은 세상 누구도 이해할 수 없는 학문이며 따라서 코펜하겐 해석을 이해하지 못한 것이 필자가 무능력하기 때문만은 아니라는 사실을 알게 되었다. 이런 과정을 거치며 한 가지 중요한 사실을 깨닫게 되었는데, 그것은 바로 코펜하겐 해석은 완전히 체계가 잡힌 양자물리학이 아니라는 사실이었다.

그래서 필자는 코펜하겐 해석이 아닌 다른 양자물리학을 찾아보고자 했다. 이렇게 해서 찾아낸 것이 물리학자 데이비드 봄David Bohm의 양자이론이었다. 봄의 양자이론을 몇 년 동안 공부함으로써 필자가 처음에 원했던 '마음(의식, 정신 등)'의 정체를 어느 정도 알 수 있게 되었다. 그뿐만 아니라 봄의 양자이론은 인간의 몸과 마음에 대해 상세하게 설명하고 있어 그것을 의학에 접목하면 훌륭한 새로운 패러다임의 의학이 탄생할 수 있겠다는 생각이 들었다.

그래서 외국의 문헌을 찾아보았더니 선진외국에서는 이미 권위 있는 과학자들이 다양한 책들을 출간하며 현대의학의 지평을 넓히기 위해 노력하고 있었다. 예를 들면, 폴 야닉Paul Yanick은 《양자의학Quantum Medicine》, 글렌 레인Glen Rein은 《양자생물학Quantum Biology》, 콜린 로스Colin Ross는 《인체 에너지장Human Energy Fields》, 제임스 오스만James Oschman은 《에너지의학Energy Medicine》, 리처드 거버Richard Gerber는 《파동의학Vibrational Medicine》, 린 맥타가트Lynn McTaggart는 《필드Field》, 브루스 립튼Bruce Lipton은 《믿음의 생물학Biology of Belief》을 저술했다.

그러나 새로운 의학을 설명하기 위해 기본으로 삼은 과학적 이론은 저자마다 조금씩 달랐다. 글렌 레인은 물리학자 데이비드 봄의 양자이론을 바탕이론으로 삼았고, 제임스 오스만은 양자결맞음Quantum Coherence이라는 개념을 바탕이론으로 삼았으며, 린 맥타가트와 브루스 립튼은 양자전기역학Quantum ElectroDynamics 이론을 바탕이론으로 삼았다.

이들 책 중에서 내 마음을 사로잡은 것은 글렌 레인이 저술한 《양자생물학》이라는 책이었다. 이 책의 절반은 이론으로 되어 있고 나머지 절반은 레인이 실제로 실험한 내용을 담고 있다. 필자는 이 책을 읽고 얼마나 놀랐는지 모른다. 왜냐하면 필자에게는 양자물리학을 생물학에 접목한 '양자생물학'이라는 용어 자체가 생소한데, 레인은 이미 양자생물학 이론을 가지고 여러 가지 실험을 하고 그 결과물을 내놓고 있었기 때문이었다.

그래서 레인이 봄의 양자이론을 생물학에 접목해 《양자생물학》을 저술했듯이 필자도 봄의 양자이론을 의학에 접목해 이른바 '양자의학'이란 것을 시도해보고 싶었다. 그래서 필요한 자료를 모으고 또 모아서 12년이라는 세월에 걸쳐 이 자료들을 일관된 하나의 줄거리로 엮어 2007년에 《양자의학》이라는 책을 출간했다.

이 책이 출판되자 여기저기에서 비난이 쏟아졌다. 국내의 현대의학 분야에서는 너무 생소하다는 이유를 들어 보편적이지 않은 의학을 거론한다고 비난했고, 또 물리학 분야에서는 물리학 전공이 아닌 사람이 물리학을 거론한다는 이유로 못마땅하게 생각하는 사람이 있는가 하면, 주류 양자물리학인 코펜하겐 해석을 인용하지 않고 물리학에서 이단시하는 봄의 양자이론을 인용했다 해서 또 비난을 하기도 했다.

필자는 현대의학 분야나 물리학 분야에서 이처럼 '양자의학'을 비난하는 이유가 무엇인지를 살펴보지 않을 수 없었는데 그 결과, 가장 결정적인 것이 '허수'의 문제라는 것을 깨달았다. 《양자의학》은 슈뢰딩거의 파동방정식에서부터 몸의 이중구조 그리고 마음에 이르기까지 '허수'를 모르면 이해할 수 없는 것들로 가득 차 있다. 그런데 현대의학 분야나 물리학 분야에서 이 '허수'의 개념을 잘 알지 못하기 때문에 결국 '양자의학'을 그토록 비난한 것이었다.

그래서 이런 비난을 겸허히 수용하면서 비난의 대상이 되었던 것들을 좀 더 보강하면서 다시 정리한 것이 이 책 《양자의학, 새로운 의학의 탄생》이다. 물론 필자가 아무리 열심히 보강을 한다고 해도 '허수'를 모르는 사람들에게는 계속 비난의 대상이 될 것이다. 그러니 어쩌면 좋은

가. 그러나 필자는 의학의 세계적 흐름이 필자가 생각하는 방식으로 흐르고 있다는 사실을 확신한다. 따라서 허수의 진정한 의미도 알지 못하면서 그냥 달달 외우거나 계산하기만 좋아하는 사람들의 계속되는 비난의 목소리에는 귀를 막고 오로지 앞으로 전진할 생각으로 이 책을 쓰게 되었다.

이 책은 총 5부로 구성되어 있다. Ⅰ부에서는 주류 양자물리학인 코펜하겐 해석과는 전혀 다르게 정립된, 봄의 새로운 양자이론에 관해 다루었다. 봄의 양자이론은 이 책의 근간이다. 봄이 코펜하겐 해석과 전혀 다른 양자이론을 정립할 수 있었던 것은 봄이 허수의 대가이었으므로 허수를 제대로 해석하고 있었기 때문이다. Ⅱ부에서는 봄의 양자이론의 주요한 개념인 양자파동장을 인체를 구성하는 분자, 세포, 조직 및 장기 수준에서 다루었는데 특히 인체가 상온 초전도체라는 사실을 강조했다. Ⅲ부에서는 봄의 양자이론에서 또 다른 기둥을 차지하는 마음mind에 대해서 다루었는데 마음의 정체는 무엇인지, 마음은 뇌에 있는지 아니면 뇌의 바깥에 있는지, 만약 마음이 뇌의 바깥에 존재한다면 비물질적인 마음이 물질적인 뇌와 어떻게 연결이 가능한지 등에 관해서 다루었다. 여기서는 특히 마음이 '양자에너지quantum energy'라는 사실을 강조했다. Ⅳ부에서는 양자의학의 임상적 적용을 다루었고, 마지막으로 Ⅴ부에서는 양자의학 차원에서의 새로운 시작에 대해 다루었다.

이 책을 출간할 수 있도록 연구 장소를 제공해주었을 뿐만 아니라 물심양면으로 도와준 미즈여성병원의 여러 원장들에게 진심으로 감사드린다. 그리고 무엇보다도 이 책의 출판을 흔쾌히 허락해주신 돋을새김

출판사의 권오현 사장님께 감사드린다. 마지막으로 이 책을 출판하는 데 결정적 계기를 마련해준 장경린 시인께 뜨거운 감사를 드린다.

많은 이들에게 도움이 되는 좋은 책을 만들기 위해 필자 나름대로 신경을 많이 썼으나 그래도 부족한 점이 많을 것으로 생각된다. 이러한 점들은 차후에 계속해서 보완해나갈 것을 약속한다. 독자 여러분들의 많은 지도와 편달을 바란다.

2013년 10월

대표저자 강 길 전

차례

머리말 원인 없는 질병은 없다   5

제1부 양자의학이란 무엇인가?

01 코펜하겐 해석   22

빛은 입자인가 파동인가 · 전자는 입자인가 파동인가 · 빛과 전자의 입자/파동 이중성에 대한 해석 · 코펜하겐 해석 · 코펜하겐 해석에 대한 반대파의 등장

02 코펜하겐 해석과 의학   38

코펜하겐 해석에는 미스터리가 왜 그렇게 많은가? · 코펜하겐 해석의 미스터리들 · 코펜하겐 해석을 의학에 접목할 수 있는가?

03 데이비드 봄의 양자이론   44

봄의 양자이론에 주목하게 된 이유 · 데이비드 봄은 어떤 사람인가? · 봄의 양자이론 전개과정 · 봄의 양자이론의 주요한 특징 · 초양자포텐셜 · 봄의 양자이론에 적대적인 과학자들 ·

봄의 양자이론에 호의적인 과학자들·봄의 양자이론의 정담함을 입증하는 사례들·거시적 양자 현상에 관한 연구현황

04 봄의 양자이론과 의학　　　　　　　　　95

봄의 양자이론의 인체 적용·봄의 입자/파동 이중성 원리의 인체 적용·봄의 입자/파동 이중성 원리의 수학적 표현·봄의 입자/파동 이중성 원리의 도식화·봄의 허수 이론의 홀로그램·봄 이론의 비국소성 원리의 인체 적용·봄의 마음의 이론과 의학·몸과 마음의 통신은 어떻게 가능한가·새로운 의학의 탄생·양자의학과 현대의학

제Ⅱ부 양자파동장

05 인체 내의 파동 구조　　　　　　　　　112

인체의 양자파동장·인체를 구성하는 분자의 양자파동장·인체를 구성하는 물 분자의 양자파동장·DNA의 양자파동장·유전자의 양자파동장·발암물질의 양자파동장·세포의 양자파동장·조직의 양자파동장·장기의 양자파동장·개체의 양자파동장·집단의 양자파동장

06 인체 양자파동장의 기능　　　　　　　　138

정보전달 기능·반송파 기능·외부의 양자파동장 인식 기능·공간의 영점장 에너지 흡수 기능·자기조직화 기능·정보의 저장과 기억 기능·자연치유 기능

07 양자파동장이 일으키는 특이현상　　151
카오스 현상 · 프랙탈 현상 · 복잡계 현상

08 양자파동장과 질병의 원인　　160
양자파동장의 결맞음과 교란 · 미병 · 생체광자와 질병 · 양자파동장의 정체와 질병 · 나쁜 양자파동장을 띤 음식과 질병 · 전자기파와 질병

제Ⅲ부 마음

09 마음은 몸과 별개이다　　172
인간의 마음이 몸과 별개라는 증거 · 마음은 뇌의 양자파동장인가 · 뇌의 양자파동장이 곧 마음은 아니다 · 죽음 후에 마음은 어떻게 되는가 · 죽음 후에도 마음은 유전된다

10 마음은 양자에너지이다　　186
레인의 첫 번째 실험 · 레인의 두 번째 실험 · 레인의 세 번째 실험 · 레인의 네 번째 실험 · 레인의 다섯 번째 실험 · 레인의 여섯 번째 실험

11 마음은 전달된다　　190
다른 사람 · 다른 생물 · 배양 중인 세포 · 암세포 · 다른 물질

12 마음의 구조와 기능　　　　　　　　　　203

마음의 구조 · 마음의 3층 구조에 관한 과학적 증명 · 집합무의식의 기능

13 몸과 마음은 연결되어 있다　　　　　　216

몸과 마음은 별개이나 서로 연결되어 있다

14 마음과 질병　　　　　　　　　　　　　224

마음의 양자파동장 · 나쁜 마음이 육체의 질병을 일으키는 과정 · 집합무의식 속의 나쁜 기억과 육체의 질병 · 나쁜 마음이 육체의 질병을 일으킨 사례들

제Ⅳ부　양자의학의 임상 적용

15 양자파동장을 이용한 질병 진단　　　　234

정의 · 양자파동장을 이용한 질병의 예측 · 국소 촉진 · 양자파동장 측정장치

16 양자파동장을 이용한 질병 치료　　　　244

정의 · 유전자의 양자파동장 · 바이러스의 양자파동장 · 물의 양자파동장 · 약물의 양자파동장 · 동종요법 · 물의 양자파동장에 치료 정보 전사 · 세포의 양자파동장 · 박테리아의 양자파동장 · 조직의 양자파동장 · 장기의 양자파동장 · 개체의 양

자파동장·양자파동장의 조사·양자파동장의 분석과 교정·
생체광자의 공급·전자의 공급·초양자파동장 발생장치·양
자파동장 정체의 해소·침술을 이용한 양자파동장의 정체 및
교란 교정·인체 국소 부위의 치료

17 마음을 이용한 질병 진단　　　　280

정의·환자의 마음 상태를 측정하는 간접 방법·환자의 마음
상태를 측정하는 직접 방법·마음의 집합무의식을 이용한 질
병 진단·오-링 테스트를 이용한 질병 진단

18 환자의 마음을 이용한 질병 치료　　　　287

정의·무의식의 나쁜 기억을 제거·나쁜 마음을 해소·좋은
마음을 지님

19 의사의 마음을 이용한 질병 치료　　　　304

정의·심령치료·치료적 접촉·기공·원격치료

20 좋은 마음을 유도하는 방법들　　　　311

정의·전통적 명상법·과학화된 명상법·호흡법·가짜 약·
가상현실·기도·바이오피드백·신념·집합무의식과의 대
화·자신을 관함·최면·전신마취·자율훈련·상상 이미
지·집단지지 요법·운동 이미지

제V부 양자의학 차원에서의 새로운 시작

21 새로운 건강관리   350

정의 · 후성유전학 · 후성유전자에 영향을 주는 물질적인 요인 · 후성유전자에 영향을 주는 비물질적인 요인 · 비물질적인 것이 물질적인 후성유전자에 영향을 줄 수 있다 · 후성유전학과 양자의학적 차원에서의 새로운 건강관리법 · 의학의 혁명적 변화

22 새로운 호스피스   375

정의 · 호스피스란 무엇인가 · 죽음에 대한 관점의 차이 · 임종환자가 겪는 심리적 과정 · 양자의학에서의 호스피스

23 새로운 태교   386

정의 · 태교에 관한 연구 · 산모는 태아를 외롭지 않게 해야 한다 · 산모는 태아를 교육할 수 있다 · 산모의 마음은 태아를 치료할 수 있다 · 출산 환경은 달려져야 한다 · 신생아의 환경을 개선해야 한다

24 양자의학에 따른 새로운 개념들   396

정의 · 생명이란 무엇인가 · 생명의 기원 · 생명의 진화 · 마음의 진화 · 생물의 발생 · 기억 · 인식 · 초감각적 지각 · 언어 인식의 주체 · 본능 · 유전 · 꿈 · 면역세포 · 자연치유력 · 정신질환

25 새로운 의료장비의 개발　　　　　433

정의·카오스를 응용한 의료장비 ·국소 진단을 통해 전체 질병을 파악하는 의료장비·고유의 양자파동장을 분석하는 의료장비·개체의 양자파동장을 치료에 이용하는 의료장비·자가진단이 가능한 의료장비·PACS에서 얻은 영상정보를 이용한 자가진단 장치·영점장 발생장치를 응용하는 의료장비·화학물질의 양자파동장 복사장치·마이크로클러스터 기법의 응용·인공 눈 및 인공 귀·마음 전송장치·영혼 촬영장치

26 새로운 병원　　　　　463

정의·양자의학에 입각한 새로운 병원·양자의학을 운용하는 의사의 자세·예외적인 능력을 인정하고 이용한다

▮맺음말▮ 양자의학을 넘어서　　　　　467

초의식으로 가득 찬 우주·'진짜 나'를 찾아서·마무리하면서

▮참고문헌▮

▮찾아보기▮

제 I 부
양자의학이란 무엇인가?

01 코펜하겐 해석

02 코펜하겐 해석과 의학

03 데이비드 봄의 양자이론

04 봄의 양자이론과 의학

01
코펜하겐 해석

빛은 입자인가 파동인가

빛은 입자인가 파동인가? 이 질문은 수천 년 동안 과학자들을 괴롭혀왔다. 그러다가 17세기 근대과학의 시조라 할 수 있는 뉴턴이 빛은 입자라고 천명함으로써 뉴턴의 권위에 의해 빛은 입자로 정의되었다. 그러나 1803년 빛은 파동이라는 가설이 제안되었다. 영국의 물리학자 토마스 영Thomas Young이 이중슬릿 실험을 통해 빛은 파동이라는 사실을 입증한 것이다. 그래서 과학계에서는 빛을 입자라고 해야 할지, 파동이라고 해야 할지 정리하지 못하고 있었다.

그런데 빛은 입자라는 개념이 다시 대두했다. 1900년 12월, 독일의 물리학자 플랑크Max Plank는 흑체blackbody가 내는 빛의 파장과 세기가 물체의 온도에 따라 어떻게 달라지는지를 연구하는 과정에서 빛이 입자로 방사되는 사실을 발견했다. 그리고 1905년에는 아인슈타인이 광양자설light quantum theory을 제안했는데 이것은 막스 플랑크의 빛의 입자설을 뒷받침하는 것이었다. 아인슈타인의 광양자설은 1916년 밀리컨R. A. Millikan에 의해서 실험적으로 증명되었는데 이것이 오늘날 우리가 알고 있는 광전 효과photoelectric effect이다.

따라서 빛은 입자와 파동의 이중성임이 분명해졌다!

전자는 입자인가 파동인가

20세기에 들어 과학자들은 원자를 연구하는 과정에서 원자는 원자핵과 전자electron로 구성되어 있다는 사실을 알게 되었고, 1913년 보어Niels Bohr는 전자는 입자라는 가설을 제안했다.

한편, 전자는 파동이라는 가설도 제안되었다. 1924년 프랑스의 물리학자 드 브로이Louis Victor de Broglie는 빛이 입자와 파동의 이중성을 지니듯이 전자도 입자와 파동의 이중성을 지닌다는 가설을 제안했다. 이때 드 브로이는 전자의 파동을 '물질파matter wave' 또는 '파일럿 파동pilot wave'이라고 불렀다. 3년 후 드 브로이의 물질파는 영국의 톰슨J. P Thomson과 미국의 데이비슨C. J. Davisson의 실험을 통해 입증되었다.

따라서 전자는 입자와 파동의 이중성임이 분명해졌다!

빛과 전자의 입자/파동 이중성에 대한 해석

20세기에 들어 빛과 전자 모두 입자/파동의 이중성을 지니고 있다는 사실이 판명되었는데, 이를 설명하기 위해서 태어난 학문이 바로 양자물리학이다.

빛과 전자가 입자/파동의 이중성을 갖는다는 사실이 분명해지면서 과학자들은 대혼란에 빠졌다. 입자는 한곳에 응축된 물질의 작은 덩어리인 반면, 파동은 공간을 흩어져 퍼져가는 형태 없는 진동이다. 이처럼 입자와 파동은 하늘과 땅 만큼이나 서로 다른 성질을 지니는데 어떤 순간에는 입자가 되고 또 다른 순간에는 파동이 된다니, 과학자들은 이것을 쉽게 이해하고 받아들일 수 없었다. 그래서 과학자들은 '입자와 파동의 이중성 문제는 우리 과학자들을 밤낮으로 병들게 하는 커다란 딜레마'라고까지 표현했다.

(1) 슈뢰딩거의 해석

1925년 오스트리아의 물리학자 에르빈 슈뢰딩거 Erwin Schrödinger가 전자의 입자/파동에 대한 해석을 내놓았다. 슈뢰딩거는 드 브로이의 전자에 대한 물질파 개념을 수학적으로 전개하여 그 유명한 파동방정식(그림 1)을 발표했다. 그는 이 방정식을 통해 전자가 입자와 파동이 함께 결합되어 있는 것임을 설명했다.

그림 1의 슈뢰딩거 파동방정식을 간략하게 설명하면 다음과 같다.

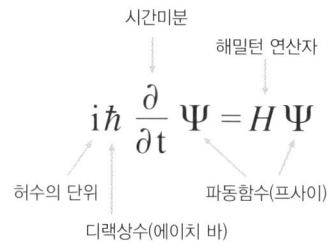

그림 1 슈뢰딩거의 파동방정식

- 허수의 단위 i가 들어 있으므로 이 방정식의 해는 복소수라는 것을 알 수 있다. 복소수는 실수와 허수가 함께 있는 복합적인 수라는 뜻이다.
- 디랙상수(에이치 바)는 플랑크 상수 h를 2π로 나눈 것이다($\hbar = h/2\pi$)
- Ψ는 시간(t)과 공간(x)의 함수로서 파동함수 wave function라고 한다.
- ∂는 미분을 나타내는데 미분이란 미소한 변화라는 의미이다.
- 슈뢰딩거 방정식의 좌변은 파동함수 Ψ(프사이)의 미소한 변화라는 뜻이다. t는 시간을 뜻하므로 좌변은 파동함수 Ψ의 미소한 시간적 변화라는 의미이다.
- 슈뢰딩거 방정식의 우변에 있는 H는 해밀턴 연산자이다. 연산자라는 것은 다음에 오는 함수에 연산하라는 의미이다. 구체적으로 H는 '에너지'를 의미하는데, 이는 운동에너지와 포텐셜(위치)에너지를 합한 것이다.

슈뢰딩거 방정식에 따르면, 우변에서 전자의 위치와 운동에너지를 구

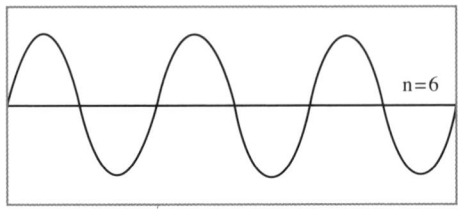

| 그림 2   슈뢰딩거가 주장한 파동함수(Ψ)의 사인파

체적으로 알고 있을 경우 파동함수 Ψ의 시간적 변화를 계산할 수 있다. 이때 파동함수는 그림 2와 같은 사인파sine wave의 모습으로 나타난다.

그렇다면 슈뢰딩거가 생각하는 파동함수란 정확히 무엇을 의미하는가? 파동함수는 복소수이므로 실수와 허수의 조합이다. 여기서 실수는 전자라는 '입자'의 3차원적 모습을 말하는 것이고, 허수는 전자의 '파동'에 관한 4차원적 모습이다. 그런데 실수와 허수가 조합을 이루고 있으므로 파동함수는 전자의 입자와 파동이 '중첩superposition'을 이루고 있는 모습이다. 이 중첩을 가장 이해하기 쉬운 모습이 바로 동전이다. 즉, 동전의 앞면은 입자로 구성되어 있고, 뒷면은 파동으로 구성되어 있다고 보는 것이다. 이처럼 입자와 파동이 한몸을 이루고 있는 동전과 같은 모습을 하고 있는 것이 바로 슈뢰딩거가 생각한 파동함수이다.

이는 개울물에 띄운 동전이 개울물의 흐름에 따라 아래 위로 춤을 추는 모습으로 시각화할 수 있다. 여기서 슈뢰딩거가 사용한 '중첩'이라는 용어는 막스 보른이 사용한 '중첩'이란 용어와는 전혀 다르다는 점을 이해할 필요가 있다.

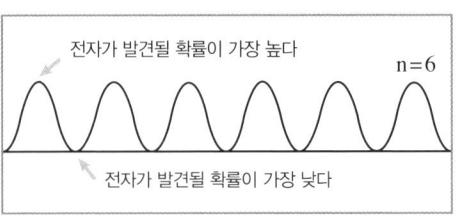

| 그림 3   보른의 확률곡선

(2) 보른의 해석

1926년 독일의 물리학자 막스 보른Max Born은 슈뢰딩거와는 전혀 다른 해석을 내놓았다. 슈뢰딩거의 파동방정식을 풀어서 얻은 파동함수 Ψ에는 실수와 허수의 조합으로 된 복소수가 나타난다. 이 복소수를 슈뢰딩거가 의도한 대로 그래프를 그리면 그림 2에서 보듯이 사인파가 된다.

그런데 보른은 파동함수 Ψ의 절대값의 제곱을 취했다. 이렇게 되면 그림 2의 사인파가 그림 3에서 보듯이 반쪽짜리가 되어버린다. 막스 보른은 이 반쪽짜리 그래프를 통해 '파동함수 Ψ는 전자가 공간의 어딘가에서 발견될 확률곡선'이라고 해석했다. 이것을 보른의 확률해석이라고 부른다. 이것은 슈뢰딩거의 본래의 의도와는 완전히 다르게 해석하는 것이다. 왜냐하면 슈뢰딩거는 파동함수를 실제로 존재하는 입자와 파동이 한몸이 되어 사인파처럼 운동하는 것이라 설명했으나 보른은 파동 같은 것은 존재하는 것이 아니므로 거론할 필요도 없고 입자만 거론하면 되는데 그것도 측정 이전에는 알 수 없기 때문에 단지 '여기에 존재할 확률 50%', '저기에 존재할 확률 30%' 그리고 '거기에 존재할 확률 20%'라는 식으로 표현되는 확률파동이라고 풀이했기 때문이다.

그렇다면 보른은 왜 파동함수 Ψ의 본래 값인 실수와 허수를 그대로 사용하지 않고 그 절대값의 제곱을 취해 실수값만 사용했을까? 여기에는 몇 가지 이유가 있는데 첫째는 보른이 파동함수에 포함된 '허수'의 의미를 잘 몰랐고, 둘째는 보른이 전자는 '입자'라는 존재만 인정하고 전자의 '파동'이라는 개념을 부정했기 때문이며, 셋째는 보른이 전자를 입자로 생각하고 전자의 입자에 관한 방대한 실험자료를 가지고 있었는데 이 자료를 근거로 수식을 만들어야 했기 때문이다.

(3) 하이젠베르크의 해석

1927년 독일의 물리학자 베르너 하이젠베르크Werner Karl Heisenberg도 입자/파동에 관한 해석을 내놓았다. 그는 입자/파동의 이중성을 인정하지 않고 오로지 입자 개념만을 인정했다. 그리고 그는 원자 안에 있는 전자(입자)의 위치를 정확하게 측정하면 전자의 운동량을 정확하게 알 수 없고, 반대로 전자의 운동량을 정확하게 측정하면 전자의 위치를 정확하게 알 수 없다고 했다. 이것을 하이젠베르크의 '불확정성 원리'라 한다. 즉 전자를 측정하면 측정 행위 자체가 전자에 영향을 끼치기 때문에 전자의 위치와 운동량을 동시에 측정할 수 없다고 주장한 것이다. 하이젠베르크는 불확정성 원리를 설명하기 위해 두 가지 방식을 제시했다. 하나는 사고실험이고 다른 하나는 수식이다.

1) 사고실험

전자를 관찰할 수 있는 전자현미경이 있다고 가정하자. 이 현미경으로 전자의 위치를 정확하게 측정하기 위해서는 '파장이 짧은 빛'을 사용해야 한다. 그런데 이와 같이 파장이 짧은 빛을 사용하면 전자의 위치를 정확하게 측정할 수 있지만, 파장이 짧은 빛은 에너지가 크기 때문에 측정 과정에서 전자의 운동량을 크게 변화시켜 운동량을 잘 알 수 없게 된다. 반대로 전자의 운동량을 정확하게 측정하기 위해서는 '파장이 긴 빛'을 사용해야 한다. 그런데 이 역시 파장이 긴 빛을 사용할 경우 전자의 운동량은 정확하게 측정할 수 있지만 전자의 위치를 정확하게 알 수 없게 된다. 따라서 위치와 운동량을 동시에 정확하게 측정하는 것이 불가능하다는 것이다.

2) 수식

하이젠베르크가 불확정성 원리를 설명하기 위해 제시한 수식은 다음과 같다. 입자의 위치를 공간에서 점 x 그리고 입자의 운동량을 p라고 하자. 그리고 Δx를 입자의 위치에 대한 불확정성이라 하고, Δp는 운동량에서의 불확정성이라고 하자. 이제 이것을 수식으로 표시하면 다음과 같이 된다.

$$\Delta x \geq h/\Delta p$$

이 공식은 '위치의 불확정성(Δx)'이란 h(플랑크 상수)를 '운동량의 불확정(Δp)'으로 나눈 것과 같거나 크다는 것이다. 더 간단하게 말해, 위치(x)에 관해서 더 많이 알면 알수록 운동량(p)에 관해서는 더 적게 알게 된다. 반대로 운동량(p)에 관해 더 많이 알수록 위치(x)에 관해 더 적게 알게 된다는 것이다. 마치 시소의 원리와 같은 것으로 하이젠베르크는 이 수식이 불확정성 원리를 말한다고 설명했다.

하이젠베르크는 이후에 불확정성 원리를 설명하기 위한 두 가지 방법 중 사고실험에 대해서는 취소를 했다. 왜냐하면 하이젠베르크는 전자를 관찰하기 이전에는 그 존재를 알 수 없다고 주장했는데, 그가 제시한 사고실험은 전자가 이미 존재하고 있음을 전제로 하는 것이므로 모순이 생기기 때문이었다.

(4) 보어의 해석

1928년 덴마크의 물리학자 닐스 보어도 입자/파동에 대한 다른 해석을 내놓았다. 하이젠베르크가 주장한 전자의 위치와 운동량에 대한 상관관계에서 힌트를 얻은 보어는 전자의 입자와 파동의 상관관계를 연구했는데, 입자와 파동은 각각을 동시에 사용하면 상호모순적이지만 시간차를 두고 즉, 통시적으로 사용하면 모순이 발생하지 않는다는 결론을 얻었다. 이처럼 입자/파동은 '동시적'으로는 관찰(측정)할 수 없지만, '통시적'으로는 관찰(측정)할 수 있는데, 이러한 입자/파동의 관계를 '상보성 원리'라고 불렀다. 하지만 보어는 상보성의 정확한 의미를 완전히 밝히지 않았기 때문에 나중에 많은 추측을 불러일으켰다.

닐스 보어가 주장한 또 다른 이론도 있다. 그는 입자/파동의 이중성을 갖는 전자는 관찰자가 관찰을 하기 이전에는 비존재非存在 상태이지만, 관찰자가 관찰(측정)을 하면 그 순간에 파동은 사라지고 입자가 현실로 나타난다고 설명했다. 즉, 관찰자가 전자에 미묘한 영향력을 행사했다는 것인데 이것을 '측정의 문제', '관찰자 효과' 혹은 '파동함수의 붕괴'라고 부른다.

닐스 보어가 말하는 '측정의 문제'는 측정을 하면 그 순간 입자/파동의 포개진 상태가 바뀌면서 현실의 상태로 환원된다는 것이다. 그렇다면 과연 언제 바뀌는지, 언제 측정했다고 볼 수 있는지, 어떠한 요소가 있어야 측정이라고 할 수 있는지와 같은 여러 가지 문제가 제기될 수 있다. 그러나 보어는 이와 관련해서 논리적으로 완전한 설명을 제시하지 못했다.

코펜하겐 해석

닐스 보어는 20세기가 시작되면서 자신의 연구소가 있는 덴마크의 코펜하겐 이론 물리학 연구소에 여러 물리학자들을 초청해 토론과 토론을 거듭하면서 1927년경 초기 양자물리학을 정립했다. 여기에 참여한 과학자들로는 보어를 비롯해 보른, 하이젠베르크, 요르단, 파울리, 디랙 등이 있으며 이 연구그룹에서 해석되었다 해서 양자물리학의 '코펜하겐 해석'이라고 부르고 주류 양자물리학이 되었다.

주류 양자물리학인 코펜하겐 해석의 요점은 다음과 같다.

- 막스 보른의 확률해석
- 베르너 하이젠베르크의 불확정성 원리
- 닐스 보어의 상보성 원리
- 닐스 보어의 관찰자 효과 혹은 측정의 문제
- 닐스 보어의 비국소성 원리

코펜하겐 해석에 대한 반대파의 등장

코펜하겐 해석이 등장하자마자 이를 반대하며 비판하는 과학자들이 등장했다. 반대파의 1세대 과학자들로는 아인슈타인, 플랑크, 슈뢰딩거, 드 브로이 등이 있고, 세월이 지나면서 또 데이비드 봄David Bohm과 같은 2세대 반대파가 나타났으며 그 후 3세대 반대파들도 나타났다.

이처럼 코펜하겐 해석에 대한 반대파가 생기는 데는 몇 가지 이유가 있었다.

첫째, 초기 양자물리학이 개발될 당시 양자 현상을 설명할 때 먼저 고전역학적 용어를 사용해 문제를 해결한 다음에 이를 다시 보어가 만든 양자 규칙으로 번역했는데 이렇게 하다 보니 양자물리학적 개념과 고전역학적 개념이 서로 혼합된 채로 문제를 해결하게 되었다. 따라서 고전역학과 달리 양자물리학은 그 자체의 개념적 자율성을 갖지 못했다.

둘째, 한 사람의 과학자가 아니라 여러 과학자들이 의견을 내서 양자물리학이 만들어지다 보니 양자물리학은 논리적 일관성을 갖추지 못했다. 즉, 논리적 일관성을 갖추어 체계적으로 적용하기보다 임기응변적이고 계산적인 처방들이 대부분이었다.

(1) 1세대 반대파 — 아인슈타인

코펜하겐 해석을 수상히 여긴 아인슈타인Albert Einstein은 1935년 동료 과학자 포돌스키Baoris Podolsky, 로젠Anthan Rosen 등과 함께 코펜하겐 해석이 모순이라는 것을 입증하기 위해 다음과 같은 사고실험을 제시했다. 이것을 세 사람 이름의 머릿글자를 따서 'EPR 사고실험'이라고 부른다. EPR 사고실험의 내용은 다음과 같다.

먼저 쌍둥이 전자를 만들어야 하는데 전자 2개를 스핀의 합이 영(0)이 되게 한다. 이렇게 만든 쌍둥이 전자 중 하나는 왼쪽으로 보내고 다른 하나는 오른쪽으로 보낸다. 왼쪽에서 갑돌이가 전자의 스핀을 재고 오른쪽에서는 갑순이가 자기 쪽으로 온 전자의 스핀을 잰다. 갑돌이가 전자의 스핀 값으로 $+1/2$을 얻었다면, 갑순이는 반드시 $-1/2$을 얻게 된다. 반대로 갑돌이가 $-1/2$을 얻으면 B는 언제나 $+1/2$을 얻게 된다. 두 전자의 스핀의 합이 영(0)이기 때문이다. 이처럼 이미 스핀 값이 정해져 있기 때문에 어느 한쪽의 값을 얻으면 나머지 다른 쪽의 값도 얻을 수 있다.

비유해서 말하면 이렇다. 색깔이 서로 다른 2개의 쌍둥이 전자를 만들어 '빨간색 전자'를 하나의 주머니에 넣고, '파란색 전자'는 다른 주머니에 넣어서 2개의 주머니를 탁자 위에 올려놓는다. 그리고 각각의 주머니를 우주의 왼쪽 끝과 우주의 오른쪽 끝으로 하나씩 보낸다. 우주의 왼쪽 끝에 있던 갑돌이가 주머니를 받아서 열어 보니 빨간색이었다면 우주의 오른쪽 끝에 있는 갑순이가 받은 주머니 속의 전자는 열어 보지 않더라도 파란색일 것이다. 이미 결정되어 있는 것이다.

그러나 코펜하겐 해석에서는 주머니 속의 전자는 빨간색과 파란색 중에 어느 하나로 미리 결정되어 보내지는 것이 아니라 빨간색과 파란색의 두 가지 상태가 포개져 있는 상태로 보내진다고 해석한다. 그래서 전자가 포개져 있는(중첩되어 있는) 상태에서 갑돌이가 측정하는(주머니를 여는) 그 순간, 빨간색과 파란색 중 어느 하나로 바뀌어 갑돌이의 눈에 보이게 된다는 것이다. 즉 전자의 색은 측정할 때 바뀌는 것이지 처음부터 빨간색이나 파란색으로 결정되어 오는 것이 아니라는 것이다.

코펜하겐 해석에서 주장하는 더 놀라운 사실은 갑돌이가 측정을 하는 순간 전자가 포개진 상태에서 고유상태로 바뀌면 그 순간에 갑순이 쪽으로 간 전자의 고유상태 역시 갑자기 같이 바뀌어버린다는 점이다. 그리고 그 이유는 두 전자의 상태가 서로 '양자 얽힘quantum entanglement' 상태에 있기 때문이라고 보았다. 따라서 갑돌이가 측정을 하느냐 안 하느냐가 갑순이에게 간 전자의 상태를 결정하게 된다는 것이다. 그리고 이와 같이 전자가 '얽힘'에 의해 우주의 한쪽 끝에서 다른 쪽 끝까지 연결되어 있는 성격을 '비국소성non-locality'이라 불렀다.

아인슈타인은 EPR 사고실험을 통해 크게 두 가지를 주장했다. 하나는 갑순이 쪽의 전자 색깔은 이미 정해져 있는, 그래서 물리적 '실재성reality'을 지녔는데도 측정되기 이전에는 전자의 색깔을 알 수 없다는 코펜하겐의 해석은 합당하지 않다는 것이다. 아인슈타인은 전자의 실재성을 주장함과 동시에 코펜하겐 해석의 반실재성은 합당하지 않은 것으로 본 것이다. 다른 하나는 우주의 한쪽 끝에 있는 전자가 우주의 다른 쪽 끝에 있는 전자에 순간적으로 정보를 전달할 수 있다는 주장은 합당하지 않다는 것이다. 왜냐하면 상대성이론에 따르면 그 어떤 것도 빛의 속도보다 빠를 수 없기 때문이다. 이것은 아인슈타인이 전자의 '국소성 locality'을 주장함과 동시에 코펜하겐 해석의 비국소성을 합당하지 않은 것으로 본 것이다.

이처럼 보어가 양자세계는 '비실재성'이며 '비국소성'의 특성을 갖는다고 주장한 반면, 아인슈타인은 양자세계는 '실재성'이며 '국소성'의 특성을 갖는다고 주장했다. 이러한 논쟁은 이후 1980년대에 실시된 아스페의 실험에 의해 아인슈타인과 보어 중 누가 옳은지 판가름이 났다.

(2) 1세대 반대파 — 슈뢰딩거

1935년 슈뢰딩거는 코펜하겐 해석의 불완전함을 보이기 위해 '슈뢰딩거 고양이 역설'이라는 사고실험을 제시했다. 슈뢰딩거 고양이 역설의 내용은 이렇다. 고양이 한 마리가 안을 들여다볼 수 없는 상자 안에 있다고 가정하자. 상자 안에는 당장 고양이를 죽일 수 있는 가스분출 장치가 설치되어 있다. 이 가스분출 장치는 핵붕괴 장치와 연결되어 있어서 핵붕괴 현상에 의해 가스분출기의 방아쇠를 잡아당기도록 설치되어 있다. 이제 상자를 밀폐한 후 실험을 개시한다. 한 시간 뒤에 상자 안에서는 핵붕괴 현상이 일어날 수도 있고 그렇지 않을 수도 있으며 따라서 가스가 방출될 수도 있고 또 그렇지 않을 수도 있다. 한 시간 뒤에 상자의 뚜껑을 열었을 때 관측자가 볼 수 있는 것은 '붕괴한 핵과 죽은 고양이' 또는 '붕괴하지 않은 핵과 죽지 않은 고양이'다. 그렇다면 이때 '상자의 뚜껑을 열지 않았을 때의 고양이 상태는 어떠하겠는가?' 이것이 바로 슈뢰딩거가 코펜하겐 그룹을 향해 질문하고 싶은 핵심이다.

이러한 슈뢰딩거의 물음에 대해서 코펜하겐 해석의 대답은 이렇다. 한 시간 뒤에 상자의 뚜껑을 열었을 때는 '죽은 고양이'를 관찰하게 되거나 또는 '죽지 않은 고양이'를 관찰하게 된다. 그러나 상자의 뚜껑을 열기 전에는 '죽은 고양이'와 '죽지 않은 고양이'가 포개져 중첩된 상태로 있다. 이때 코펜하겐 해석에서 말하는 포개져 중첩된 상태란 '반은 살아 있고 반은 죽은 고양이'를 의미한다. 따라서 슈뢰딩거는 '살아 있는 상태와 죽은 상태의 두 가지가 포개져 중첩된 상태에 있다'는 말은 있을 수 없으므로 코펜하겐 해석에는 모순이 있다고 주장한 것이다.

슈뢰딩거는 코펜하겐 해석과 같은 식으로 해석하면 모순이 생기므로 다음과 같이 해석하는 것이 옳다고 주장했다. 즉 양자를 측정하기 이전에도 상자 속의 '살아 있는 고양이(양자)'와 '죽어 있는 고양이(양자)'는 누가 쳐다봐주지 않더라도 이미 존재하는 것이고, 상자 속을 열어서, 즉 측정 행위에 따라 둘 중에 '살아 있는 고양이'를 선택하게 되거나 아니면 '죽어 있는 고양이'를 선택하게 되는 것이라고 해석하는 것이 정당하다. 즉, 이것은 '선택의 문제'이지 '존재론의 문제'가 아니라는 것이다.

(3) 2세대 반대파 — 데이비드 봄

물리학자 데이비드 봄은 초기 양자물리학이 정립되고 난 한참 후인

1950년대에 등장해 코펜하겐 해석에 반대했다. 즉, 봄은 ① 막스 보른의 확률 해석을 인정하지 않았다. ② 하이젠베르크의 불확정성 원리를 인정하지 않았다. ③ 닐스 보어가 설명하는 방식의 상보성 원리를 인정하지 않았고, 자신의 새로운 상보성 원리를 제시했다. ④ 닐스 보어가 설명하는 방식의 비국소성 원리를 인정하지 않았고, 자신의 새로운 비국소성 원리를 제시했다. ⑤ 닐스 보어가 주장한 전자의 비존재를 인정하지 않았고, 전자는 실재로 존재하는 것이라고 주장했다. ⑥ 봄은 닐스 보어가 주장한 '관찰자 효과'를 인정하지 않았다.

02
코펜하겐 해석과 의학

코펜하겐 해석에는 미스터리가 왜 그렇게 많은가?

필자들은 양자물리학을 의학에 접목하고자 했을 때 코펜하겐 해석에는 미스터리가 많다는 사실을 발견했다. 이러한 미스터리 중에는 필자들이 양자물리학에 대한 비전문가라서 생기는 것들도 있겠지만, 코펜하겐 해석 자체에 미스터리가 많다는 것을 알게 되었다. 왜냐하면 노벨물리학 수상자 리처드 파인만Richard P. Feynman은 "나는 양자역학을 이해하는 사람은 아무도 없다고 말해도 좋으리라 생각한다"고 말했고, 역시 노벨물리학 수상자 머리 갤만Murray Gell-Mann은 "양자역학은 우리 가운데 누구도 제대로 이해하지 못하지만, 우리가 사용할 줄은 아는 무척 신비스럽고 당혹스러운 학문이다"라고 했기 때문이다. 이러한 말은 필자들에게 이것은 '미스터리가 많기 때문에 아무도 이해하지 못한다'는 말로 들렸다.

코펜하겐 해석의 미스터리들

(1) 관찰자 효과

코펜하겐 해석에는 '관찰자 효과(혹은 측정의 문제)'라는 미스터리가 있는데 이것은 '존재 가능성만 가진 전자(거의 비존재에 가까운 전자)'가 관찰(측정) 행위에 의해 비로소 전자로 탄생한다는 개념이다. 그러나 필자들은 이 관찰자 효과는 합리적인 것이 아니라고 판단한다. 그 이유는 이렇다.

양자세계를 관찰하는 관찰자(A라고 가정함)의 뇌세포도 실상은 양자세계이다. 뇌세포를 분해하면 분자로 구성되어 있고, 분자는 원자로 구성되어 있으며 원자는 다시 양자quantum로 구성되어 있으므로 '관찰자 A'의 뇌세포는 양자 덩어리이다. 따라서 '관찰자 A'가 관찰 행위를 하기 위해서는 귀신이든 무엇이든 누군가(B라고 가정함)가 '관찰자 A'의 뇌를 관찰해 '관찰자 A' 뇌의 양자상태(파동함수)를 붕괴시켜주어야 한다. 그럼 '관찰자 B'의 파동함수는 또 누가 붕괴시키는가? 그것을 '관찰자 C'라고 하자. 그렇다면 이번에는 '관찰자 C'의 파동함수는 누가 붕괴시키는가? 일이 이렇게 전개되면 양자세계를 관찰하고자 하는 최초의 사람인 '관찰자 A' 뇌의 양자상태는 영원히 붕괴되지 않을 것이며 따라서 관찰 행위는 일어날 수 없다. 따라서 '관찰자 효과'란 일어날 수 없는 현상이다.

이와 같이 '관찰자 효과'에 대한 설명 자체에서 모순이 발생하기 때문에 코펜하겐 해석에서는 다음과 같은 자의적인 억지규정을 만들어 넣었다. '양자세계를 관찰하는 관찰도구 및 관찰자는 뉴턴물리학의 규정을 따르는 것이어야 한다.' 필자들은 이 점을 해괴하게 생각했다. 즉, 코펜하겐 해석에서 인식 주체라고 생각하는 뇌(혹은 정신)와 관계가 있는 신경세포가 양자적 존재가 아니라고 주장한 것은 대단한 모순이다.

(2) 입자는 측정 이전에는 비존재이다

전자, 양성자, 중성미자 등과 같은 입자들은 우주의 시초부터 이미 존재했던 것으로 알려져 있는데 이런 소립자들이 관찰자의 측정에 의해 비로소 물질로서 그 모습을 드러낸다고 하는 것은 미스터리이다. 관찰자에 의해 비로소 양자적 물질이 생성된다는 말은 변성의식을 연구하는 초월심리학에서는 맞는 말이지만 물리학에서는 전혀 어울릴 수 없는 말로 여겨졌다. 하기야 '주위에 듣는 사람이 없으면 나뭇잎이 떨어질 때 소리를 내지 않는다'는 속담이 있기는 하지만 '아무도 보지 않으면 달이 존재하지 않는다'는 식의 코펜하겐 해석은 믿을 수 없다.

(3) 불확정성 원리

불확정성 원리도 미스터리이다. 예를 들어 전자의 위치를 관측하여 'a'라는 위치 값을 얻었다고 하자. 이 위치를 아는 순간 전자는 도망갔으므로 전자의 운동량은 알 수 없다. 이제 도망간 전자를 찾아서 운동량을 측정해 'b'라는 물리량을 얻었다고 해도 'b' 값은 이미 'a'와는 전혀 무관한 값이다. 결국 측정에 의해서는 전자 상태에 관해 아무것도 알 수 없다는 뜻이다. 즉 불확정성 원리에 따르면, 측정 이전에는 측정을 하지 않아서 존재하지 않는 것이고, 측정 이후에는 측정값을 얻었다 해도 그것이 무의미한 값이 되기 때문에 결국 측정하지 않은 것과 같은 상태가 되어버린다. 따라서 불확정성 원리를 인정하면 양자세계는 영원히 측정할 수 없다는 말이 될 것이다.

(4) 상보성 원리

보어가 입자/파동의 이중성을 설명하기 위해 제시한 상보성 원리도 애매모호하다. 상보성 원리에 의해 입자와 파동이 도대체 어떠하다는 것인가? 입자는 어디에 있고 파동은 어디에 있다는 것인가? 보어가 설명한 상보성 원리는 과학적 기술이라기보다 차라리 철학적 서술처럼 보인다.

어떤 물리학자는 코펜하겐 해석을 비아냥거리면서 이렇게 말했다고 한다. 세 사람이 초상화를 그리는데 첫 번째 사람은 머리를 그리고, 두 번째 사람은 몸통을 그리고 세 번째 사람은 몸의 아랫부분을 그린다. 그런데 어느 누구도 자기 앞의 사람이 무엇을 그렸는지 모른다. 이렇게 해서 초상화가 완성되었는데 이것이 바로 코펜하겐 해석이라는 것이다.

(5) 확률파동

코펜하겐 해석에서는 슈뢰딩거의 파동방정식을 풀어서 구해진 파동함수 Ψ(프사이)를 '확률파동'으로 해석했는데, 이 확률파동 역시 미스터리이다. 왜냐하면 확률파동은 마치 '유령'과 같은 상태로 있다가 관측에 의해서 비로소 '입자'로 출현한다는 의미로 느껴지고, 심지어는 '무無'에서 '유有'가 출현하는 것으로 느껴지기 때문이다. 이것은 말이 안 된다.

(6) 파동방정식을 푸는 과정

코펜하겐 해석에서는 파동방정식을 풀어서 일단 파동함수 Ψ를 구하라고 한다. 그다음에는 파동함수의 절대값을 제곱하라고 한다. 이렇게 해서 얻은 실수 값은 전자가 발견될 위치에 관한 확률이라고 한다. 하지만 이렇게 했을 경우에 다음과 같은 것이 궁금해진다. ① 파동함수 Ψ란 정확하게 무엇인가? ② 파동함수 Ψ의 결과 값을 그냥 사용하지 않고 왜 그 절대값을 제곱하는가? ③ 이렇게 해서 전자의 입자에 대한 정보를 얻었다고 해도 그러면 전자의 파동에 대한 정보는 어디서 알 수 있는가?

그러나 코펜하겐 해석에서는 이런 궁금증에 대한 해답은 없이 밑도 끝도 없이 일러주는 대로 암기만 하면 만사형통이라는 식으로 말한다.

(7) 파동함수 붕괴

코펜하겐 해석에서는 비물질적인 확률파동에서부터 하나의 특정한 양자적 물질로 변환된다는 파동함수의 붕괴라는 개념에서 언제, 어떻게 파동함수의 붕괴 현상이 일어나는지에 대한 설명도 없이 그냥 파동함수의 절대값을 곱하기만 하면 된다는 식으로 설명한다. 정말 비과학적인 미스터리이다.

코펜하겐 해석을 의학에 접목할 수 있는가?

위에서 살펴본 바와 같이 코펜하겐 해석에는 수많은 미스터리가 산재해 있다. 코펜하겐 해석은 학문으로서의 체계를 제대로 갖추지 못한 것이다. 따라서 필자들은 이런 학문을 의학에 접목할 수는 없다는 결론을 내렸다.

그뿐만 아니라 코펜하겐 해석에서는 원자 이하의 미시세계와 인체와 같은 거시세계를 이어주는 연결고리가 없어 인체를 구성하는 원자 이하의 세계는 코펜하겐 해석으로 설명할 수 있지만 인체를 구성하는 분자, 세포, 조직 및 장기와 같은 거시세계는 설명할 수 없기 때문에 코펜하겐 해석은 의학에 접목한다는 측면에서는 무용지물이다.

따라서 필자들은 양자물리학을 의학에 접목하려는 본래의 목적을 달성하기 위해 코펜하겐 해석이 아닌 다른 양자이론을 찾게 되었는데, 이때 필자들이 발견한 것이 바로 데이비드 봄의 양자이론이다.

03
데이비드 봄의 양자이론

봄의 양자이론에 주목하게 된 이유

데이비드 봄David J. Bohm은 필자들과 마찬가지로 코펜하겐 해석을 부정했을 뿐만 아니라 코펜하겐 해석의 많은 미스터리를 바로잡음과 동시에 올바른 해석을 내렸다. 이에 따라 필자들은 봄의 양자이론에 호감을 갖게 되었고 나아가 봄의 양자이론을 의학에 접목하는 것이 가능한지를 살펴보게 되었다.

데이비드 봄은 어떤 사람인가?

데이비드 봄은 미국에서 태어난 물리학자로 프린스턴 대학의 교수였다. 봄의 스승은 원자탄 개발을 주도한 오펜하이머John R. Oppenheimer인데 오펜하이머가 공산주의자였다는 이유로 봄도 공산주의자로 분류되었고, 그래서 그는 제2차 세계대전 후 미국에 불어닥친 매카시즘 선풍으로 프린스턴 대학의 교수직에서 해고당했다. 봄은 결코 정치활동에 적극적인 사람이 아니었지만 동료들을 염려하여 청문회의 질문에 답하기를 거부했고 이런 이유로 그는 고소를 당했고 프린스턴 대학의 교수직도 잃었다. 그래서 오펜하이머의 추천장과 아인슈타인의 추천장을 들고 브라질의 상파울루에서 교수직을 얻게 되었다. 위대한 두 스승의 추천장을 받은 것이다. 봄은 브라질에서도 미국 영사관의 감시를 받았고 심지어 여권까지 빼앗겼다. 아인슈타인은 절망에 빠져 있는 봄을 위해 이스라엘에 교수직을 구해주었다. 나중에 봄은 영국의 런던대학으로 자리를 옮겨 거기서 정년 퇴직할 때까지 교수로 지냈다.

봄은 '허수'를 완벽하게 이해하는 몇 안 되는 과학자 중의 한 사람이고, 양자역학 분야의 세계적 권위자이며, 그의 《양자론Quantum Theory》, 《전체와 접힌 질서Wholeness and the Implicate Order》, 《분리할 수 없는 우주The Undivided Universe》, 《공상으로의 세계Thought as a System》 등은 유명한 저서로 알려져 있다. 봄은 1952년에 처음으로 자신만의 양자이론을 발표했고 나중에 두 번에 걸쳐 보완하면서 독자적인 양자이론을 정립했다.

봄은 양자물리학에서 유명한 '비국소성 원리non-locality principle'와 '아로노프-봄 효과Aharonov-Bohm effect'를 창시했다. 봄이 제안한 비국소성 이론을 여러 과학자들이 실험을 통해 증명함으로써 봄은 물리학계에서 주목을 받았으며 두 번에 걸쳐 노벨상 최종 수상 후보명단에 오르기도 했다.

봄의 양자이론 전개과정

봄은 코펜하겐 해석을 연구하면서 아인슈타인과 마찬가지로 코펜하겐 해석이 완전한 이론이 아니라는 생각을 하게 되었고 다음과 같은 생각을 전개했다.

① 고전적 물리량처럼 관측 가능한 물리량들(위치, 운동량, 스핀 등)이 있는 반면, 양자세계처럼 관측으로 불가능한 하위-양자 차원의 물리량들도 존재하는 것으로 가정했다. 그는 이것을 '숨은 변수hidden variable'라 불렀다.

② 이렇게 도입된 '숨은 변수'의 통계적 평균치를 이용하면 양자세계의 관측 가능한 물리량의 값을 얻을 수 있을 것으로 생각했다. 즉 도입된 '숨은 변수'가 양자세계의 실재들에 대한 완전한 기술을 제공할 수 있다고 보았다.

③ 결국 '숨은 변수'를 도입함으로써 양자세계에 대해서도 고전적 기술이 가능하다고 보았다.

④ 이렇게 하여 '숨은 변수'를 도입하면 양자역학에 고전역학의 실재론과 인과율을 적용할 수 있을 것으로 보았다.

⑤ 그뿐만 아니라 '숨은 변수'를 도입하면 고전현상과 양자현상의 이

분법을 피할 수 있으며 따라서 물리계의 모든 현상을 일원론적으로 해석할 수 있을 것으로 보았다.

이와 같이 '숨은 변수'를 도입하여 양자세계를 설명하고자 한 봄의 양자이론을 흔히 '숨은 변수 이론hidden variable theory'이라 부른다.

봄은 '숨은 변수 이론'을 설명하기 위해 다음과 같은 사고실험을 제시했다.

전자는 왼쪽으로 자전하는 것도 있고 오른쪽으로 자전하는 것도 있는데 실험적으로 2개의 전자를 중첩시켜서 '싱글렛singlet'이라는 특수한 상태를 만들 수 있다. 이 싱글렛 상태에 있는 두 전자는 어느 한쪽의 전자가 오른쪽으로 돌면 다른 한쪽은 반드시 왼쪽으로 돌게 되어 있다. 이 싱글렛 상태에 있는 두 전자를 동과 서의 반대 방향으로 각각 이동시킨다고 상상하자. 충분히 멀어졌을 때 동쪽에 있던 관측 장치를 이용해 날아든 전자의 자전을 관측한다. 만약 그것이 '오른쪽' 회전이라고 한다면, 서쪽으로 날아간 전자는 따로 관측하지 않아도 않아도 '왼쪽' 회전이라는 것을 알 수 있다. '서쪽'만 관측했을 경우에도 역시 '동쪽' 전자의 자전 방향을 알 수 있다. 그러니까 어느 한쪽의 자전을 측정하면 자동적으로 다른 한쪽의 자전축도 알 수 있게 된다. 그 이유는 전자 쌍은 아무리 멀리 떨어져 있어도 '숨은 변수'에 의해 서로 연결되어 있기 때문이라는 것이다.

봄은 자신이 제시한 '숨은 변수'를 실험적으로 찾기 위해 이스라엘 물리학자 야키르 아로노프Yakir Aharonov와 공동으로 다음과 같은 실험을 실행했다. 철심이 없는 닫힌 원통에 2개의 코일을 감는데, 하나의 코일은 시계 방향으로 감고 다른 하나는 시계 반대 방향으로 감는다. 각각의 코일에 서로 반대 방향으로 전류를 흐르게 하면 원통 내부에는 전자기장이 존재하지만 원통 외부에는 전자기장을 제거할 수 있어 전자기장이 제로zero가 된다. 이와 같이 전자기장이 제로인 공간에 전자를 보내면 불가사의하게도 전자가 휘어진다는 사실을 관찰할 수 있다. 아로노프와 봄은 이러한 현상이 생기는 이유에 대해 원통 외부에 '양자포텐셜quantum potential'이 존재하기 때문이라고 설명했다. 이러한 현상을 '아로노프-봄 효과Aharonov-Bohm effect'라고 부른다.

봄은 이와 같이 전자기장의 하부구조에는 전자기장보다 더 미세한 다른 에너지장이 숨어 있다는 사실에 감명을 받았고, 여기서 힌트를 얻어 '드러난 질서와 숨겨진 질서explicate and implicate order의 원리'를 발표했다. '드러난 질서와 숨겨진 질서의 원리'란 마치 러시아 인형 마트료시카처럼 전자기장과 같은 '거친' 에너지 내부에는 '미세한' 다른 에너지인 양자포텐셜이 숨어 있고, 양자포텐셜 내부에는 더 미세한 에너지가 숨어 있을 수 있다는 원리이다.

더 나아가 봄은 연구를 진행함에 따라 러시아 인형처럼 양자포텐셜 내부에는 '초양자포텐셜superquantum potential'이 숨어 있을 수 있다는 가설을 제안했으며, 마지막으로 초양자포텐셜의 내부에는 '활성정보active information'가 숨어 있다는 가설을 제안했다. 봄은 허수의 정체에 대해서 어느 누구보다 해박한 지식을 갖고 있던 과학자로, 공간을 설명하는 수학 방정식에 기술되어 있는 허수는 바로 초양자포텐셜과 활성정보를 의미하는 것이라고 보았다.

이상의 내용을 요약하면, 봄은 처음에는 양자세계에는 '숨은 변수'가 있어야 한다는 믿음을 갖게 되었고, 다음에는 '숨은 변수'를 찾기 위한 실험을 실행했으며, 이 실험의 결과로 '양자포텐셜'의 존재를 발견했다. 다시 양자포텐셜의 출처를 묻는 질문에서 실험을 통해 입증할 수는 없지만, 수학 공식적으로는 '초양자포텐셜'의 존재가 필요함을 인식했다. 1990년 봄은 초양자포텐셜은 우주 공간을 채우고 있는 '어떤 것'으로부터 기원한다고 생각하게 되었으며, 이때 '어떤 것'을 이름하여 '활성정보'라고 했다. 다시 말하면 우주의 진공을 채우고 있는 가장 첫 번째 요소가 '활동정보'라는 것이다. 여기서 '활성정보'는 '자기조직화self-organization'하는 능력을 의미하기도 하고, 또 '초월의식superconsciousness'을 의미하기도 한다.

봄의 양자이론의 주요한 특징

봄의 양자이론의 주요 특징을 코펜하겐 해석과 비교하면서 살펴보도록 하자.

(1) 파동함수 Ψ에서 허수는 제거할 수 없다

코펜하겐 해석에서는 슈뢰딩거의 파동방정식을 기초로 하여 양자역학을 풀어나갔는데, 슈뢰딩거 파동방정식을 풀어서 구해지는 파동함수 Ψ(프사이)에 대해 아주 엉뚱한 짓을 했다. 방정식을 풀어서 얻은 파동

함수에는 실수와 허수의 조합으로 된 복소수가 나타나는데 허수에 대한 의미를 제대로 이해하지 못해 오로지 허수를 제거하기 위한 목적으로 파동함수의 절대값의 제곱을 취한 것이다. 다시 말하면 실수와 허수가 포함된 Ψ를 제곱하여(|Ψ|²) 실수만 취하고 허수를 제거해버린 것이다. 그러나 봄은 파동함수 Ψ에서 절대로 허수를 제거해서는 안 된다고 주장했다.

봄은 인간의 인식에는 두 종류가 있다고 생각했는데 하나는 '5감에 의한 인식'이고, 다른 하나는 '6감에 의한 인식'이다. 그리고 5감에 의해서 인식되는 대상을 '일상적 실재 consensus reality'라고 했다. 즉 객관적 관찰자에 의해 인식되는 대상이다. 그리고 6감 인식에 의해 인식되는 대상을 '비일상적 실재 non-consensus reality'라고 했다. 비일상적 실재는 거울 속에 비친 사물의 이미지로 연상해도 좋고, 아니면 현실이 아닌 꿈속에서 보이는 이미지로 연상해도 좋다.

봄은 비일상적 실재를 기술하기 위해서는 허수가 반드시 필요하다고 했다. 예를 들면, 의학에서 가끔 볼 수 있는 '환상통 phantom pain'을 수학적으로 기술할 수 있다는 것이다. 환상통은 교통사고로 다친 한쪽 다리를 잘라냈는데도 그 없어진 다리에서 계속 통증을 느끼는 현상을 말한다. 이것을 허수를 이용해서 수학적으로 표현할 수 있다. 즉 $(a + ib)$와 같은 실수와 허수의 조합으로 표현할 수 있다. 여기서 실수는 잘라낸 '다리'에 대한 서술이고, 허수는 아픔이 남아 있는 환자의 '마음'을 서술하는 것이다.

따라서 봄은 슈뢰딩거의 파동방정식에서 얻어지는 파동함수 Ψ에 내포된 허수에 대해 중요한 의미를 부여했다. 봄에 따르면 전자는 슈뢰딩거의 파동방정식을 풀어서 얻어진 파동함수 Ψ는 복소수로 기술되는데, 이때 실수부는 일상적 실재이고 허수부는 비일상적 실재이다. 여기서 실수부의 일상적 실재란 '입자'를 말하는 것이고, 허수부의 비일상적 실재는 '파동'을 말하는 것이다. 따라서 전자를 기술할 때는 파동함수 Ψ의 의미를 살려서 입자와 파동을 동시에 기술해야 한다고 했다.

그렇다면 봄은 파동함수 Ψ에 의해 기술되는 전자는 실제로 어떤 모습으로 생각했을까? 파동함수 Ψ는 시간과 공간에서 주기적으로 변화하는 사인파라고 했다. 파동함수는 실수와 허수를 가졌으므로 실수부는 현실에서 움직이는 입자의 모습이고, 허수부는 거울 속에서 움직이는 파동의 모습으로 생각했다. 앞서도 이야기했듯이 둘을 합치면 입자/파동이 마치 양면을 갖춘 동전처럼 된다.

그런데 코펜하겐 해석에서는 Ψ의 절대값을 취하고 이를 제곱했다. 그러면 Ψ와 $|Ψ|^2$의 차이는 무엇인가? Ψ는 여전히 실수부와 허수부가 있어서 입자와 파동을 모두 기술하며 따라서 그림 4의 A와 같은 사인파가 되어 실제로 존재하는 입자/파동의 움직임을 표현한다. 그러나 $|Ψ|^2$는 허수부가 제거되면서 입자만을 기술해 그림 4의 B와 같이 되며 그것도 실존하는 입자를 기술하는 것이 아니라 존재할 가능성이 있는 입자로 묘사함으로써 확률파동으로 사용되었다.

봄은 이 확률파동은 도저히 인정할 수 없는 것이며, 그것은 기초가 없는 집과 같은 것이라 생각했다. 그러면서 슈뢰딩거의 파동방정식은 코펜하겐 해석의 가장 기본적인 수식인데, 파동함수 Ψ를 확률해석함으

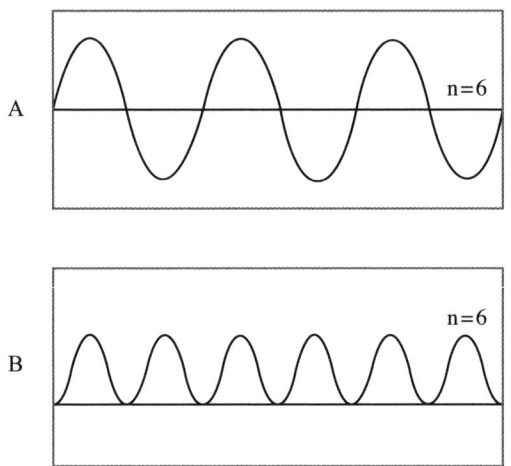

| 그림 4   파동함수의 사인파(A)와 코펜하겐 해석의 확률파동(B)

로써 첫 단추부터 잘못 끼워 오류가 시작되었다고 평가했다.

이와 같이 봄은 파동함수를 실제로 존재하는 사인파의 모습을 지닌 입자/파동으로 생각했기 때문에 파동이 전파되려면 어떤 매질이 있어야만 한다고 했다. 즉 수면파에는 물, 지진파에는 땅, 음파에는 공기라는 매질이 필요하듯이 파동함수도 매질이 필요했는데 봄은 그것이 우주의 진공을 채우고 있는 초양자포텐셜이라고 했다. 그래서 그는 슈뢰딩거의 파동방정식에 초양자포텐셜이라는 새로운 항목을 추가했다. 문제는 과학자들이 허수를 이해하지 못했을 뿐만 아니라 새로 추가된 항목인 초양자포텐셜이라는 개념도 이해하지 못해 봄의 양자이론을 사이비 과학으로 몰아붙였다는 점이다. 이는 진짜 진주를 가짜 진주로 취급한 것과 마찬가지다.

(2) 허수는 존재한다

과학자들을 포함하여 많은 사람들은 '허수는 없어도 되는 수이지만 수학 공식에만 필요한 수'라는 정도로 알고 있다. 그러나 허수는 '파동'이라는 의미를 지닌 확실히 존재하는 수이다. 그래서 봄은 존재하는 모든 것은 실수, 허수, 영(0)의 삼위일체를 이루고 있다고 했다. 여기서 봄이 말하는 실수는 눈에 보이는 3차원적 입자적 구조를 말하고, 허수는 눈에 보이지 않는 4차원적 파동적 구조를 말하며, 영은 입자와 파동 등 모든 근원이 되는 궁극적 질료, 즉 초양자포텐셜(흔히 영점장이라는 이름으로 많이 사용되고 있음)을 말한다. 영국의 세계적인 물리학자 스티븐 호킹이 "우주는 허수 시공간에서 기원한다"고 말했을 정도로 허수는 중요한 개념이다.

인간이 허수 시공간을 인지하지 못하는 것은 사람이 출생 후 성장하는 과정에서 허수 시공간을 인지하는 능력이 퇴화되었기 때문이다. 지금이라도 우리 사회가 허수 시공간의 존재를 인정하고 6세가 되기 이전에 그것을 인식하는 능력을 배양한다면 사람은 누구나 허수 시공간의 존재를 인지할 수 있을 것이다. 여하튼 우리가 허수 시공간을 인식하지 못하는 가장 큰 이유는 3차원 공간만이 존재하는 모든 것이라고 우리의 사고방식이 굳어짐으로써 스스로를 고정관념의 감옥에 가두었기 때문이다. 하지만 허수는 존재한다! 텔레비전, 컴퓨터, 휴대전화 등의 제작 원리에도 허수가 들어가 있으므로 허수는 우리들이 살고 있는 세계에 실존하는 것이다!

(3) 하이젠베르크의 불확정성 원리에 대한 부정

하이젠베르크는 불확정성 원리를 제시하면서 전자 자체가 본래부터 불확정적인 존재라고 주장했는데, 봄은 이러한 불확정성 원리를 정면으로 반대했다. 봄은 양자세계가 그토록 불확정한 것처럼 보이는 것은 인간의 인식의 한계 때문이거나 측정 기구의 한계 때문이지 양자세계 자체가 불확정한 것은 아니라고 생각했다.

봄은 이를 설명하기 위해서 다음과 같은 비유를 들었다. 우리가 주사위를 들었는데 그걸 어떤 각도로 들었고, 주사위 무게가 어떻고, 튕길 때의 힘이 어떻고 등등 이런 것을 완벽하게 미리 알고 있으면, 무슨 숫자가 나올지 정확히 알 수 있다. 그래서 불확정적이라고 말할 필요가 없다. 그런데 우리 인간들은 인식에 제한이 있기 때문에 불확정성을 사용하게 된다. 다시 말하면 주사위라는 그 대상 자체는 모든 것이 이미 정해져 있는데 그걸 알 방법이 없으니까 부득불 불확정성을 사용한다는 것이다. 이와 마찬가지로 양자세계에 대해서도 우리가 인간이기에 인식에 한계가 있으니까 불확정성을 방편으로 이용할 뿐이지, 실제로 양자 그 자체가 불확정적인 구조는 아니라는 것이다. 즉 양자는 위치, 운동량 또는 입자성 및 파동성이 이미 결정되어 있는데 그걸 알 방법이 없으니까 불확정성을 사용하는 것뿐이라는 것이다.

(4) 봄의 새로운 상보성 원리

코펜하겐 해석에서는 양자세계의 입자와 파동의 관계라든지 위치와 운동량의 관계 등은 서로 모순되지만 상대를 위해서 반드시 필요로 하는 것이 자연의 본래 모습이라 하며 이것을 보어의 상보성 원리라고 했다. 그러나 이러한 보어의 입자와 파동의 상보성 원리에 대한 설명은 매우 추상적이고 아주 막연하다.

봄은 보어의 상보성 원리는 실험의 결과를 토대로 한 것도 아니고, 그렇다고 수학적 방정식을 토대로 해서 이끌어낸 이론도 아니라 그냥 철학적이고 추상적 개념에서 만든 이론이기 때문에 보어가 말하는 상보성 원리가 구체적으로 어떤 것인지를 알 수 없다고 비판했다.

그래서 봄은 입자/파동성의 상보성 원리를 보어와는 달리 매우 구체적으로 설명했다. 즉 봄은 입자와 파동은 동전의 양면과 같은 확실한 구조로 되어 있다고 했다. 즉 동전의 앞면에는 입자가 존재하고 그 뒷면에는 파동이 존재한다고 했다. 그래서 봄은 '파동wave'에서 '파wav'를 따고, '입자particle'에서 '입cle'을 따서 '파립wavicle'이라는 합성어를 만들었다. 이 파립wavicle의 실제 모양은 그것이 상하 운동을 하는 모습으로 보인다. 그래서 운동 현상에 주목하면 파동이 되고, 운동의 주체에 주목하면 입자가 되는 것이다.

(5) 봄의 새로운 비국소성 원리

두 전자 혹은 두 광자는 서로 얽혀 있기 때문에 두 입자가 아무리 멀리 떨어져 있어도 서로 '얽힘entanglement' 상태에 있게 되는데, 이러한 현상을 보어는 비국소성 원리non-locality principle라고 불렀다. 그러나 보어는 두 입자가 어떻게 서로 얽혀 있는지에 대해서는 자세히 설명할 수 없었다.

봄도 양자세계의 비국소성 원리를 주장했는데 이 원리는 앞서 소개한 봄의 '숨은 변수 이론'을 설명하기 위해 제시한 사고실험으로써 증명된다. 이는 비국소성 원리를 증명할 수 있는 방법이기도 한 것이다.

사고실험에서 두 입자가 우주의 한 끝에서 다른 끝까지 멀리 떨어져 있어도 서로 상관관계를 가지는 것에 대해 봄은 두 입자가 빛보다 빠른 속도로 전달된다든지 혹은 텔레파시로써 정보가 전달된다고 설명하지 않았다. 두 입자는 단지 초양자포텐셜에 의해 연결되어 있기 때문에 그렇게 저절로 되는 것이라고 했다. 그리고 이와 같이 양자세계의 입자들이 하나로 연결되는 이치를 비국소성 원리라고 불렀다. 슈뢰딩거는 이 현상을 '양자 얽힘quantum entanglement'이라 했다. 우주의 초기에는 모든 소립자들이 서로 연결되어 있었다는 점을 생각하면 오늘날의 소립자들 역시 모두 서로 연결되어 있을 것이며 따라서 비국소성은 전 우주에 걸친 기본적 속성이라고 할 수 있다.

이와 같이 봄이 제시한 비국소성 원리는 실제로 1982년에 프랑스 물리학자 알랭 아스페Alaian Aspect에 의해 실험적으로 증명되었고, 1997년 제네바 대학교의 니콜라스 기생Nicolas Gisin의 실험에서도 입증되었다. 이로써 봄 이론은 전 과학 분야에서 가장 심원한 발견을 했다는 평가를 받게 되었다.

여기서 우리가 명심할 일은 보어가 주장하는 비국소성과 봄이 주장한 비국소성은 전혀 다르다는 점이다. 즉, 보어가 주장한 것은 양자가 실재하지 않는다는 전제하에서의 비국소성, 즉 '비실재성'과 '비국소성'을 주장한 것이고, 반면 봄은 양자가 실제로 존재한다는 전제하에서의

'실재성과 '비국소성'을 주장한 것이다.

봄이 제안하고 아스페가 실험적으로 증명한 우주공간의 초양자포텐셜에 관해서는 최근 뜻있는 과학자들에 의해서 많은 연구가 진행되고 있으며 특히 러시아에서는 초양자포텐셜이라는 용어 대신에 '토션장$_{\text{torsion field}}$'이라는 용어를 사용하면서 많은 연구가 이뤄지고 있다. 이 부분에 대해서는 이후 다른 장에서 다시 설명하도록 하겠다.

봄의 비국소성 원리는 매우 중요한 원리이나 쉽지가 않다. 그래서 다음과 같이 비유해 설명해보고자 한다. 우선 그림 5의 A에서 보는 바와 같이 장막을 치고, B에서와 같이 이 장막에 구멍을 2개만 뚫어 놓는다. C에서와 같이 막에 뚫린 구멍을 통해 장막 뒤에 서 있는 홍길동의 오른손과 왼손이 나와 있다고 가정하자. 3차원에 살고 있는 우리들의 눈으로는 장막 밖으로 나와 있는 2개의 손이 홍길동이라는 한 사람의 손이라는 사실을 볼 수 없기 때문에 2개의 손을 절대공간에 있는 독립적인 서로 다른 사람의 손이라고 생각할 것이다.

그러나 양자세계에서는 봄 이론에 따르면, 2개의 손은 2개의 입자에 비유되고, 홍길동은 초양자포텐셜에 비유될 수 있다. 그래서 2개의 손(입자)은 장막 뒤의 홍길동(초양자포텐셜)이라는 한 사람의 손이기 때문에 한쪽이 왼손이면 다른 한쪽은 그냥 저절로 오른손이 되는 것이다. 여기서 2개의 손과 홍길동은 한몸이기 때문에 빛보다 빠르게 전달되는 무엇이 있어야 한다든지 혹은 텔레파시와 같은 것이 개입될 필요는 전혀 없다는 것이다. 다시 반복하지만 이것은 지렛대처럼 한쪽이 기울면 그 즉시 다른 한쪽이 올라가는 것과 같은 방식이다.

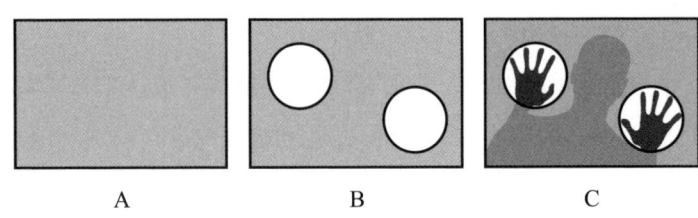

| 그림 5　비국소성 원리　A: 장막, B: 장막에 뚫린 2개의 구멍, C: 구멍 밖으로 나온 한 사람의 양손

(6) 존재하는 모든 것은 입자/파동의 이중성으로 되어 있다

봄은 존재하는 모든 것은 그 크기에 관계없이 항상 입자와 파동이 동전의 양면과 같은 상보적 구조로 되어 있다고 했다. 마치 자석 주위의 자력선은 눈에 보이지는 않지만 쇳가루를 뿌리면 쇳가루를 달라붙게 하는 에너지장이 존재하는 것과 같다. 따라서 존재하는 모든 것은 다음과 같이 동전의 양면과 같은 이중성 구조로 되어 있다.

- 광자: 입자성 광자 / 광자의 파동
- 전자: 입자성 전자 / 전자의 파동
- 양성자: 입자성 양성자 / 양성자의 파동
- 중성자: 입자성 중성자 / 중성자의 파동
- 원자: 입자성 원자 / 원자의 파동
- 분자: 입자성 분자 / 분자의 파동
- 세포: 입자성 세포 / 세포의 파동

- 조직: 입자성 조직 / 조직의 파동
- 장기: 입자성 장기 / 장기의 파동
- 개체: 입자성 개체 / 개체의 파동
- 집단: 입자성 집단 / 집단의 파동

(7) 입자와 파동은 서로 다른 시공간에 존재한다

위에서 살펴본 바와 같이 입자와 파동은 동전의 양면과 같은 구조를 하고 있지만 실상은 두 구조가 서로 다른 차원의 공간에 존재하고 있는 것이라고 봄은 설명했다. 즉 입자는 우리들의 일상과 같은 3차원 공간에 존재하고 있기 때문에 우리들의 5감으로 인식이 가능하다. 그러나 파동은 4차원 공간에 존재하기 때문에 5감으로는 인식이 불가능하고 다만 6감의 능력이 있는 사람만이 인식이 가능하다. 봄은 파동이 입자와는 다른 차원에 존재하기 때문에 비록 우리의 5감으로는 인식할 수 없지만 실제로 존재하는 '객관적 실체'라고 했다. 하여튼 입자가 머무르는 공간과 파동이 머무르는 공간이 얼마나 다른지는 다음 표 1을 보면 알 수 있다.

표 1 입자가 머무르는 공간과 파동이 머무르는 공간의 차이

입자가 머무르는 공간(실수 공간)	파동이 머무르는 공간(허수 공간)
순시간 혹은 역시간	순시간 혹은 역시간
양(+)의 질량	음(-)의 질량
양(+)의 에너지	음(-)의 에너지

입자가 머무르는 공간(실수 공간)	파동이 머무르는 공간(허수 공간)
양(+)의 엔트로피	음(−)의 엔트로피
속도 < 광속	속도 > 광속
중력	반중력(공중 부양)
패러데이 상자에 의한 차폐	자기 상자에 의한 차폐

(8) 파동은 홀로그램과 같은 존재이다

봄은 입자/파동의 이중구조에서 파동 부분을 잘 볼 수 없는 것은 파동의 존재가 홀로그램과 같은 존재이기 때문이라고 설명했다. 홀로그램 사진술은 1947년 데니스 게이버Dennis Gaber가 처음으로 생각해냈고, 레이저 광선이 개발된 이후 1963년에 에밋 리드Emett Leith가 레이저를 이용해 홀로그램 사진을 제작함으로써 실용화한 사진촬영술이다.

홀로그램 사진은 일반 사진과 다른데, 첫째는 일반 사진술은 3차원 물체를 2차원의 평면으로 표현하는 데 비해 홀로그램 사진술은 3차원 물체를 3차원 영상으로 표현할 수 있으며, 둘째는 일반 사진은 영상의 부분부분이 모여 전체 영상을 형성하는 데 비해 홀로그램 사진은 어느 부분을 잘라내도 전체의 영상을 온전하게 볼 수 있다는 점이다.

사과를 대상으로 홀로그램 사진을 찍는다고 가정하자. 홀로그램을 찍기 위해서는 레이저 광선이 필요하고 이 레이저 광선을 둘로 분광한다. 분광된 레이저의 한 부분은 사과에서 반사되게 하여 물체파object wave를 만들고, 다른 분광된 레이저는 거울에 의해 반사되게 하여 기준파reference wave를 만든다. 그다음에 분광되었던 두 레이저파, 즉 기준파와 물체파를 다시 합쳐서 사진용 필름에 감광시킨다.

그 결과, 사진을 통해 우리는 사과가 아니라 사과에 관한 기준파와 물체파가 서로 간섭에 의해 만들어낸 간섭파만 볼 수 있게 된다. 이것이 홀로그램 사진이다. 이 홀로그램 사진에 다시 레이저를 비추면 허공에 사과의 입체영상이 나타나게 되는 것이다.

뉴턴물리학에서 사과는 우리 눈에 보이는 3차원적 존재의 사과 이외는 아무것도 더 이상 설명이 필요 없다. 그런데 봄 이론에 따르면 사과는 우리 눈에 보이는 3차원적 사과 이외에 그것의 배후에는 숨어 있는 또 다른 존재, 즉 파동이 있다고 하는데 그것은 우리 눈으로 볼 수 없고 홀로그램 사진기법으로 표현할 수 있다는 것이다. 그래서 홀로그램 사진기법으로 사과의 또 다른 존재를 알 수 있는데 그것은 사과의 정보를 기준파와 물체파를 간섭시켜 만들어내는 간섭파라는 것이다. 우리는 여기서 파동이 곧 홀로그램과 동일하다는 사실을 알 수 있다.

홀로그램의 원리를 잘 이해하기 위해 방송의 원리를 생각해보는 것이 좋다. 방송국에서 아나운서의 목소리를 방송파로 보내기 위해서는 아나운서의 목소리를 고주파라는 반송파carrier wave에 변조modulation해야 한다. 여기에는 진폭 변조AM 방식과 주파수 변조FM 방식이 있다. 이와 같이 아나운서의 목소리가 반송파에 변조되듯이 홀로그램에서 반송파에 해당하는 것이 기준파이고, 아나운서의 목소리에 해당하는 것이 물체파이다.

봄은 이와 같이 양자세계의 입자/파동의 이중성을 이해하는 데 도움을 주기 위해 그것을 홀로그램으로 설명했지만, 사실 홀로그램 자체도 쉽게 이해할 수 있는 부분이 아니다. 좀더 쉽게 이해할 수 있도록 여러 가지 비유로 들면 다음과 같다.

첫 번째는 동전이다. 앞서 계속 이야기했듯이 입자와 파동은 한몸을 이루고 있는데 동전의 앞면에 입자가 위치하고 있고 그 뒷면에 파동이 위치하고 있다. 두 번째는 물방울에 비유할 수 있다. 호수에 돌을 던지면 물방울이 튀면서 그 주위에 동심원의 수면파가 생긴다. 이때 물방울은 입자의 모습이고 수면파는 파동의 모습에 비유할 수 있다. 세 번째는 원통에 비유할 수 있다. 원통을 정면에서 보면 사각형이고 위에서 보면 원이 된다. 이때 사각형은 입자의 모습이고 원은 파동의 모습으로 비유할 수 있다.

이상에서 살펴본 바와 같이 '사과'라는 존재는 눈에 보이는 사과만 존재하는 것이 아니라 홀로그램 촬영을 해야만 보이는 부분이 있다는 것을 알 수 있다. 그뿐만 아니라 '사과'에 대한 홀로그램의 내용은 물체파와 기준파가 간섭을 이루고 있다. 따라서 이상을 종합하면, '사과'는 3가지 구성요소로 되어 있음을 짐작할 수 있다. 첫째는 눈에 보이는 사과이고, 둘째는 물체파이고, 셋째는 기준파이다. 이것을 수학적으로 표시하면 눈에 보이는 사과는 '실수'로 표시할 수 있고, 눈에 보이지 않는 물체파는 '허수'로 표시할 수 있으며, 눈에 보이지 않는 기준파는 '0(혹은 초양자포텐셜)'으로 표시할 수 있다. 따라서 봄의 양자이론에 따르면 존재하는 모든 것은 실수, 허수, 0의 삼위일체라고 할 수 있다.

(9) 양자세계에서 파동의 특징은 종파이다

봄은 양자세계에서 파동은 종파longitudinal wave가 특징이라고 했는데, 그럼 이 종파란 무엇일까? 그림 6에서처럼 끈의 한쪽 끝을 벽에 고정시키고 다른 한쪽을 손으로 쥐고 흔들면 파동이 생긴다. 이때 파동이 벽으로 진행되었다가 벽에서 반사되어 되돌아 나오는데 손에서 만들어진 파동과 벽에서 반사되어 오는 파동이 중첩되면서 마디 부분은 그대로 있게 되고 마디와 마디 사이만 위 아래로 흔들리게 된다. 이때 볼 수 있는 파동이 바로 종파이다.

종파는 첫째, 파동이 옆으로 진행되지 않고 그 자리에서 위아래로 움직이는 파동이고, 둘째, 벽을 향해 진행하는 파동과 벽에서 반사되어 되돌아 나오는 파동이 항상 같이 생기며(두 개가 한 켤레를 형성함), 셋째, 벽을 향해 진행하는 파동을 시간의 순시간, 즉 실수(+)의 시간 방향으로 진행하는 파동으로 생각할 수 있고, 벽에서 반사되어 되돌아 나오는 파동을 시간의 역시간, 즉 음수(-)의 시간 방향으로 진행하는 파동으로 생각할 수 있다. 따라서 종파는 순시간 파동과 역시간 파동이 겹쳐 있음을 알 수 있다. 순시간 파동과 역시간 파동이 켤레를 이루고 있는 종파는 4차원 공간에서 존재한다.

종파에 대해서 조금 더 보충 설명을 한다면, 순시간 방향의 종파는 봄의 입자/파동의 이중성 이론에 따른다면 종파라는 파동만 존재하는 것이 아니라 실제로는 입자와 파동이 중첩되어 있는 것이다. 이때 순시간 방향의 입자는 전자electron이다. 그리고 역시간 방향

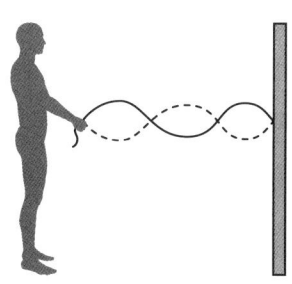

│ 그림 6   종파

의 종파는 봄의 입자/파동의 이중성 이론에 따르면 종파라는 파동만 존재하는 것이 아니라 실제로는 입자와 파동이 중첩되어 있는 것이다. 이때 역시간 방향의 입자는 양전자positron이다.

양자물리학에서 전자와 양전자가 한 켤레를 이루고 있다는 사실은 인정되어 있다. 문제는 전자와 양전자 각각의 입자/파동의 이중성에 대해서는 봄의 양자이론에서만 자세히 설명하고 있다는 것이다. 그래서 이 부분에 대해서는 자세한 설명이 필요하다.

순시간 방향으로 움직이는 전자는 실제로는 입자와 파동이 동전의 양면처럼 한몸이 되어 사인파를 이루면서 움직인다. 이때 파동의 운동은 거울 속의 모습으로 상상할 수 있다(그림 7).

역시간 방향으로 움직이는 양전자는 실제로는 입자와 파동이 동전의 양면처럼 한몸이 되어 사인파를 이루면서 움직인다. 이때 파동의 운동은 거울 속의 모습으로 상상하면 좋다(그림 8).

물질(전자)과 반물질(양전자)의 입자/파동을 모두 한 평면에 표현하기 위해서는 복소평면을 이용해야 하는데, 복소평면에서 볼 수 있는 전자의 입자, 전자의 파동, 양전자의 입자, 양전자의 파동은 그림 9와 같다.

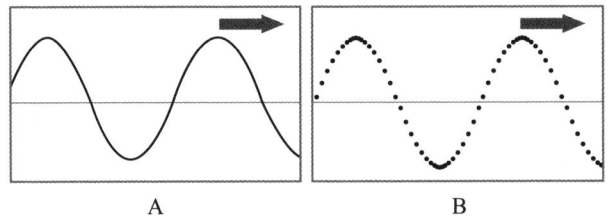

그림 7　전자의 운동 A: 입자의 운동, B: 파동의 운동

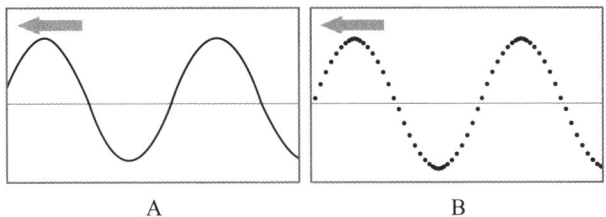

| 그림 8   양전자의 운동 A: 입자의 운동, B: 파동의 운동

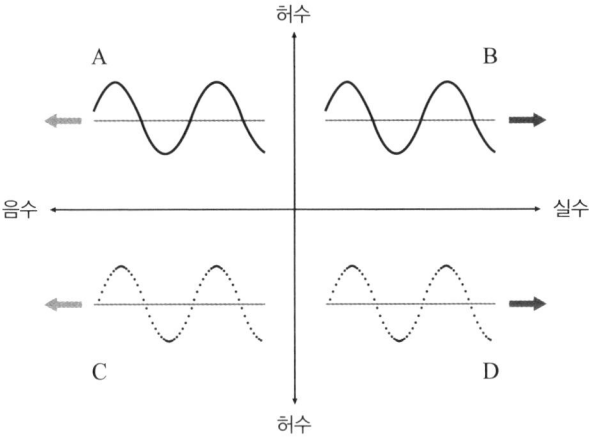

| 그림 9   복소평면에 표현한 전자와 양전자의 입자/파동
          A: 양전자의 입자, B: 전자의 입자,
          C: 양전자의 파동, D: 전자의 파동

(10) 입자들은 항상 파동에서 생성된다

흔히 입자가 먼저 있고 부차적으로 파동이 만들어지는 것으로 생각하기 쉬운데, 봄은 오히려 파동이 먼저이고 이 파동이 국소적으로 응집되면서 입자가 생성된다고 설명했다.

어떻게 파동에 의해 입자가 출현하는지를 실험해보자. 철판 위에 모래를 고르게 뿌려놓고 진동을 가하면 철판의 크기에 맞는 파동이 생기는데 이 파동은 위아래로 움직이는 종파이다. 이 종파에 의해 철판 위에는 질서정연한 무늬가 나타난다. 이는 종파가 진동할 때 위아래로 진동하는 부분에서는 모래가 남아있을 수 없으므로 자연히 마디 쪽 부분에 모래가 모이면서 무늬가 나타나기 때문이다. 그래서 파동이 먼저이고 입자가 나중이라고 말할 수 있는 것이다.

봄은 입자보다 파동이 먼저라는 것과 관련해 초양자포텐셜이 먼저 있고 이 초양자포텐셜이 국소적으로 응집되면서 가상입자virtual particle가 생성되는 것이라고도 했다. 그래서 초양자포텐셜은 가상입자를 생성하는 생산자라고 보았다. 마찬가지로 양자포텐셜이 먼저 있고 이 양자포텐셜이 국소적으로 응집되면서 전자, 양성자 및 중성자 등과 같은 소립자가 생성되는 것이라고 했다.

봄의 물질의 생성과정을 그림으로 표시하면 그림 10과 같다. 즉 활성

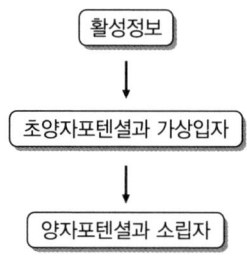

| 그림 10 물질의 생성원리

정보에서 초양자포텐셜이 생성되고 초양자포텐셜에서 가상입자가 생성되며, 초양자포텐셜에서 양자포텐셜이 생성되고, 양자포텐셜에서 소립자가 생성되는 것이다.

(11) 우주의 진공은 꽉 차 있는 공간이다

앞에서 설명한 바와 같이 봄은 슈뢰딩거의 파동방정식을 풀어서 얻어지는 파동함수 Ψ는 양자세계가 입자/파동이 동전의 양면을 유지한 채 운동하는 모습이며 그 모습은 사인파를 그리면서 운동한다고 했다. 이때 파동함수는 사인파를 그리는 파동이기 때문에 사인파가 전파할 수 있는 매질이 필요했다. 그래서 봄은 파동함수의 매질에 해당되는 것이 우주의 진공을 꽉 채우고 있는 초양자포텐셜이라고 했다. 여기서 봄이 주장하는 초양자포텐셜에 대해서 좀 더 살펴보도록 하자.

봄은 우주 공간은 아무것도 없는 텅 비어 있는 공간이 아니라 그 '무엇'으로 꽉 차 있다고 가정했고, 이와 같이 꽉 채우고 있는 그 '무엇'을 일단은 '활성정보active information'라고 불렀으며 이 활성정보는 시작도 끝도 없는 것이라고 했다. 그리고 이 활성정보는 가만히 정지해 있는 것이 아니라 끊임없이 움직이는 것이라고 했다. 즉 우주 공간을 꽉 채우고 있는 거대한 활성정보가 단일의 파동장wave-field처럼 미세하게 움직이고 있다고 본 것이다. 이와 같이 활성정보가 '하나oneness'가 되어 움직이는 것을 봄은 활성정보의 '전일운동holomovement'이라고 불렀다.

그리고 이와 같이 거대한 활성정보의 파동장이 움직이기 때문에 파동의 간섭현상에 의해 활성정보의 어느 부위에서는 파동이 국소화되면서 또 다른 파동장이 출현한다고 했다. 봄은 이것을 '초양자포텐셜$_{\text{super quantum potential}}$'이라 했다. 초양자포텐셜은 활성정보가 모두 채워진 우주 진공에 떠 있는 상태인데, 이 초양자포텐셜 역시 파동장처럼 움직이고 있기 때문에 파동의 속성상 또 다른 파동장이 파생할 수밖에 없다. 봄은 이것을 양자포텐셜이라고 불렀다. 그리고 이 양자포텐셜에서 또 다른 파동장이 파생한 것을 전자기장이라고 했다.

이상의 과정을 비유해서 말하면 이렇다. 무한히 펼쳐진 침대 매트리스가 있다고 가정하자. 그래서 매트리스의 용수철들이 수없이 많이 이어져서 우주의 전체 공간에 떠 있는 것으로 상상하자. 그리고 이와 같은 1차 매트리스를 '활성정보'라고 가정하자. 이번에는 더 무거운 다른 종류의 용수철로 된 2차 매트리스가 1차 매트리스 위에 겹쳐져 있다고 가정하자. 이와 같은 2차 매트리스를 '초양자포텐셜'이라고 가정할 수 있는데, 이것은 1차 매트리스에서 기원한 것이다. 다음에는 좀 더 무거운 또 다른 용수철로 된 3차 매트리스가 2차 매트리스 위에 겹쳐져 있다고 가정하자. 이와 같은 3차 매트리스를 '양자포텐셜'이라고 가정할 수 있는데 이것은 2차 매트리스에서 기원한 것이다. 다시 이 3차 매트리스 위에 4차 매트리스가 겹쳐져 있다고 가정하자. 이와 같은 4차 매트리스는 '전자기장'이라고 가정할 수 있는데 이것은 3차 매트리스에서 기원한 것이다.

봄이 주장한 초양자포텐셜을 정리하면 다음과 같다.

- 초양자포텐셜은 모든 공간에 퍼져 있으며 모든 존재에 침투하는 존

재다.

- 형태를 가진 모든 것 그리고 결합의 결과로 생긴 모든 것이 이 초양자포텐셜로부터 진화해 나온다.
- 기체, 액체, 고체가 되는 것도 초양자포텐셜이다.
- 태양과 지구, 달, 별과 혜성이 되는 것도 초양자포텐셜이다.
- 사람의 몸, 동물의 몸, 식물, 우리가 보는 모든 형태, 감지할 수 있는 모든 것, 존재하는 모든 것이 되는 것도 초양자포텐셜이다.
- 고체, 액체, 기체가 제 할 몫을 끝내면 모두 녹아서 다시 초양자포텐셜 속으로 들어가고, 다음 번 창조도 마찬가지로 이 초양자포텐셜로부터 유래한다.
- 카시미르 힘Casmir force이라든지 램이동Lamb shift 등 그동안 과학계에서 설명하기 어려웠던 현상들은 우주 진공의 상호작용에 의한 것이다. 여기서 카시미르 힘이란, 진공에너지들의 일부 파장이 서로 바짝 놓인 두 금속판 사이에 들어오지 못하면 금속판 안쪽의 진공에너지 밀도가 금속판 바깥쪽의 진공에너지 밀도보다 줄어드는데, 이 불균형이 두 금속판을 모두 안쪽으로 미는 압력을 만들어내는 것을 말한다. 램 이동이란, 원자핵 주변의 전자들이 한 상태에서 다른 상태로 변할 때 광자들이 발산하는 방사선의 주파수 이동을 말하는데 이런 방사선의 주파수 이동은 광자가 진공의 에너지장과 에너지를 교환하기 때문에 일어난다.

(12) 인간의 마음은 육체와 별개인 독립적 존재이다

물리학자로서 세계적으로 명성을 날렸던 봄은 자신의 명성을 돌보지 않고 많은 과학자들이 꺼리는 사람의 마음心의 문제를 언급했다. 봄은 사람은 몸身과 마음으로 구성되어 있으며 몸과 마음은 서로 별개의 존재라고 했다(그림 11).

봄은 몸에 대해 다음과 같이 비유적으로 설명했다. 호수에 돌을 던지면 물방울이 생기면서 수면파도 생기는데 이때 생긴 물방울을 물질이라고 비유한다면 그 주위의 수면파(파동)는 안쪽이 양자포텐셜이고 그 바깥쪽은 초양자포텐셜이라는 것이다.

봄은 마음에 대해서도 다음과 같이 설명했다. 사람의 마음은 심리학적으로 세 가지로 나눌 수 있는데 그것은 표면의식, 개인무의식, 집합무의식이다. 봄은 표면의식은 화석화된 3차원 존재, 즉 물질로 비유할 수 있다고 했다. 그리고 이와 같이 마음을 물질과 같은 것으로 생각할 수 있기 때문에 마음을 몸과 같은 것으로도 생각할 수 있다고 했다.

이를 호수에 비유해 설명하면 다음과 같다. 호수에 돌을 던져 물방울

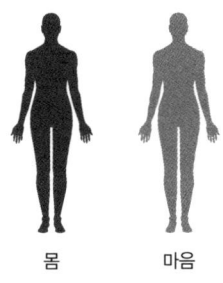

| 그림 11 몸과 마음은 별개

과 수면파가 생겼다면 이때 물방울을 표면의식이라고 보고, 그 주위의 수면파(파동) 중 안쪽을 개인무의식, 바깥쪽을 집합무의식(또는 집단무의식)이라고 보았다.

이로써 봄은 사람의 마음은 표면의식, 개인무의식, 집합무의식으로 구성되어 있는 양자 에너지quantum energy라고 했고, 집합무의식은 활성정보에서 기원하는 것이라고 했다(그림 12).

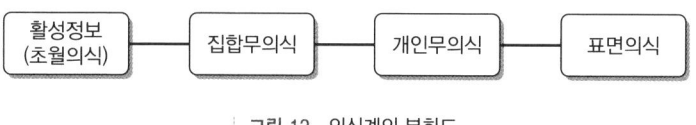

그림 12 의식계의 분화도

(13) 우주론

봄은 우주의 허공을 채우는 '활성정보(초월의식)'에서 원초적인 물질계와 원초적인 정신계가 분화되었고, 여기서부터 시작해 물질계는 물질계대로, 정신계는 정신계대로 계속 분화했다고 설명했다. 이것이 봄 우주론의 개요이다(그림 13). 봄은 우주의 진공에서부터 시작해 우주에 존

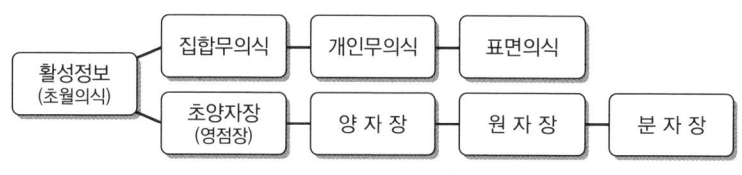

그림 13 물질계와 의식계의 분화도

재하는 크고 작은 모든 것의 존재에 대한 존재원리를 설명했다. 이러한 봄의 양자이론은 철저한 과학이론이지만 아름다운 철학이기도 하다.

(14) 봄의 양자이론과 코펜하겐 해석의 차이점

봄의 양자이론과 코펜하겐 해석의 차이점을 한마디로 요약하면, 코펜하겐 해석은 원자 이하의 양자세계에만 적용할 수 있는 이론이지만, 봄의 양자이론은 양자세계뿐만 아니라 나노세계, 우리들의 일상세계 그리고 우주와 같은 거시세계에도 적용할 수 있는 통일이론이라는 점이다.

따라서 봄의 양자이론은 코펜하겐 해석의 아류가 아니라

전혀 다른 새로운 양자이론이며,

봄의 양자이론은

코펜하겐 해석과는 하늘과 땅만큼이나 다르다.

초양자포텐셜

(1) 우주의 진공은 텅 비어 있는가?

지금도 많은 과학자들이 우주의 진공이 텅 비어 있다고 생각한다. 그 이유는 다음과 같다. 첫째, 19세기 앨버트 마이클슨Albert Abraham Michelson과 에드워드 몰리Edward Morley가 실험을 통해 우주의 진공은 텅 비었다는 것을 증명했기 때문이다. 둘째, 아인슈타인이 우주의 진공이 텅 비었다는 사실을 인용해 특수상대성 이론을 개발했기 때문이다. 셋째, 양자전기역학quantum electrodynamics에서 우주의 진공이 미세 에너지subtle energy에 의해 무한대로 꽉 차 있는 것을 발견했는데, 실제로 무한대는 실용적 가치가 없기 때문에 과학자들은 무한대를 재규격화해야만 했으며 무한대를 재규격화해놓고 보니 결국 우주가 텅 빈 것으로 되어버렸기 때문이다.

(2) 벨의 부등식

앞에서도 설명했지만 봄은 우주의 진공은 초양자포텐셜로 꽉 차 있고 이로 인해 비국소성 원리가 발생한다는 가설을 제안했다. 또한 비국소성 원리를 실험으로 증명할 수 있는 방법까지도 제시했다.

봄의 초양자포텐셜 가설에 관심이 많았던 유럽핵연구센터CENR의 실험물리학자 존 벨John Bell은 봄이 제안한 초양자포텐셜 가설에 대해 깊이 있는 연구를 했으며 그 결과, 초양자포텐셜이 아인슈타인과 보어가 벌인 EPR 논쟁을 잠재울 수 있는 도구가 될 수 있다고 판단했다. 드디어 1964년 벨은 만약 초양자포텐셜의 존재가 실험적으로 증명이 되면 보어의 주장이 정당하다는 것이 되고, 만약 초양자포텐셜의 존재가 실험적으로 부정되면 아인슈타인의 주장이 정당하게 된다는 이른바 '벨의 부등식' 혹은 '벨의 정리'라는 수학공식을 발표했다. 이뿐만 아니라 봄이 제시한 초양자포텐셜을 실험적으로 증명하는 방법을 약간 수정하여 벨 자신의 실험 버전을 제시했다.

벨의 부등식을 비유해서 말하면 이렇다. 양쪽 그릇에 물을 넣어두고 두 개의 그릇은 서로 관tube으로 연결되어 있다고 상상하자. 그래서 왼쪽 그릇에서 물을 빼내면 두 그릇이 연결되어 있기 때문에 오른쪽 그릇의 물도 같이 줄어든다. 따라서 왼쪽 그릇의 변화는 필연적으로 오른쪽 그릇에서도 나타난다. 이와 같이 양쪽 그릇에서 동시에 변화가 일어나는 현상을 비국소성 현상이라 부른다. 만약 두 그릇이 연결되어 있지 않다면 물의 양의 변화는 어느 한쪽에서만 일어나는 국소적 현상이 될 것이다. 여기서 말하는 '관'이 의미하는 것이 바로 초양자포텐셜이다.

(3) 아스페의 실험적 검증

벨의 정리를 검증하는 실험은 18년 후에야 남파리대학교 광학연구소의 알랭 아스페Alian Aspect에 의해 이루어졌다. 이 실험의 결과, '비국소성'이 옳다는 것이 증명되었다. 1982년 발표된 아스페의 실험 내용은 이렇다. 쌍둥이 광자를 만든 다음에 이 둘을 떼어놓고 한쪽의 스핀 방향을 바꿀 경우 다른 쪽의 광자의 스핀 방향이 동시에 바뀌는지를 확인하는 것이다.

이 실험은 1997년 제네바 대학교의 니콜라스 기생에 의해 반복되면서 재차 확인되었다. 아스페는 2개의 입자를 서로 13m 떨어진 거리에서 실험했고, 기생은 이보다 훨씬 먼 11km 떨어진 거리에서 실험을 했다.

아스페의 실험결과는 몇 가지 매우 중요한 메시지를 전한다. 첫째, 우주의 진공은 초양자포텐셜로 충만되어 있다는 점이고, 둘째, 우주의 진공을 채우고 있는 초양자포텐셜이 있기 때문에 양자세계의 비국소성 원리가 가능하다는 점이며, 셋째, 벨은 이 실험을 양자세계는 '실재'라는 점을 전제로 했기 때문에 양자는 비실재가 아니라 실재라는 점이다.

이런 과정들을 통해 우주의 진공은 초양자포텐셜로 충만되어 있다는 것이 과학의 정설이 되었다. 단지 과학자들에 따라서 사용하는 용어가 서로 달라서 조금 혼동을 줄 뿐이다. 그러나 아직까지도 많은 과학자들은 여전히 우주의 진공은 텅 빈 것으로 생각하고 있어 안타깝다.

봄의 초양자포텐셜과 같은 의미로 사용되는 용어로는, 비헤르츠 에너지non-Hertzian energy, 정보 에너지informative energy, 미약 에너지subtle energy, 스칼라 에너지scalar energy, 종파longitudinal energy, 정상파standing wave, 동적 에너지장motional field, 역시간파time-reverse wave, 복사 에너지radiant energy, 중력파gravitational wave, 오르곤 에너지orgone energy, 생명 에너지vital energy, 자유 에너지free energy, 영점 에너지zero point energy, 공 에너지empty energy, 토션장torsion field 등이 있다.

(4) 우주의 진공은 꽉 차 있다

우주의 진공이 충만하다는 개념은 의학뿐만 아니라 과학계에서는 중요한 개념이기 때문에 충만한 우주에 관해 역사적 고찰과 아울러 보충 설명을 하면 다음과 같다.

1) 막스 플랑크

1932년 양자역학의 계기를 제공한 막스 플랑크Max Plank는 절대온도 0도에서 2개의 상반된 전하를 가진 소립자들의 조화 진동자에 관한 연구를 하고 있었다. 고전 역학에 따르면 절대온도 0도에서는 입자의 운동이 일어날 수 없고 그래서 에너지도 없는 그야말로 공허한 진공 상태가 된다. 그런데 플랑크는 공허해야 할 절대온도 0도의 진공에서 에너지가 존재한다는 사실을 발견했다. 그는 이 에너지를 영점 에너지zero-point energy라고 불렀다. 그는 이와 같이 진공에서 영점 에너지가 생기는 이유는 진공 속에 양자quantum가 존재하고 양자의 진동 때문에 에너지가 생기는 것이라고 생각했는데 이 내용은 그 당시로는 혁명적인 개념이었다. 그리고 플랑크가 발견한 이 영점 에너지가 바로 봄이 지칭한 초양자포텐셜이다.

2) 양자전기역학

리처드 파인먼Richard P. Feynman, 도모나가 신이치로朝永振一郞, 프리먼 다이슨Freeman J. Dyson, 줄리언 슈윙거Julian Seymour Schwinger 등이 전자기학과 양자역학을 하나의 체계로 통합해 양자전기역학quantum electrodynamics; QED을 개발했다. 이 양자전기역학의 방정식에는 영점 에너지가 존재했는데 안타깝게도 이 영점 에너지에 대한 수학적 설명은 '무한대'였다. 맥스웰 방정식을 무한대 때문에 과학자들이 재규격화했듯이 이번에도 과학자들은 양자전기역학의 방정식에 등장하는 무한대 때문에 그것을 재규격화해버렸다. 그래서 대부분의 물리학자들은 영점 에너지는 존재하지 않는 것으로 간주해버렸고 우주의 진공은 텅 빈 것으로 생각하게 되었다. 다시 말하지만, 재규격화라는 조작을 가하기 이전의 본래의 양자전기역학의 방정식에서는 우주의 진공을 충만되어 있는 것으로 여겼던 것이다.

3) 할 푸토프

미국의 물리학자 할 푸토프Hal Puthoff도 우주의 진공을 채우고 있는 영점 에너지의 존재를 인정했으며 그는 수소 원자의 기저 상태는 영점 에너지의 흡수량에 의존한다고 했다. 다시 말하면 수소가 영점 에너지를 흡수하고 있기 때문에 수소의 기저 상태가 붕괴되지 않고 유지되고 있다고 한 것이다. 그러므로 모든 물질은 가장 근본 상태인 기저 상태에서 지속적으로 영점 에너지를 흡수하고 함유하고 있어야 한다고 했다. 모든 존재는 영점 에너지와의 평형 상태에 있다고 주장한 것이다. 그러므로 영점 에너지가 없으면 물질은 존재할 수 없는 것이다.

4) 모레이 킹

미국의 물리학자 모레이 킹Moray B. King은 우주공간에는 고차원적인 영점 에너지가 존재하며 그것이 어떻게 우리의 3차원 현실에 응집되는지를 다음과 같이 설명했다.

영점 에너지는 정상적으로 3차원 공간을 무작위로 지나가고 우리들에게 영향을 주지 않는다. 그러나 어떤 특정한 상황에서 영점 에너지 선속flux이 약간 뒤틀리거나 직각으로 회전하면서 우리의 3차원 공간 속으로 들어올 수 있으며 그래서 소립자의 전단계인 가상입자가 생성된다고 했다. 그리고 이러한 가상입자의 이탈에 의해서 2차적으로 가상 플라즈마plasma가 생성된다고 했다. 이와 같은 방법으로 무한한 영점 에너지의 소량을 가두거나 결맞음coherence 있게 만들어 거시적으로 준안정의 플라즈마 보텍스 링을 형성하기에 충분한 에너지를 줄 수 있다는 것이다. 이에 따라 킹은 무작위적이고 결맞음이 없는 영점 에너지를 우리들이 살고 있는 3차원 현실에 가두어서 결맞음이 있고 구조화된 거시적 현상을 만들 수 있다는 것을 이론적으로 설명했다.

5) 러시아 과학자들의 연구

러시아 과학자들은 봄의 초양자포텐셜을 '토션장torsion field'이라고 불렀다. 구 소련에서는 국가적인 과학기술사업으로 비밀리에 토션장에 대한 연구를 진행했으며 그래서 그 연구내용도 공개하지 않았다. 그런데 구 소련이 붕괴되면서 그동안 축적된 토션장에 관한 내용이 부분적으로 조금씩 서방세계에 알려지게 되었고 드디어 1996년 러시아는 서방 세계에 최초로 토션장 연구현황을 공개했다.

토션장 이론에 따르면, 우주의 허공vacuum은 텅 비어 있는 것이 아니라 토션장이라는 원초적인 에너지로 가득 차 있으며 이 토션장이 국소적으로 편광polarization되면서 전자와 양자장이 되기도 하고, 또 전하와 전자기장이 되기도 하며, 나아가 질량과 중력장이 되기도 한다고 했다. 따라서 전자, 광자, 원자, 분자, 전기장, 중력장 등 존재하는 모든 것은 토션장을 함유하고 있다고 했다.

또한 토션장 이론에 따르면, 스핀spin 운동이나 회전하는 모든 것은 토션장을 발생시킨다. 따라서 전자, 광자, 양성자 중성자 등 소립자의 모든 것은 토션장을 발생시킨다. 이렇게 해서 발생한 토션장은 소립자 주위에 오라aura 모양으로 존재한다. 그뿐만 아니라 전기장이나 중력장에도 토션장이 내포되어 있다. 그러므로 토션장이 없으면 그 존재 자체가 사라지는 것이다. 토션장의 특성은 다음과 같이 요약할 수 있다.

- 토션장의 전달은 통신 거리에 관계없이 감쇠되지 않는다.
- 토션장은 축 대칭이다.
- 토션장은 빛보다 빠르게 전달된다(빛보다 최소한 10억 배 빠르다).
- 토션장은 모든 물체를 다 통과한다.
- 토션장은 미래뿐만 아니라 과거까지 전파될 수 있다.
- 토션장은 스핀이나 회전의 배열 상태로 나타나는 정보를 전송하며, 에너지적으로 전송되는 것이 아니라 정보적으로 전송된다. 따라서 전송 시에 에너지 소모와 같은 것이 없다.
- 토션장의 모체는 '물리적 진공physical vacuum'이며 따라서 토션장의 매개체는 '물리적 진공'이다. 여기서 '물리적 진공'이란, 봄이 말하는 '활성정보'로 가득 찬 우주의 공간을 말한다.
- 토션장에는 시계 방향으로 회전하는 우선右旋형과 시계 반대 방향으로 회전하는 좌선左旋형의 2개의 극성을 가지는데, 같은 극성끼리는 끌어당기고 다른 극성끼리는 반발한다.
- 하나의 토션장은 다른 토션장과 상호작용해 회전 상태를 바꿀 수 있다.
- 토션장의 정보는 주변 환경에 새로운 형태의 토션장을 유도할 수 있으며 이러한 상태는 준안정 상태로 고정될 수 있기 때문에 토션장 발생원이 다른 공간으로 이동해도 변하지 않은 채 그대로 유지된다. 즉 토션장의 정보가 주위 공간에 저장되어 흔적을 남길 수 있다.

- 토션장의 작용 상수는 10^{-50}cm보다 작다.
- 러시아 과학자들은 토션 발생기torsion generator 개발을 위해 꾸준히 연구해왔으며 지금은 여러 가지 제작법들이 알려져 있다. 그뿐만 아니라 토션장의 검출장치superquantum detector의 개발에 관해서 많은 연구를 해왔다. 토션장은 매우 미약하기 때문에 검출이 어려울 수밖에 없는데 지금은 몇 가지 방법이 개발되었다.

이와 같이 토션장은 인공적으로 발생시킬 수 있을 뿐만 아니라 토션장을 측정할 수 있는 방법까지도 개발되어 있으며 많은 분야에서 다양하게 응용되고 있다. 이것은 봄이 말하는 초양자포텐셜이 이론에 불과한 것이 아니라 러시아에서는 실제로 일상에서 많이 사용되고 있다는 뜻이다.

- 의학: 생체 친화적 무독성 의약품 제조, 식품 보존기간의 2~3배 연장, 전자파 차폐기술, 동종요법 개발
- 농수산학: 농산물, 수산물, 축산물의 품종 개량 및 증산
- 지질학: 원유나 금광 등 지하자원 탐사
- 공학: 금속의 강도 및 내부 구성의 획기적 개선, 콘크리트나 접착제 등 무기재료의 강도 강화, 초효율 추진장치 개발
- 통신분야: 전자파를 사용하지 않는 토션장 통신(우주통신, 수중통신, 지하통신)

봄의 양자이론에 적대적인 과학자들

위에서 살펴본 바와 같이 봄의 양자이론은 어디를 보나 완벽한 이론일 뿐만 아니라 코펜하겐 해석이 설명하지 못하고 미완성으로 남겨놓은 부분을 완벽하게 설명할 수 있는 이론임에도 과학자들은 이를 알아보지 못하고 오히려 경멸하고 핍박했다. 그 이유는 여러 가지가 있겠지만 봄의 정치적·사회적 고립이 이와 무관하지 않다. 봄은 1950년대 미국의 매카시즘 열풍 때문에 타국에서 망명생활을 보낸 불행하고 외로운 과학자였다. 그래서 물리학계의 주변만을 맴돌아야 하는 운명이었다. 다시 말하면 봄은 평생 조국을 등지고 반강제로 망명의 길에 올라 미국 내의 학자들과 교류하지 못하고 미국 내에서 자신의 후학을 양성하지 못했다. 자신의 연구성과를 확장할 기회를 원천적으로 봉쇄당한 것이다. 다음을 보면 과학계가 봄에 대해 얼마나 적대적으로 대했는지를 알 수 있다.

- 봄의 양자이론은 일반 양자역학 교과서에는 실려 있지 않다. 이단의 물리학자 봄이 만들었다는 이유 때문이다.
- 사람들은 봄의 물리학보다 정치 이념에 대해 더 수군거렸다.
- 사람들은 봄의 양자이론이 기존 코펜하겐 해석의 단순한 수학적 재조합에 불과하며 따라서 그저 불필요한 피상적인 해석에 지나지 않는다고 치부해버렸다.
- 봄의 이론은 엄연한 물리이론임에도 형이상학적 사변철학쯤으로 생각

하는 과학자들이 많았다.
- 봄을 어리석거나 아주 무식한 사람으로 취급하는 과학자들도 있었다.
- 봄의 시도는 가능성 면에서 무모하고, 심리적인 면에서도 파괴적이라고 평가했다.
- 봄의 양자이론은 물리학적으로도, 철학적으로도 몰락한 상태라고 평가했다.
- 봄의 양자이론이 양자 현상을 사실적으로 해석하고 싶은 사람들이 내놓은 매우 순진한 해법이라며 비웃었다.
- 봄의 양자이론은 결정론에 뿌리를 두고 있기 때문에 미래지향적이 아니라고도 비난했다.
- 봄의 이론은 하찮은 개념이라고 했다.
- 봄의 이론은 잘 이해가 되지 않으며 제멋대로 결과를 끼워 맞춘 것에 불과하다고도 했다.
- 사람들은 봄의 양자이론을 제대로 이해하려 시도하지도 않고 단지 틀렸다고만 지적했다.
- 코펜하겐 그룹은 봄의 양자이론이 천동설처럼 억지스럽고 인공적인 것이라고 여겼다.

봄의 양자이론에 호의적인 과학자들

소수의 과학자들만이 봄의 양자이론의 진가를 알아보았으며 이들은 봄의 양자이론이 응용 면에서 사용하기가 쉽고, 또 실제로 실험결과와 잘 맞는다는 사실도 알아냈다. 최근에는 젊은 과학자들이 여러 가지 측면에서 봄의 양자이론을 호의적으로 평가하고 있는데 그 이유는 다음과 같다.

- 화학, 공학 등에서의 연구사례는 봄의 양자이론이 잘 맞고 있으며 따라서 코펜하겐 해석으로 할 수 없는 일을 봄 이론으로는 할 수 있다.
- 봄의 양자이론은 물리학의 영역이 아닌 화학이나 전기전자공학에서 주목을 받고 있다. 왜냐하면 화학자와 전기공학자들에게는 봄의 이론에서의 입자의 궤적이 직관적인 이해를 시각적으로 제공하기 때문이다.
- 코펜하겐 해석이 미시세계와 거시세계의 중간영역인 중시세계meso-scopic systems를 이해하는 데 아무런 도움이 되지 않는 것에 비해 봄의 양자이론은 중시세계를 해석하고 응용하는 데 필수적이다.
- 봄의 양자이론은 고전물리학과 양자물리학적 개념상의 충돌을 일으키지 않는다.
- 양자역학의 해석에 관한 한 가장 영향력이 있는 인물인 미국의 과학철학자 힐러리 퍼트넘Hilary Putnam이 2005년 양심선언을 통해 봄에 대한 오랫동안의 부정적 입장을 바꾸면서 공개적으로 봄을 지지했다. 심지어 그는 봄의 양자이론은 놀랄 만큼 우아하다고까지 했다.

봄의 양자이론의 정담함을 입증하는 사례들

봄의 양자이론이 정당하다는 것을 입증하는 사례들이 최근 증가하고 있으며 그중 몇 가지를 간략하게 소개하면 다음과 같다.

- 전자電子는 비존재가 아니라 실제로 존재한다는 사실이 실험적으로 밝혀졌다. 하버드 대학의 물리학자 에릭 헬러Eric Heller와 로버트 웨스트벨트Robert Westervelt는 SPMscanning probe microscope으로 알려진 일종의 전자 현미경을 사용해 극저온에 놓인 나노 장치의 내부에 흐르는 전자들의 움직임을 영상화하는 기법을 개발했다. 그래서 전자의 흐름을 2차원적 그림으로 그려내는 데 성공했다. 그리고 원자 하나에 대한 해상도를 시각화하는 데도 성공했다. 이러한 전자나 원자의 궤적을 보면 전자나 원자가 결코 비존재가 아니라는 것을 확신할 수 있다.
- 입자가속기 연구소의 원자핵 물리학자들은 이미 전자나 양성자의 존재성에 대해 전혀 의심하지 않는다. 왜냐하면 Peggy II라는 장비를 써서 대량으로 전자를 만들 수 있기 때문이다.
- 물리학자 안톤 자이링거Anton Zeilinger 그룹이 '풀러린fullerene 분자'라고 불리는 C-60분자(약 1,000여 개의 전자와 중성자와 양성자 등의 기본입자로 구성된 거대 탄소분자)에서 물질파를 입증했다. 이 외에도 기본입자 5,000개로 구성된 철 분자와 같은 거대분자, 생화적 거대분자 및 적혈구 세포 등에서도 물질파가 입증되었다. 약 1,023개의 분자들에 대한 양자 중첩 실험도 가능함이 입증되었다. 이것은 봄의 '파립

wavicle'이라는 입자와 파동의 상보성 원리가 옳다는 것을 의미한다.
- 1,012개의 세슘Cs 원자 가스로 된 공간적으로 떨어진 2개의 양자계에 대해 원거리 상호작용이 있음이 확인되었다.
- 레게트A. J. Leggett은 초전도 양자간섭장치SQUID를 이용해 수행한 실험 결과에서 전자와 같은 극미의 양자세계에서뿐만 아니라 크기가 큰 거시세계에서도 입자와 파동의 2가지 상보적 특성이 동시에 공존한다는 사실을 확인했다.
- 최근 나노과학이나 나노공학이라 불리는 새로운 연구 영역에서 봄 이론이 많이 응용되고 있다. 이 영역은 고전역학으로도 설명이 안 되고 코펜하겐 해석으로도 설명이 안 되는 분야인데, 봄 이론으로는 설명이 가능하고 응용이 가능하기 때문이다.
- 2003년 일본 나고야대의 오자와 마사나오는 기존의 불확정성 원리를 나타내는 부등식에 2개 항을 추가함으로써 보다 정밀한 수식을 제시했는데 이는 양자세계의 입자의 위치와 속도를 정확하게 측정할 수 있다는 수식이다. 이것은 하이젠베르크의 불확정성 원리를 나타내는 수식이 합당하지 않음을 지적한 것이며 대신에 봄 이론을 지지한 것이다.
- 2012년 1월 일본 나고야대의 오자와 마사나오는 오스트리아 빈 공대의 하세가와 유지와의 공동연구에 의해서 불확정성 원리가 합당하지 않다는 것을 실험적으로 증명했다. 즉 불확정성 원리에 따르면 중성자의 성질 가운데 자전을 의미하는 스핀의 가로와 세로의 두 방향을 동시에 측정하면 오차가 발생해야 하지만, 빈 공대와 나고야대 공동연구진은 입자들의 위치와 속도를 정확하게 측정하는 데 성공했다. 이는

가장 최신의 실험도구를 이용해 봄 이론을 실험적으로 입증한 것이다.
- '실재성 비국소성 원리'가 최근에 여러 분야에서 응용되고 있는 것으로 보아도 봄의 주장이 정당함을 알 수 있다. 미국 IBM 왓슨연구센터의 베네트Charles Bennett는 봄의 실재성 비국소성 원리를 이용해 물체를 원격 전송할 수 있는 방법을 제안했다. 실제로는 물체를 원격 전송하는 것이 아니라 물체의 양자 정보를 전송하는 것이다. 예를 들어 한 곳에 있는 물체를 쌍둥이 광자 중의 하나와 반응시키면서 그 물체의 양자 상태가 가진 정보를 알아낸다. 그러면 멀리 떨어져 있는 다른 쌍둥이 광자가 동시에 이 정보를 알게 되어 공간에 흩어져 있는 양자 상태의 정보를 조립하는 방식이다. 즉 물질의 공간이동인 셈이다. 이러한 베네트의 이론은 1997년 인스부룩 대학교의 자일링거Anton Zeilinger에 의해 실험적으로 확인되었다. 이것은 봄의 양자이론이 양자물리학 분야에서 승리자가 될 수 있음을 암시하는 대목이다.
- 최근에 거시적 양자현상을 연구하는 '신경양자학neuroquantology'이라든지 '거시양자macroquantum'에 관한 많은 연구들이 발표되고 있다. 이뿐만 아니라 1996년 이후 노벨물리학상은 거의 대부분이 거시적 양자현상을 연구한 과학자에게 돌아가고 있는 것으로 보아도 봄이 그토록 주장했던 '거시적 양자현상'이 사실임이 드러나고 있는 것이다.

이와 같이 봄의 양자이론의 정당함이 입증되는 사례가 늘어남에 따라 최근 과학계에서 봄의 양자이론이 수용되기 시작했다.

거시적 양자 현상에 관한 연구현황

봄의 양자이론에서 볼 수 있는 특징 중 하나는 '거시적 양자현상'이다. 거시적 양자현상이란 미시세계의 물질에서만 볼 수 있는 양자현상을 우리들이 일상에서 눈으로 볼 수 있는 거시세계의 물질에서도 관찰할 수 있다는 개념이다. 그래서 거시적 물질에서도 입자/파동의 이중성이라든지, 고도의 질서를 갖춘 양자결맞음이라든지, 비국소성 현상과 같은 양자적 현상을 관찰할 수 있다는 것이다.

이러한 거시적 양자현상을 보이는 것 중에서 지금까지 많이 연구된 마이크로클러스터, 보즈–아인슈타인 응축물, 단원자 원소, 준결정, 레이저 및 뇌의 미세소관 등에 관해서 살펴보기로 하자.

(1) 마이크로클러스터

'마이크로클러스터microcluster'는 많이 알려지지 않은 물질이다. 이 물질은 1989년 던컨Michael A. Duncan과 루브레이Dennis H. Rouvray가 처음으로 소개했고, 1998년 일본의 수가노Satoru Sugano와 고이즈미Hiroyasu Koizumi가 《마이크로클러스터 물리학microcluster physics》이라는 책을 출판함으로써 학계에 널리 알려지게 되었다.

일반적으로는 원자들이 집단을 이루어 분자를 형성하더라도 각각의 원자는 고유의 형태를 유지한다. 즉 각각의 원자는 중앙에 원자핵이 있고 그 주위를 전자가 회전하고 있는데 단, 이웃 원자가 가진 전자를 서로 공유하는 형식으로 결합한다. 그런데 마이크로클러스터에서는 구성

원자들의 고유의 형태는 사라지고 마치 '헤쳐 모이기'를 하듯이 원자핵들은 중앙에 배열하고 전자들은 원자핵들의 주위에 구름처럼 배열하는 매우 특이한 모양을 취한다. 이때 주위를 둘러싸고 있는 전자들은 입자가 아닌 파동으로서의 특성을 보이며, 그것도 횡파가 아닌 종파이다. 이와 같이 마이크로클러스터를 구성하는 전자는 입자성이 아니라 파동성을 보이기 때문에 '초껍질supershell'이라고도 한다.

마이크로클러스터는 눈에 보이는 고체의 성질과 눈에 보이지 않는 파동의 성질을 모두 나타내기 때문에 주류 양자물리학인 코펜하겐 해석으로도 설명이 안 되고 뉴턴물리학으로도 설명이 안 되는 물질이다. 이처럼 이상한 특성 때문에 이 물질은 최근까지도 잘 알려지지 않았다.

마이크로클러스터는 원자의 수가 10개에서 1000개가 집단을 이루는 것으로 알려져 있으며, 이때 10개에서 1000개 사이의 원자들이 무작위로 모이는 것이 아니라 특정한 숫자로 모일 때에만 마이크로클러스터가 된다. 그래서 이 특정한 수를 흔히 '마법의 수'라고 부른다. 예를 들어, 나트륨Na 마이크로클러스터를 만든다고 가정하면, 단열체로 만든 관 속에 나트륨과 아르곤Ar 가스를 혼합하고 이것을 가열시킨 다음 노즐을 통과시키면 빔이 생성된다. 이 빔에 있는 나트륨 클러스터를 질량분석기로 질량을 분석하고 주사전자현미경으로 관찰하면 나트륨의 크기가 8, 20, 40, 58, 93 등과 같은 숫자를 보이는데 이 숫자가 바로 '마법의 수'이다.

마이크로클러스터는 다음과 같은 특성을 보인다.

- 모양은 플라톤의 다섯 가지 정다면체 즉, 정4면체, 정6면체, 정8면체, 정12면체, 정20면체 등인 것으로 알려져 있다.
- 매우 안정적이기 때문에 불에 녹이기 위해서는 보통 고체보다 매우 높은 온도로 가열해야 한다.
- 고유의 전기적 특성과 자기적 특성을 갖는다. 전기적으로는 중성이고 자기적으로는 밀어내는 힘을 가지기 때문에 '마이스너 효과Meissner's effect'를 보인다.
- 고도의 결맞음을 보이며 주위의 공간 에너지와 곧잘 공명하는 성질을 지닌다.

마이크로클러스터가 중요한 점은, 상온에서 초전도체의 특성을 보이기 때문에 광자 및 전자를 잘 전달할 수 있고 또한 공간 에너지와 공명하여 체내로 영점 에너지를 흡입하는 역할을 한다는 점이다. 대부분의 물질이 절대온도 0도에서 초전도성을 보이는데, 마이크로클러스터는 상온에서 초전도성을 보인다.

(2) 보즈 – 아인슈타인 응축물

우리는 일반적으로 원자핵은 강한 핵력에 의해서 입자들을 서로 묶어주는 힘이 있기 때문에 원자핵이 변형되리라고는 상상하지 않는다. 그러나 원자를 자극하면 2개의 원자가 합쳐져 마치 하나의 원자인 것처럼 재배열하는 현상이 일어날 수 있음이 발견되었다. 여기에 해당하는 물질이 바로 '보즈–아인슈타인 응축물Bose-Einstein condensate'이다.

보즈-아인슈타인 응축물은 1925년에 아인슈타인과 보즈Satyendranath Bose가 처음 이론화했으며, 1995년 에릭 코넬Eric Cornell과 칼 위만Carl E. Wieman이 2,000개의 루비듐 원자를 가지고 절대온도 0도의 실험실에서 이 응축물을 만들어내는 데 성공했다.

보즈-아인슈타인 응축물은 여러 원자의 집단이지만 하나의 단일 입자처럼 행동하는 특이한 존재이다. 즉 각각의 구성 원자는 전 구조를 통해 동시에 모든 공간과 모든 시간을 점유한다. 그래서 모든 원자가 정확하게 동일한 주파수로 진동을 하고 동일한 속도로 운동을 하며 모든 것이 동일한 시공간에 위치한다.

마이크로클러스터와 비슷하지만, 가장 다른 점은 마이크로클러스터는 실온에서도 관찰이 되지만 보즈-아인슈타인 응축물은 절대온도 0도에서만 관찰된다는 점이다. 마이크로클러스터와 마찬가지로 보즈-아인슈타인 응축물도 초전도성을 지니고 있기 때문에 전기저항은 제로이고, 자기장을 밀어내는 '마이스너 효과Meissner effect'를 나타낸다.

(3) 단원자 원소

1970년대 말 미국의 농부 허드슨David Hudson은 자신이 소유한 금광에서 마이크로클러스터를 함유한 성분을 발견했다. 그는 수백만 달러를 들여 이 신비의 물질을 분석하고 여러 다양한 방식으로 실험했다. 1989년 그는 자신이 발견한 마이크로클러스터에 '단원자 원소Orbitally Rearranged Monatomic Elements; ORME' 또는 '화이트 파우더white powder'라는 이름을 붙였다.

마이크로클러스터는 비금속 원소에서도 만들 수 있고 금속 원소에서도 만들 수 있는데 허드슨은 주로 금속 원소의 마이크로클러스터에 관해 연구했다. 그는 마이크로클러스터가 어디에서 발견되는지에 관한 연구에서 다음과 같은 사실들을 밝혀냈다.

- 금속 마이크로클러스터는 바닷물에서도 다량으로 존재한다.
- 금속 마이크로클러스터는 땅속에 10,000배 이상 더 풍부하게 존재한다.
- 금속 마이크로클러스터는 수많은 식물들을 포함한 여러 다양한 생태계에 존재한다.
- 금속 마이크로클러스터는 소의 뇌에 존재하며 전체 뇌의 5% 정도를 차지한다.

이뿐만 아니라 허드슨은 금속 마이크로클러스터를 연구해 다음과 같은 특성도 밝혀냈다.

- 금속 마이크로클러스터는 실온에서 초전도체처럼 행동한다.
- 금속 마이크로클러스터는 자기장이 있는 곳에서 초유동체의 성질을 보이며 공중부양을 하는 성질을 보인다.
- 금의 마이크로클러스터를 섭취하면 영적 변화를 경험할 수 있다.
- 이리듐Ir의 마이크로클러스터를 가열하면 질량이 300% 이상 증가한

다. 더욱 놀라운 것은 이리듐의 마이크로클러스터를 섭씨 850도까지 가열하면 이 물질은 시야에서 사라지고 모든 질량을 잃어버리고, 반대로 온도를 다시 낮추면 이리듐의 마이크로클러스터는 다시 모습을 드러내고 이전의 질량을 대부분 되찾는다는 것이다.

(4) 준결정

결정crystal이란 분자들의 배열이 정사각형 혹은 직사각형 등과 같이 규칙적으로 배열되어 있어 절대로 중간에 빈틈이 없는 것으로 알려져 왔다. 그런데 1982년 이스라엘 과학자 대니얼 셰흐트먼Daniel Shechtman이 알루미늄-망간 합금$AL6Mn$의 결정구조를 관찰하던 중 이상한 원자 배열을 발견했는데 그것은 정사각형이나 직사각형이 아닌 '오각형'으로 빈틈없이 채워져 있는 구조였다. 셰흐트먼은 이러한 특이 구조를 갖는 결정을 준결정quasicrystal이라고 명명했다.

그러나 오각형을 빈틈없이 채우는 것은 불가능했기 때문에 과학계에서는 셰흐트먼의 준결정이라는 개념을 무시했고 심지어 그는 소속된 연구실로부터 쫓겨나는 수모까지 당했다. 이런 수모와 고통을 겪으면서도 셰흐트먼은 소신을 굽히지 않고 자신의 연구를 지속했다. 한참 후에 다른 과학자들이 속속 준결정을 발견함에 따라 준결정이라는 존재가 과학계로부터 인정을 받게 되었다. 준결정 개념의 등장은 결정구조에 대한 기존의 개념 전체를 새로 바꿀 것을 요구하는 획기적인 것이다. 셰흐트먼은 준결정에 대한 연구 공로를 인정받아 2011년 노벨 화학상을 받았다.

준결정의 특성은 마찰력이 적으며 준결정을 구성하는 원자들의 원자 배열이 피보나치 수열(혹은 황금비)의 형태를 띠고 있다. 여기서 피보나치 수열이란 1, 2, 3, 5, 8, 13, 21, 34, 55, 89 등과 같이 모든 숫자가 앞선 두 숫자의 합이 되는 수열을 말한다.

준결정의 특징은 준결정을 이루는 원자들이 '고유의 원자성'을 포기하는 것이다. 즉 원자들이 자신의 고유의 형태를 포기하고 '헤쳐 모여서' 새로운 조직을 만든다는 점이다. 따라서 준결정은 마이크로클러스터와 매우 비슷한 특징을 지니고 있다.

준결정은 절대온도 0도에서 존재하는 '보즈-아인슈타인 응축물', 1970년대 미국의 농부 허드슨이 밝혀낸 '단원자 원소' 혹은 '화이트 파우더' 그리고 1989년 일부의 핵물리학자들이 일부 원소의 원자들이 준결정의 상태로 존재한다는 사실을 발견하고 이름을 붙인 '마이크로클러스터'와 거의 같은 것이다.

(5) 뇌의 미세소관

우리 몸을 구성하는 세포에는 미세소관microtubule이라는 구성물질이 있다. 이 미세소관은 모든 세포 속에 존재하며, 아주 섬세한 관tube 형태의 단백질로 구성되어 있고, 세포의 골격을 이루고 있는 물질이다. 미국 애리조나 대학의 하메로프Surart Hameroff와 영국의 물리학자 펜로즈Roger Penrose는 뇌세포에 존재하는 미세소관은 인체와 같은 상온에서 초전체도와 같은 역할을 할 수 있으며 그래서 양자 결맞음이 높고 따라서 공간 에너지와 공명할 수 있는 성질도 있다고 했다. 더 중요한 것은 바로 이 미세소관에서 발생하는 '양자 결맞음quantum coherence'이 바로 인간의 의식이 발생하는 곳이라고 주장한 점이다.

미국의 양자화학자 레인Glen Rein은 인체를 구성하는 세포와 세포 사이의 간질을 채우고 있는 결합조직connective tissue은 고도로 구조화된 콜라겐이라는 단백질로 구성되어 있는데 이 구조화된 결합조직은 인체 내에서 물과 결합하면 매우 특이한 구조를 형성한다고 했다. 그러면서 이것을 액정liquid crystal이라 하여 이 액정은 체온 상태에서 초전도체와 같은 역할을 한다고 했다. 다시 말하면 세포 사이를 메우고 있는 결합조직 또한 '양자 결맞음'이 높아 거시적 양자현상을 보인다는 것이다.

(6) 레이저

빛의 광자들이 고도의 결맞음을 보이는 거시적 양자현상에 대해서는 이미 과학계에서 많이 알려져 있기 때문에 여기서는 생략하기로 하겠다.

04
봄의 양자이론과 의학

봄의 양자이론의 인체 적용

봄의 양자이론은 인체에 적용하기에 안성맞춤인데 그 이유는 다음과 같다.

- 봄의 양자이론은 미시세계와 거시세계를 하나의 일관된 이론으로 설명할 수 있다.
- 봄의 양자이론은 입자와 파동의 관계를 파립wavicle이라 설명했고 이를 홀로그램으로 설명함으로써 인체를 구성하는 양자계(양성자, 중성자, 전자 등), 분자, 세포, 조직 및 장기의 이중구조를 설명할 수 있다.
- 봄의 양자이론은 인간의 마음이나 감정도 실체로 인정하기 때문에 마음을 양자이론으로 설명할 수 있다.

- 봄의 양자이론은 몸과 마음의 연결mind-body connection에 대해서 과학적인 설명을 할 수 있다.
- 무엇보다 봄의 양자이론은 임상에 적용했을 때 효용가치가 매우 높다.

봄의 입자/파동 이중성 원리의 인체 적용

봄의 양자이론에서는 존재하는 모든 것은 입자particle로 된 부분과 파동wave으로 된 부분이 동전의 양면과 같은 이중구조로 되어 있다고 말한다. 그리고 이것을 '상보성 원리'라고 부른다. 따라서 봄의 상보성 원리(보어의 상보성 원리와는 전혀 다름)를 인체를 구성하는 분자, 세포, 조직, 장기 및 개체 등에 적용하면 다음과 같이 설명할 수 있다.

- 분자는 입자로 된 분자와 파동으로 된 양자포텐셜(이하 '분자장')이라는 양면구조로 되어 있다.
- 세포는 입자로 된 세포와 파동으로 된 양자포텐셜(이하 '세포장')이라는 양면구조로 되어 있다.
- 조직은 입자로 된 조직과 파동으로 된 양자포텐셜(이하 '조직장')이라는 양면구조로 되어 있다.
- 장기는 입자로 된 장기와 파동으로 된 양자포텐셜(이하 '장기장')이라는 양면구조로 되어 있다.
- 개체는 입자로 된 개체와 파동으로 된 양자포텐셜(이하 '개체장')이라

는 양면구조로 되어 있다.

봄의 입자/파동 이중성 원리의 수학적 표현

분자장, 세포장, 조직장, 장기장, 개체장 등을 수식으로 기술할 수 있는데, 이를 그림으로 표현하면 그림 14와 같다. 그림 14에서 입자적 구조는 실수 시공간에 위치하게 되고, 파동적 구조는 허수 시공간에 위치한다. 다시 말하면 물질을 표현하기 위해서는 실수에 의한 4개의 좌표, 즉 x, y, z, t(시간)가 필요하고, 허수(i)에 의한 4개의 좌표, 즉 ix, iy, iz, it가 필요하다. 따라서 물질은 양면구조이기 때문에 8차원의 존재임을 알 수 있다.

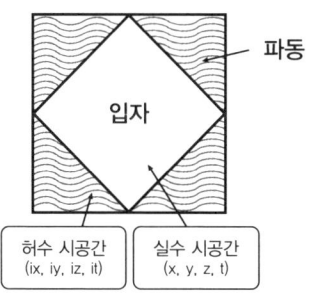

| 그림 14　입자/파동 실제 모습의 도식화　입자는 실수 시공간에 존재하고 파동은 허수 시공간에 존재한다.

봄의 입자/파동 이중성 원리의 도식화

전자, 양성자, 중성자 등의 입자적 구조와 파동적 구조의 상보적 관계를 도식화하면 그림 15와 같다.

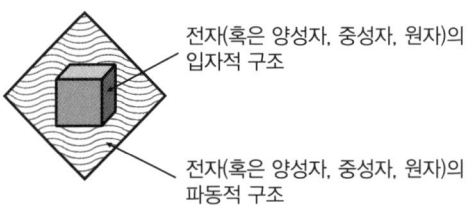

그림 15 전자, 양성자, 중성자의 입자와 파동 동전의 앞면과 뒷면처럼 상보적 구조를 하고 있다.

이와 같이 전자, 양성자, 중성자 등은 입자적 구조와 파동적 구조의 상보적 구조로 되어 있기 때문에 전자, 양성자, 중성자로 구성된 원자

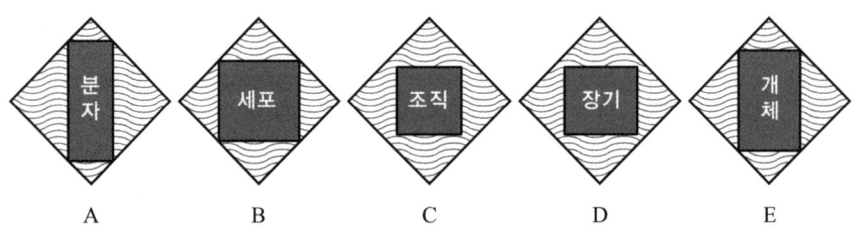

그림 16 입자적 구조와 파동적 구조의 상보적 구조
A: 분자, B: 세포, C: 조직, D: 장기, E: 개체

도 입자적 구조와 파동적 구조의 상보적 구조로 되어 있으며, 원자로 구성된 분자도 각각 입자적 구조와 파동적 구조의 상보적 구조로 되어 있다.

따라서 인체를 구성하는 분자, 세포, 조직, 장기 및 개체 등의 양면구조를 도식으로 표시하면 그림 16과 같다.

봄의 허수 이론의 홀로그램

허수 시공간을 이해하는 데 홀로그램 이론을 연상할 수 있다. 왜냐하면 홀로그램이 바로 어떤 물체의 허수 시공간의 정보에 해당되기 때문이다. 홀로그램은 반송파 carrier wave에 물질의 파동이 간섭을 일으킨 간섭무늬이다. 따라서 홀로그램은 수학적으로 반송파와 물질파로 구성되어 있다. 여기서 반송파는 봄 이론에서는 초양자포텐셜이다. 그러므로 분자장, 세포장, 조직장, 장기장, 개체장 등은 다음과 같이 기술할 수 있다.

- **분자장**: 초양자포텐셜이 반송파가 되고 여기에 분자 고유의 파동이 변조되어 있는 것이다.
- **세포장**: 초양자포텐셜이 반송파가 되고 여기에 세포 고유의 파동이 변조되어 있는 것이다.
- **조직장**: 초양자포텐셜이 반송파가 되고 여기에 조직 고유의 파동이 변

조되어 있는 것이다.
- 장기장: 초양자포텐셜이 반송파가 되고 여기에 장기 고유의 파동이 변조되어 있는 것이다.
- 개체장: 초양자포텐셜이 반송파가 되고 여기에 개체 고유의 파동이 변조되어 있는 것이다.

봄 이론의 비국소성 원리의 인체 적용

봄의 양자이론에서 또 다른 중요한 개념은 비국소성 원리이다. 이 원리는 원자 이하의 미시세계에서는 입자들이 오직 하나의 에너지장, 즉 초양자포텐셜로 연결되어 있다는 개념이다. 봄의 비국소성 원리는 거시세계에도 적용할 수 있기 때문에 비국소성 원리를 인체에 적용하면 육체의 모든 에너지장, 즉 분자장, 세포장, 조직장 그리고 장기장 등은 하나로 연결되어 있게 된다.

봄의 마음의 이론과 의학

봄의 양자이론에서는 마음을 '실제로 존재하는 것'으로 설명하고 있다. 그러나 현대의학에서는 마음, 의식 혹은 정신이라는 용어에 대해 중요한 가치를 부여하지 않는다. 단순히 뇌세포의 전기적 혹은 생화학적 현상에서 생기는 부수적인 것이라고 설명하면서 없어도 무관한 것이라는 식으로 여기고 있다. 마음은 눈에 보이지 않고 측정이 불가능하기 때문에 물질주의 현대의학에서는 중요하지 않게 생각하는 것이다. 그러나 봄은 마음이 눈에 보이지는 않지만 실제로 존재하는 실체라고 설명한다.

그래서 봄은 그림 17에서 보듯이 사람은 몸과 마음으로 구성되어 있고 몸은 다시 물리적 구조와 그 물리적 구조에 부속된 양자포텐셜로 되어 있다고 했다. 따라서 사람은 '몸', '몸에 부속된 양자포텐셜' 그리고 '마음'이라는 3대 요소가 삼위일체를 이루고 있다고 했다.

봄은 이처럼 마음은 몸과 별개로 존재한다고 주장했다. 그러면서 그 근거로 인간의 인식과정을 예로 들어 자세히 설명했다.

우리가 6면체 물체를 본다고 가정하자. 6면체 물체로부터 빛광자가

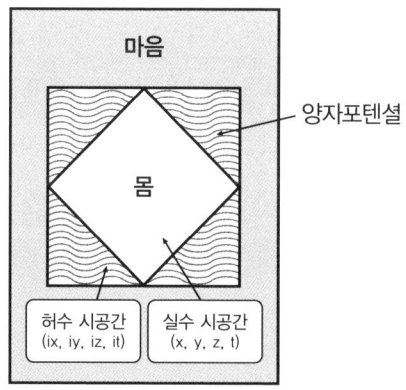

| 그림 17 **인간의 3대 구성요소** 몸, 마음, 몸에 부속된 양자포텐셜

나와서 이것이 우리의 눈으로 들어온다. 이때 물체에서 눈까지 전달되는 빛은, 물체의 파동 정보가 빛의 에너지장에 변조되어 있는 파동정보, 즉 아날로그 정보이다. 이것이 눈의 망막에서 2진법으로 된 디지털 정보로 바뀐다. 이때 망막은 아날로그 정보를 디지털 정보로 바꿔주는 변환기 역할analog-to-digital converter을 한다. 망막에서 시각중추까지는 물체의 디지털 정보가 전달된다.

시각중추에 전달된 정보는 뇌의 시각중추에서 뇌의 홀로그램(뇌의 양자포텐셜에 해당)으로 전달된다. 이렇게 하여 6면체 물체의 정보는 뇌의 홀로그램에 저장된다.

사과의 홀로그램를 찍는다고 가정했을 때 홀로그램에 찍힌 사과에 대한 간섭무늬에서 사과를 보기 위해서는 레이저를 쏘아야 비로소 사과의 허상을 공간에서 볼 수 있다. 다시 말하면 사과의 홀로그램을 찍어만 놓고 레이저를 비추지 않으면 사과는 영영 볼 수 없는 것이다.

이와 마찬가지로 뇌의 홀로그램에 6면체 물체에 대한 홀로그램을 찍어만 놓고 뭔가를 비추어서 보지 않으면 6면체 물체는 영영 볼 수 없다. 이때 마음을 마치 레이저처럼 이용해 뇌의 홀로그램에 비추면 허공에 6면체 물체가 뜨게 되고 그것을 다시 마음이 인식을 하게 되는 것이다.

이상에서 보는 바와 같이 시각의 인식과정을 자세히 살펴보면, 마음이라는 독립된 존재가 필요하다. 이에 따라 붐은 몸과 마음이 별개의 존재라고 주장한 것이다.

몸과 마음의 통신은 어떻게 가능한가

위에서 살펴본 바와 같이 봄의 주장이 사실이라면, 물질적인 몸과 비물질적인 마음은 어떻게 서로 연결이 가능하다는 것인가? 그림 18의 A와 같은 상황에서는 상식적으로는 물질적인 몸과 비물질적인 마음은 연결될 수 없을 것으로 생각된다. 그러나 봄의 심신론에서 인체를 구성하는 분자, 세포, 조직, 장기 및 개체는 각각 고유의 양자포텐셜을 지니고 있다고 했다. 즉 그림 18의 B처럼 분자장, 세포장, 조직장, 장기장, 개체장 등과 같은 양자포텐셜을 지니고 있다. 그리고 마음은 또한 양자에너지이므로 그림 18의 C에서와 같이 파동은 파동끼리 공명함으로써 연결이 가능하게 되는 것이다.

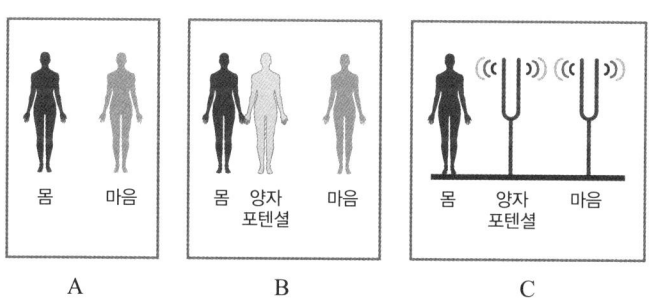

그림 18 **몸과 마음의 연결** 몸과 마음은 공명에 의해 연결된다.

새로운 의학의 탄생

봄의 양자이론과 심성이론을 종합하여 미국의 과학자 틸러William Tiller는 이를 도식화했는데, 그림 19는 틸러가 제안한 사람의 몸과 마음의 이중구조를 도식화한 것이다. 사람은 몸과 마음으로 구성되어 있는데 몸은 실수 공간을 차지하는 4차원적 구조와 허수 공간을 차지하는 4차원 구조로 결합되어 있다. 따라서 몸은 8차원이 된다고 했다. 여기에 사람은 몸 이외에 마음이 존재하며, 이 마음은 다시 표면의식이라는 9차원적 존재, 개인무의식이라는 10차원적 존재 그리고 집합무의식이라는 11차원적 존재로 구성되어 있다고 했다. 따라서 틸러는 사람은 모두 11

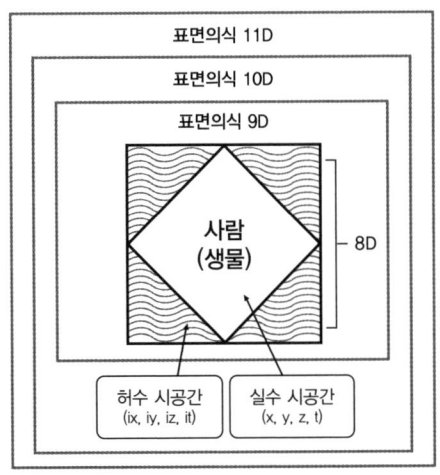

| 그림 19 **사람의 구조** 미국의 과학자 틸러는 사람은 몸과 마음의 이중구조로 되어 있으며, 11차원적 존재라고 보았다.

차원적 존재라고 했다.

이와 같이 봄의 양자이론을 인체에 적용하면 사람은 몸과 마음의 이중구조로 되어 있음을 알 수 있다. 그리고 몸의 구조 중에서 현대의학에서는 취급하지 않는 '파동적 구조'가 있는데 이것을 봄의 용어로 말하면 양자포텐셜quantum potential이다. 우리는 이 책에서 이것을 편의상 '양자파동장quantum wave field'이라 부르고자 한다.

다시 한 번 정리하자면, 봄의 양자이론에 입각해 우리 인체는 ① 입자적 구조, 즉 몸physical structure, ② 양자파동장quantum wave field, ③ 마음mind의 3중 구조가 삼위일체로 되어 있다고 할 수 있다(그림 20).

그러므로 필자들이 주장하는 양자의학quantum medicine이란, 몸을 다루는 생의학biomedicine, 양자파동장을 다루는 에너지의학energy medicine, 마음을 다루는 심성의학mind medicine을 통합적으로 다루는 전일의학이다.

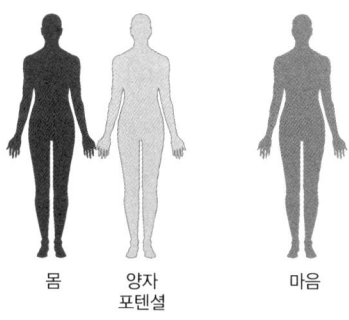

| 그림 20　인간의 3중 구조

양자의학과 현대의학

현대의학은 뉴턴물리학의 개념에 충실하다 보니 과학적이고 합리적인 것만을 추구하게 되었고 그래서 인체의 구조에서 측정이 가능하고 눈에 보이는 물질적 구조(장기, 조직, 세포, 분자)만을 인정한다. 이에 비해 양자의학은 물질적 구조(몸) 이외에 양자파동장 및 마음까지도 다루기 때문에 현대의학과는 많이 다를 수밖에 없다. 이는 양자의학이 다리가 3개인 안정적인 테이블인 데 비해 현대의학은 다리가 2개인 불안정한 테이블과 같다고 할 수 있다.

양자의학과 현대의학의 다른 점을 몇 가지 소개하면 다음과 같다.

(1) 현대의학의 특징
현대의학은 특징은 다음과 같다.

- 현대의학은 유물론적이다. 인체를 물질과 같은 것으로 생각하여 마음의 존재를 인정하지 않으며, 인체는 물리법칙을 따른다고 생각한다. 따라서 질병을 앓는 환자는 물질이기 때문에 스스로 치유할 수 있는 방법이 없으며 반드시 의사의 손을 빌려서 치료를 해야 한다고 생각한다.
- 현대의학은 3차원적이다. 소변이나 혈액과 같이 그 성분을 분석할 수 있거나, 방사선으로 측정할 수 있거나, 전류 측정기나 자장 측정기를 사용하는 것과 같이 주로 눈에 보이는 3차원적인 것을 다루는 의학이다.

그래서 눈에 보이지 않고 측정이 불가능한 감정, 정신, 마음, 영혼 같은 것은 인정하지 않는다.

- 현대의학은 기계주의적이다. 인체를 독립된 부분으로 구성된 기계라고 생각한다. 따라서 병이 나면 병든 장기는 고장난 부품처럼 생각하고 고장난 부분만 집중적으로 치료한다. 다시 말하면 현대의학에서는 인체는 기계이며, 질병은 이 기계가 고장난 결과이며, 의사의 역할은 기계를 수리하는 것이라고 생각한다.

- 현대의학은 환원주의적이다. 인체를 기계로 생각하여 최소의 구성 요소로 환원하면 전체를 알 수 있다고 생각한다. 따라서 현대의학은 환원주의에 입각해 육체를 장기, 조직, 세포 그리고 유전자의 순서로 계속적으로 분석하는 작업을 해왔다. 그래서 현재는 유전자 치료가 현대의학의 최첨단의 치료로 되어 있다.

- 현대의학은 국소주의적이다. 인체는 환원 요소로 구성되어 있다고 생각하기 때문에 인체의 각각의 구성 요소는 전체와는 아무런 관련이 없다고 생각한다. 따라서 현대의학은 국소적인 병변은 매우 잘 치료하지만 그 병을 앓고 있는 환자와 환경 간의 관계는 크게 고려하지 않기 때문에 근본적인 치료가 잘 되지 않는 경우가 많다.

(2) 양자의학의 특징

현대의학에서는 인간을 몸으로만 구성된 것으로 보지만, 양자의학에서는 인간을 몸 이외에도 양자파동장 그리고 마음으로 구성된 것으로 보기 때문에 현대의학과 많이 다를 수밖에 없다.

- 현대의학은 3차원적 의학인 데 비해 양자의학은 11차원적 의학이다.
- 현대의학은 유물론적인 데 비해 양자의학은 유물론과 유심론을 합친 의학이다.
- 현대의학은 기계론적인 데 비해 양자의학은 유기체적 의학이다.
- 현대의학은 환원·분석적인 데 비해 양자의학은 전일론적 의학이다.
- 현대의학은 국소적인 데 비해 양자의학은 비국소적이며, 통합적인 의학이다.
- 현대의학은 의사 중심인 데 비해 양자의학은 환자 중심의 의학이다.
- 현대의학은 육체에 대해서만 질병의 원인, 진단 및 치료를 논하는 데 비해, 양자의학은 육체 외에 양자파동장 차원에서의 질병의 원인, 진단 및 치료 그리고 마음 차원에서의 질병의 원인, 진단 및 치료를 모두 논한다.

이와 같이 양자의학은 현대의학과 매우 다르기 때문에 그동안 현대의학에서 설명할 수 없었던 여러 가지 현상들을 설명할 수 있다. 예를 들면 다음과 같은 것들이다.

- 인체는 복잡성을 지니고 있다. 인체는 단백질과 핵산과 같은 거대 분자들의 작용과 정교한 구조와 다양한 계층 구조를 갖는 복잡성이 특징이다. 그리고 이들 각 계층은 놀라운 연결망에 의해 되먹임feedback과 상호 조절을 한다.

- 인체는 자기조직화하는 특성을 지니고 있다. 인체는 복잡하기 때문에 통합된 전체로서의 기능이 필요한데 그러한 기능을 하는 자기조직화하는 특성이 있다.
- 인체는 인간으로서의 고유한 특이함을 지니고 있다. 인체는 다른 동물과 마찬가지로 분자로 구성되어 있으나 다른 동물과는 다른 고유의 특이함과 규칙성을 지니고 있어 다른 동물들과 쉽게 구별이 가능하다.
- 인체는 비환원론적 특성을 지니고 있다. 즉, 인체는 각 부분들의 합침보다는 더 큰 특성을 지니고 있다. 다시 말하면 인체의 구성 성분들로 환원할 수 없는 특성을 지니고 있다.
- 인체는 전체론적 특성을 지니고 있다. 인체는 구조와 기능이 엄청나게 다른 구성 요소들로 이루어져 있지만 구성 요소들은 마치 공통으로 만들어진 계획처럼 일관성 있고 협력하는 방식으로 행동한다.
- 인체는 비예측성을 지니고 있다. 인체의 생리학적 과정들은 본질적으로 자동적이며 그래서 미래 상태를 예측할 수 없다. 특히 인간은 자기 자신의 의지를 지니고 있다.
- 인체는 개방성을 지니고 있다. 인체는 주변 환경과 강하게 연결되어 있으며 물질과 에너지의 계속적인 생산과 엔트로피를 방출하는 능력을 갖고 있다. 그래서 주변 환경과의 평형 상태로부터 엄청나게 벗어나 있다.
- 인체는 진화하는 특성을 지니고 있다. 인체는 변화하는 주변 환경에 적응하고 진화하며 그 전보다 훨씬 더 정교한 구조들과 기능들을 발달시키는 능력을 지니고 있으며 그것을 자손에게 유전학적 정보로 전달하는

능력과 돌연변이에 대한 정보의 민감함을 지니고 있다.

- 인체는 목적 지향적이다. 인체는 미리 예정된 계획이나 청사진에 따라 마지막 목표를 향해 인도되는 것처럼 질서 있고 목적에 맞는 방식으로 행동하고 자란다.

- 인체는 약동적이다. 인체는 뉴턴의 물리법칙들로 설명할 수 없는 특별한 '생명의 약동하는 힘' 같은 것을 지니고 있다.

제II부

양자파동장

05 인체 내의 파동 구조

06 인체 양자파동장의 기능

07 양자파동장이 일으키는 특이현상

08 양자파동장과 질병의 원인

05
인체 내의 파동 구조

인체의 양자파동장

인간을 포함한 생명체들을 구성하는 분자, 세포, 조직, 장기 및 개체는 봄의 양자이론에 따르면 각각 입자적 구조와 파동적 구조라는 이중 구조로 되어 있다. 인체를 구성하는 파동적 구조는 봄의 용어로는 '양자포텐셜quantum potential'이다. 그러나 앞에서도 말했듯 이 책에서는 좀더 이해하기 쉽도록 '양자포텐셜' 대신에 '양자파동장quantum wave field'이라는 용어를 사용하고자 한다.

분자, 세포, 조직, 장기 및 개체는 각각의 파동장을 갖고 있다. 이 책에서는 경우에 따라서 분자의 양자파동장을 분자장, 세포의 양자파동장을 세포장, 조직의 양자파동장을 조직장, 장기의 양자파동장을 장기장 그리고 개체의 양자파동장을 개체장이라고 부르기로 하겠다. 그러면 이

제 인체에서 볼 수 있는 분자장, 세포장, 조직장, 장기장 및 개체장 등에 관해 살펴보기로 하자.

인체를 구성하는 분자의 양자파동장

프랑스의 자크 방브니스트Jacuqes Benveniste는 분자의 양자파동장(분자장)에 관해 철저하게 연구한 과학자이다. 프랑스 국립 보건의료연구소의 연구실장이었고, 혈소판활성인자PAF를 발견해 노벨 수상자로 거론될 정도로 유명했던 면역학자 방브니스트는 1983년 한 지인으로부터 동종요법에 관한 실험을 의뢰받았다. 동종요법이란, 약물을 희석하고 또 희석해 최종적으로 약물의 분자가 하나도 없는 희석 용액을 만든 다음 이 맹물을 마시게 하는 치료법이다. 당시 방브니스트는 동종요법을 말도 안 되는 치료법이라고 생각했기 때문에 여러 번 거절했다. 그러나 지인의 간절한 부탁 때문에 결국 마지못해 실험을 하게 되었다.

방브니스트가 독자적으로 개발한 면역반응 검사법이 있는데, 그것은 백혈구의 일종인 호염구basophil를 가지고 개발한 것이다. 호염구는 아크리딘-오렌지로 염색하면 염색이 잘 된다. 그런데 호염구의 세포 표면에는 있는 항원인 면역글로빈에 대한 항체, 즉 항면역글로빈을 호염구에 첨가하면 호염구 내에 있던 과립이 깨지면서 히스타민이 방출되어 염색을 해도 염색이 되지 않는다. 그래서 방브니스트는 동종요법을 실험하기 위해 항면역글로빈을 희석하는 방법으로 실험을 했다. 그런데 항면역글로빈의 농도가 희석됨에 따라서 면역 반응의 강도가 감소해야 하는데도 9차 희석 이후에는 반응 강도가 오히려 증가하는 현상이 나타났다.

    방브니스트는 자신의 실험 결과를 믿을 수 없어 이스라엘, 이탈리아, 캐나다의 과학자들과 협력하여 공동연구를 진행했다. 그런데 모든 연구소에서 역시 동일한 실험 결과가 재현되었다. 이 연구에 참여한 13명의 과학자들은 4년간의 연구에서 얻은 결과를 1988년 《네이처》지에 발표했다. 그러나 이 논문은 곧바로 전 세계의 면역학, 생화학 및 약리학의 과학자들로부터 거센 비판을 받게 되었다. 이유는 간단하다. 맹물과 같은 상태로 희석된 액체가 항원-항체 반응을 일으킬 수는 없다고 판단했기 때문이다.

    방브니스트의 연구는 이단으로 몰리게 되었으며 결국 방브니스트는 프랑스 국립보건의료연구원을 떠나야만 했고 또한 국제적인 명성까지도 잃게 되었다. 방브니스트는 그 후 민간 기업인 '디지오바이오DigioBio 사'로 자리를 옮겨 이단으로 몰린 자신의 연구를 계속했다. 다음은 방브니스트가 이단으로 몰린 후에 연구한 방대한 내용을 요약한 것이다.

- **혈액응고 실험**

1. 혈액을 채취한 다음 혈장에서 칼슘을 제거하고 여기에 칼슘이 함유된 용액을 첨가했더니 혈장이 응고되었다. — 칼슘이 혈액을 응고시키는 작용을 하기 때문이다.
2. 혈장에서 칼슘을 제거한 다음에 칼슘이 함유된 용액과 동시에 헤파린

을 첨가했더니 혈장은 응고되지 않았다. ― 헤파린이 혈액응고를 방지하는 작용을 하기 때문이다.

3. 혈장에서 칼슘을 제거한 다음에 칼슘이 함유된 용액과 동시에 헤파린을 매우 희석하여 만든 맹물을 첨가했더니 혈장은 응고되지 않았다. ― 헤파린을 매우 희석해도 그 기능을 잃지 않고 행사한다는 의미이다.

4. 혈장에서 칼슘을 제거한 다음 칼슘이 함유된 용액과 동시에 헤파린을 매우 희석하여 만든 맹물 그리고 헤파린의 길항제를 매우 희석하여 만든 맹물을 첨가했더니 혈장이 응고되었다. ― 헤파린의 길항제를 매우 희석해도 그 기능을 잃지 않고 행사한다는 의미이다.

• 세균과 항체의 침강 반응실험

1. 연쇄상구균을 항체와 반응시켰더니 침강 반응이 관찰되었다.
2. 연쇄상구균을 항체를 매우 희석해 만든 맹물과 반응시켰더니 역시 침강 반응이 나타났다. ― 항체를 매우 희석해도 그 기능을 잃지 않고 행사한다는 의미이다.

• 항원-항체 피부 반응실험

1. 히스타민, 세로토닌, 아세틸콜린 및 브라디키닌 등을 각각 기니피그의 피부에 주사해 혈관확장 반응을 관찰했다.
2. 다음은 히스타민, 세로토닌, 아세틸콜린 및 브라디키닌 등을 매우 희

석해 만든 맹물을 기니피그의 피부에 주사했다. 역시 앞의 실험과 동일한 피부반응이 관찰되었다. — 약물을 매우 희석해도 그 기능을 잃지 않고 행사한다는 의미이다.

- 심장박동 실험

1. 기니피그의 심장을 박동하는 채로 분리하여 관류 시스템을 만든 다음 여기에 30개가 넘는 화학물질들을 첨가하여 심장 박동을 측정했다. 화학물질의 성분에 따라서 심장이 더 빨리 뛰거나 더 느리게 뛰었다.
2. 이들 화학물질들을 매우 희석한 다음 심장 관류 시스템에 첨가하고 심장 박동을 측정했다. 그 결과 화학물질을 매우 희석해도 심장 박동은 희석하지 않은 원액을 첨가한 것과 동일한 결과를 나타냈다.

방브니스트는 이들 화학물질들의 양자파동장을 채취할 수 있는 장치를 개발했다. 이 장치는 여기부emitter와 수용부receiver로 구성되어 있고 여기부에서는 전자기 코일을 사용하여 분자파동장을 여기(원자나 분자에 있는 전자가 바닥상태에 있다가 외부의 자극에 의해 일정한 에너지를 흡수해 더 높은 에너지로 이동한 상태)시키는 역할을 하고, 수용부는 여기된 분자파동장을 수집하고 증폭시키는 역할을 한다. 아세틸콜린을 예를 들면, 아세틸콜린을 용해시킨 용액을 구리통 안에 넣고 뚜껑을 닫는다. 이때 구리통을 사용하는 이유는 외부의 전자기 잡음을 차단하기 위해서이다. 구리통 바깥의 한쪽 벽에서 백색 잡음white noise을 보낸다(여기서 백색 잡음이란 실험 대상물질의 주파수를 모르기 때문에 공명할 수 있는 매우 다양한 주파수를 혼합했다는 뜻이다). 이를 반대쪽 벽에서 음향기기로 수신하여 증폭시켜서 기록매체에 저장하면 아세틸콜린의 양자파동장을 얻을 수 있다.

방브니스트는 자신이 개발한 양자파동장 복사장치를 이용해 아세틸콜린acetylcholine, 히스타민histamine, 세로토닌serotonin, 혈소판활성인자 PAF-acether, 세균성 내독소endotoxins, 난백알부민ovalbumin, 비시지BCG, 시안화칼륨potassium cyanide 등의 30여 종의 인체활성물질로부터 양자파동장을 채취하는 데 성공했다.

방브니스트는 4년의 연구 끝에 이들 화학물질의 양자파동장을 멀티미디어 컴퓨터에 저장하는 방법과 저장된 내용을 재생시키는 방법을 개발했다. 그리고 그다음에는 매우 놀랍고도 대담한 실험을 진행했다. 즉, 이들 화학물질의 양자파동장을 복사하여 컴퓨터에 저장하고, 이 컴퓨터에 저장된 화학물질들의 양자파동장 신호를 CD에 복사했으며, 이 CD를 미국에 있는 실험실에 보내서 심장박동 실험을 하게 했는데 성공적인 결과를 얻은 것이다. 나중에는 화학물질의 양자파동장 신호를 이메일을 통해 미국에 있는 실험실에 보내어 심장박동 실험을 했는데, 이 역시 성공적인 결과를 얻을 수 있었다.

방브니스트는 이상과 같은 실험결과를 종합해 하나의 새로운 생물학 가설을 제안했는데 그는 그것을 '디지털 생물학digital biology'이라고 불렀다. 기존의 생물학에서는 어떤 약물(A라고 가정함)이 체내에 들어와 작용하기 위해서는 세포의 수용체(B라고 가정함)가 마치 열쇠와 자물쇠처럼 서로 구조가 맞는 것끼리 직접 작용해야 반응이 일어나는 것으로 생각했다(그림 21의 A). 그러나 방브니스트는 그런 것이 아니라고 했다. 왜냐하면 A라는 분자의 크기와 수용체 B가 위치하는 세포의 크기를 비교한다면, 세포는 엄청난 크기의 우주와 같고 분자 A는 미세한 먼지와 같은데 미세한 분자 A가 우주만한 크기의 세포를 찾아서 서로 상호작용할 가능성은 없기 때문이라는 것이었다. 그래서 방브니스트는 A 분자의 양자파동장과 수용체 B의 양자파동장이 서로 공명에 의해서 정보가 교환되는 것이라는 가설을 제안했다(그림 21의 B). 다시 말하면 분자의 역할은 전파를 송신하는 라디오 방송국과 같으며, 수용체는 라디오 수신기와 같아서 방송국의 파장만 잘 맞추기만 하면 되기 때문에 분자와 수용체가 일일이 짝을 맞출 필요가 없이 무선 통신으로 정보를 주고받는다는 것이다. 방브니스트의 표현을 빌리면, 분자가 20~20,000Hz 범위

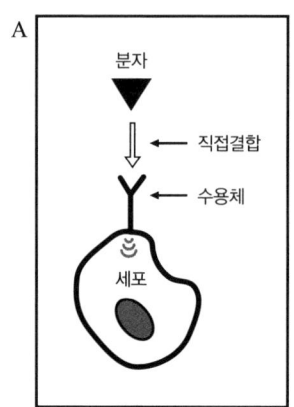 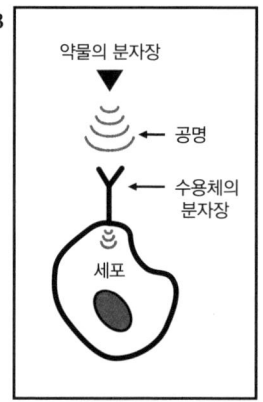

| 그림 21 생물학의 새로운 가설 A: 직접 작용 이론,
     B: 방브니스트의 공명을 통한 작용 이론

내에서 세포에게 '말을 건다'는 것이다. 이때 양자파동장은 이진법으로 표현이 가능하고 디지털화하는 것이 가능하기 때문에 '디지털 생물학'이라고 부르게 되었다.

디지털 생물학이 의미하는 바는 실로 크다고 할 수 있다. 왜냐하면 약물의 정보를 데이터베이스로 저장하고 있다가 인터넷으로 필요한 약물을 전송할 수 있기 때문이다. 방브니스트의 연구는 초기에는 주류 과학계로부터 인정을 받지 못했으나 최근에는 그를 지지하는 연구들이 차츰 증가하고 있는 추세에 있다. 즉 벨기에, 프랑스, 이탈리아, 네델란드 과학들이 공동으로 실험한 결과에서 방브니스트의 실험을 지지하는 결과를 얻었고, 또한 영국의 킨스대학교의 에니스Madeleine Ennis는 방브니스트의 주장을 반박하기 위해 실험을 했다가 오히려 방브니스트를 인정하는 실험 결과를 얻었으며, 조셉슨 양자 관통 현상으로 노벨상을 수상한 케임브리지대학교의 조셉슨Brian D. Josephson도 방브니스트를 지지하고 있다.

인체를 구성하는 물 분자의 양자파동장

물도 눈에 보이는 입자적 구조와 눈에 보이지 않는 파동적 구조, 즉 양자파동장이라는 이중구조로 되어 있다. 물의 양자파동장(분자장)에 대한 연구는 다음과 같다.

(1) 델 주디체의 연구

이탈리아 밀라노 핵물리학연구소의 과학자 델 주디체Emilio Del Giudice는 물 분자의 양자파동장에 대해 다음과 같은 주요한 연구들을 발표했다.

- 델 주디체에 따르면 물은 크게 두 가지 종류로 나눌 수 있는데, 하나는 물 분자들이 '무질서 영역'으로 구성되어 있는 물이고, 다른 하나는 물 분자들이 '결맞음 영역coherent domain'으로 구성되어 있는 물이다. 그리고 보통 물은 대부분 '무질서 영역'의 물로 구성되어 있고 국소적으로 '결맞음 영역'의 물이 조금 섞여 있지만 이른바 장수촌으로 알려진 곳들의 물은 '결맞음 영역'의 물의 비율이 높다고 했다. 여기서 델 주디체가 말하는 '결맞음 영역'이란 바로 물의 양자파동장의 특성을 보이는 물을 말한다.
- 델 주디체에 따르면 물이 양자파동장의 특성을 갖게 되면 ① 물 분자들이 정전기적인 견인력을 갖게 되고, ② 장거리에 간섭 현상을 일으킬 수 있으며, ③ 물 쌍극자 사이의 수소 결합이 감소하여 질서도가 높고, ④ 물 분자의 덩어리가 작아져 이른바 '마이크로클러스터microcluster' 현상을 일으키며, ⑤ 질서 있는 기저 상태가 영구적으로 보존된다고 했다.
- 델 주디체에 따르면 물에 작은 전기교란을 주어 전기 분극화polarization를 일으키면 물의 양자파동장을 유도할 수 있다고 했다.
- 델 주디체에 따르면 인체의 세포막을 둘러싸고 있는 경계면의 물은 핵

자기공명기술NMR에 의해 관찰했을 때 세포막과 거리가 먼 물에 비해 그 구조가 다르다고 했다. 즉, 세포막 경계면의 물은 '마이크로클러스터'로 구성된 물이라고 했다. 여기서 '마이크로클러스터'로 구성된 물이란 양자파동장의 특성을 갖는 물이라는 뜻이다.

(2) 스미스의 연구

영국의 과학자 스미스Cyril Smith는 물에는 결맞음coherence이 높은 '질서 영역'이 있으며 이것은 시간에 불변하게 존재하는 것이며 외부의 양자 에너지와 공명하는 역할과 정보를 저장하는 역할을 한다고 발표한 바 있다.

(3) 넬슨의 연구

미국의 과학자 넬슨Dan Nelson은 생체 내부에서 물은 액정liquid crystal 상태로 존재하고 이 액정 상태에 있는 물 분자는 격자의 구조에 변화가 생기면서 양자파동장이 발생한다는 연구를 보고한 바 있다.

DNA의 양자파동장

DNA도 눈에 보이는 입자적 구조와 눈에 보이지 않는 파동적 구조, 즉 양자파동장이라는 이중구조로 되어 있다. DNA의 양자파동장에 대한 연구는 다음과 같다.

(1) 포포닌의 연구

러시아 아카데미의 양자생물학자 포포닌Vladimir Poponin은 DNA의 양자파동장에 관한 놀랍고도 독보적인 연구결과를 발표한 바 있다.

포포닌은 DNA 표본을 걸어놓고 레이저를 쏘면서 DNA 회절무늬를 연구하고 있었다. 그런데 이상한 일이 벌어졌다. DNA 표본을 제거했는데도 레이저를 쏘면, DNA가 여전히 걸려 있다는 듯이 DNA 회절무늬가 나타난 것이다. 포포닌은 이를 매우 의아하게 생각해 이 실험을 반복했는데 계속 재현성이 있었고 심지어 이 파동 정보는 몇 개월 동안 지속되었다. 그래서 포포닌은 이것이 DNA의 에너지장(양자파동장)이라 생각했으며 이 현상을 'DNA의 잔상효과DNA phantom effect'라고 불렀다. 그 후 미국의 물리학자 틸러W. Tiller가 포포닌의 실험을 추시했는데 역시 동일한 결과를 얻었다.

또 다른 연구도 있다. 포포닌은 시험관에서 공기를 모두 제거하고 진공 상태를 만들었다. 그리고 광양자 측정기를 사용해 진공상태의 시험관 속을 측정했더니 광양자가 남아 있었고 그것은 완전히 무질서한 상태였다. 그 다음, 생명체로부터 얻은 DNA 표본을 이 진공의 시험관 속에 삽입한 후 광양자를 측정했더니 무질서하던 광양자들이 아주 질서정연한 모습으로 정렬하는 모습을 관찰할 수 있었다. 그런데 이상한 일이 벌어졌다. 즉 DNA 표본을 제거한 후 시험관 속의 광양자를 측정했더니 DNA가 여전히 시험관 속에 있다는 듯이 질서정연한 모습이 그대로 유지되고 있었던 것이다. 다시 말하면 DNA를 시험관에서 제거했는데도 DNA 표본이 광양자에게 계속 영향을 미쳤다는 뜻이다. 이것은 DNA의 양자파동장이 시험관 속의 공간에 존재하는 광양자에 영향을 주었음을 의미하는 것이다. 즉, DNA의 잔상효과를 일으킨 것이다.

(2) 포프의 연구

독일 과학자 포프Fritz-Albert Popp는 생체광자biophoton에 관한 세계적인 권위자인데 그는 DNA의 생체광자에 관해서 다음과 같은 연구결과를 발표했다.

① DNA에서 많은 양의 생체광자가 방사된다. ② DNA는 생체광자를 많이 저장한다. ③ DNA에서 방사되는 생체광자는 DNA의 강력한 통신 수단이다. ④ 그리고 포프가 마지막으로 강조한 것은 DNA의 생체광자는 높은 결맞음을 가지고 있다는 점이다. 포프가 말하는 DNA의 생체광자는 바로 DNA의 양자파동장을 의미한다.

(3) 백스터의 연구

미국의 과학자 백스터Cleve Backster는 지원자의 몸에서 DNA의 표본을 채취한 다음 이것에 매우 미세한 전기적 반응까지도 측정이 가능한 장치를 연결했다. 그리고 DNA를 제공한 사람은 수십 미터 떨어진 다른 방에서 전쟁 영상, 코미디 영상 혹은 에로틱한 영상 등과 같은 몇 가지 영상물을 보게 하면서 동시에 DNA의 전기적 반응을 기록했다. 그 결과, DNA 제공자의 감정의 종류에 따라서 DNA 표본은 서로 다른 반응을 보였다. 이것은 사람의 감정이 멀리 떨어진 DNA에 영향을 줄 수 있음을 의미하는데, 이는 곧 DNA에 양자파동장이 존재하여 공명 반응을 일으킨다는 뜻이다.

유전자의 양자파동장

유전자도 눈에 보이는 입자적 구조와 눈에 보이지 않는 파동적 구조, 즉 양자파동장이라는 이중구조로 되어 있다. 유전자의 양자파동장에 대한 연구는 다음과 같다.

(1) 가자예프의 연구

러시아 생물물리학자 가자예프Peter Garjajev, Pjotr Garjajev는 유전자에 어떤 특정 주파수를 조사照射하면 그 유전자의 주파수가 달라지면서 결과적으로 유전 정보도 달라진다는 사실을 발견했다. 이는 기존의 유전자학에서 보듯이 유전자의 구조적 해독이 필요한 것이 아니라 그냥 외부에서 우리가 필요로 하는 정보를 특정 주파수를 만들어서 유전자에 조사하기만 하면 된다는 이야기이다. 즉 조율된 무선/빛 주파수를 유전자에 조사함으로써 세포의 신진대사를 바로잡을 수 있고 유전적 결함도 고칠 수 있다는 뜻이다. 이와 같이 유전자가 외부의 주파수에 반응한다는 것은 결과적으로 유전자에 양자파동장이 존재하기 때문에 공명이 일어났다는 의미이다.

가자예프는 심지어 다음과 같은 놀라운 연구결과를 발표했다. 그는 도롱뇽 배아에 강한 자기장을 조사하여 도롱뇽 배아의 양자파동장을 여기시켰다. 여기된 도롱뇽 배아의 양자파동장을 채취하기 위해 고주파를 조사했다. 이때 고주파를 조사하면 고주파는 반송파carrier wave의 역할을 하기 때문에 도롱뇽 배아의 양자파동장을 고주파에 담을 수 있다. 즉 양자파동장을 반송파에 변조시켰다는 뜻이다. 이와 같이 도롱뇽 배아의 양자파동장을 고주파에 변조시킨 것을 개구리의 배아에 조사했다. 이 말은 개구리의 배아가 가지고 있는 양자파동장에 조사시켰다는 말이다. 그랬더니 놀랍게도 개구리 배아가 개구리로 태어나지 않고 도롱뇽으로 태어났다. 이는 기존의 유전학을 뒤엎는 혁명적인 실험으로, 유전자의 양자파동장을 이용함으로써 엄청난 현상이 일어날 수 있음을 알려주는 것이다.

(2) 칸젠의 연구

러시아의 물리학자 츠얀 칸젠Tszyan Kanzhen은 양자파동장을 수신하기도 하고 송신하기도 하는 장치를 개발했다. 그는 이 장치를 이용해 달걀의 양자파동장을 복사해 오리알에 전송한 다음, 오리알을 부화시켰더니 오리알로부터 닭과 오리의 잡종이 태어났다고 했다. 즉, 전혀 유전자 조작이 없음에도 불구하고 유전정보가 전달된 것이다. 이것은 닭의 유전자 양자파동장과 오리의 유전자 양자파동장이 서로 공명에 의해 일어난 현상이다.

발암물질의 양자파동장

발암물질도 눈에 보이는 입자적 구조와 눈에 보이지 않는 파동적 구조, 즉 양자파동장이라는 이중구조로 되어 있다. 발암물질의 양자파동장에 대한 연구는 다음과 같다.

독일의 과학자 포프는 발암물질을 연구하는 과정에서 벤조a피렌은 인간에게 치명적인 암을 유발하는 데 비해 이와 화학구조가 매우 비슷한 이성체인 벤조e피렌은 인체에 무해하다는 사실을 발견했다. 포프는 거의 비슷한 구조의 두 분자가 왜 엄청나게 다른 작용을 하는지를 규명하기 위해 두 분자에 자외선을 조사照射해 보았다. 그랬더니 인체에 무해한 벤조e피렌은 자외선을 조사하면 빛을 받은 그대로를 방사하는 데 비해 인체에 암을 일으키는 벤조a피렌은 자외선을 조사하면 파장대가 380㎛인 부분만 재방사되지 않았다.

이를 이상하게 생각한 포프는 다른 모든 발암물질을 대상으로 자외선을 조사한 다음에 재방사되는 파장대를 분석했는데, 놀랍게도 모든 발암물질은 항상 380㎛의 파장대를 방사하지 않았다. 포프는 380㎛의 파장대가 어떤 의미를 갖는지를 찾기 시작했다. 그리고 드디어 그는 380㎛의 의미를 발견하게 되었다. 그것은 '광회복photorepair'이라는 현상이었다. 광회복이란, 가시광선을 차단한 채 어둠 속에서 24시간 이상 세포를 자외선에 노출시키면 세포가 거의 죽음에 이르는데 이때 다시 가시광선을 조사하면 죽어가던 많은 세포가 하루 만에 다시 살아나는 현상을 말한다.

포프가 발견한 놀라운 사실은 광회복은 380㎛ 파장에서 가장 효율적으로 작동한다는 사실이었다. 따라서 포프는 발암물질이란 화학적 성분이 문제가 되는 것이 아니라 세포에 필요한 생체광자biophoton를 차단하는 물질로 해석했다. 다시 말하면 발암물질이란 빛을 받아서 380㎛를 재방사하지 못하는 물질일 뿐만 아니라 인체 내에 존재하는 380㎛ 마저 삼켜버리고 체내에 존재하는 380㎛의 파장을 고갈시키는 물질로 해석했다. 역으로 380㎛ 파장의 빛을 주면 광회복이 일어나서 암도 치료할 수 있을 것이라는 생각을 갖게 되었다. 따라서 발암물질은 고유의 양자파동장을 가지고 있으며 이것이 생체에 필수적인 역할을 하는 생체광자에 상쇄간섭을 일으키는 것으로 해석했다.

세포의 양자파동장

세포도 눈에 보이는 입자적 구조와 눈에 보이지 않은 파동적 구조, 즉 양자파동장(세포장)이라는 이중구조로 되어 있다. 세포의 양자파동장에 대한 연구는 다음과 같다.

1976년 러시아 과학자 카즈나체예프Vlail Kaznacheyev는 암세포와 정상세포를 분리해 배양하고 있었는데, 며칠 후 정상세포가 암세포로 변한 것을 관찰했다. 이것은 암세포의 양자파동장 정보가 공명에 의해 정상세포의 양자파동장으로 전달되었기 때문이다.

조직의 양자파동장

조직도 눈에 보이는 입자적 구조와 눈에 보이지 않는 파동적 구조, 즉 양자파동장(조직장)이라는 이중구조로 되어 있다. 조직의 양자파동장에 대한 연구는 다음과 같다.

1923년 러시아 생물학자 구르비치Alexander Gurwitsch는 양파세포를 이용해 배양실험을 하고 있었다. 유사분열이 왕성한 양파뿌리의 세포를 담은 배양접시와 유사분열이 없는 양파뿌리의 세포를 담은 배양접시를 서로 가까이에 두고 관찰했는데 놀랍게도 유사분열이 왕성한 양파세포가 다른 쪽 양파세포의 유사분열을 촉진한다는 사실을 발견했다.

그는 유사분열이 왕성한 양파세포에서 '무엇'인가가 유사분열이 없는 양파세포 쪽으로 전파되는 것으로 생각했다. 그래서 그는 이 '무엇'의 정체를 확인하기 위해 두 양파세포를 석영이나 유리 등으로 격리하기도 하면서 다른 쪽의 양파세포에 영향을 미치는 인자의 정체에 대해 연구했다. 그 결과, 석영으로 격리했을 때는 자극이 유지되는 데 비해 유리로 격리하면 자극이 되지 않는다는 사실을 발견했다.

이에 따라 그는 자외선은 석영을 통과하지만 유리는 통과하지 못하기 때문에 유사분열이 왕성한 쪽의 양파세포의 자외선이 다른 쪽 양파세포로 전달되어 유사분열을 촉진하는 것으로 해석했다. 그는 양파의 유사분열을 촉진하는 이 자외선 빛을 '유사분열촉진 방사mitogenic radiation'라고 했다. 이로 인해 1920년과 1940년 사이에 구르비치는 세계에서 가장 유명한 과학자가 되었고 과학자들은 구르비치가 발견한 현상을

'구르비치 효과'라고 불렀다. 여기서 '유사분열촉진 방사'는 바로 양파조직의 양자파동장을 의미한다.

장기의 양자파동장

신체의 장기도 눈에 보이는 입자적 구조와 눈에 보이지 않는 파동적 구조, 즉 양자파동장(장기장)이라는 이중구조로 되어 있다. 장기의 양자파동장에 대한 연구는 다음과 같다.

(1) 맥크래티의 연구

1991년 미국의 허트매스HeartMath 연구소의 맥크래티Rollin McCraty는 그의 연구에서 심장에는 이를 둘러싸고 있는 '미세한 에너지장'이 있는데 그것은 도넛 모양을 하며 신체 밖으로까지 뻗어 있다고 했다. 여기서 '미세한 에너지장'이란 바로 양자파동장을 말한다.

(2) 미국에서의 연구

장기의 양자파동장과 관련해 미국에서 이상한 일이 벌어진 적이 있었다. 심장병을 앓는 8세의 여자 아이가 심장이식 수술을 받았다. 이때 심장을 기증한 사람은 살해당한 10세 여아였다. 그런데 심장이식을 받은 아이는 그 이후에 어떤 남자가 자신에게 심장을 준 여아를 살해하는 꿈을 꾸기 시작했다. 아이는 주위 사람들한테 범인이 누군지 알고 있다고 했다. 마침내 환자의 어머니는 경찰에 이 사실을 알리기로 했고 이 아이의 진술에 따라 경찰은 살해범으로 의심되는 사람을 잡았다. 그리고 심장이식을 받은 아이는 범행시각, 흉기, 범행장소, 범인이 입고 있던 옷, 피살자가 살해를 당할 때 그에게 했던 말 등을 자세히 제시했는데 이 모든 것이 사실과 일치한다는 것이 밝혀졌으며 그래서 범인이 유죄임이 입증되었다. 이와 같은 사례는 장기는 고유의 양자파동장을 가지고 있음을 의미하는 것이며, 이로 인해 장기이식 수술을 받게 되면 장기를 공여한 사람의 사고, 기억, 꿈, 기호, 열망, 가치관, 버릇, 인격 등이 장기를 받은 사람에게 전달되기 때문에 일어난 현상인 것이다.

(3) 살티스의 연구

1990년에 살티스Demetri Psaltis는 뇌의 양자파동장에 대해 보고한 바 있다. 즉, 뇌는 눈에 보이는 뇌 이외에 눈에 보이지 않는 뇌의 양자파동장이 있으며 뇌의 양자파동장은 다음과 같은 특징을 갖는다고 했다. ① 뇌의 양자파동장은 모든 부분이 비국소적으로 하나로 연결되어 있다. ② 뇌의 양자파동장은 홀로그램의 성질을 갖는다. ③ 뇌의 양자파동장은 비선형적이다. ④ 뇌의 양자파동장은 결맞음이 높다. 여기서 결맞음이란 물리학적 용어인데, 멀리 떨어져 있는 2개의 전기 쌍극자가 진동을 하면서 서로 영향을 미친다는 뜻이다.

개체의 양자파동장

개체도 눈에 보이는 입자적 구조와 눈에 보이지 않는 파동적 구조, 즉 양자파동장(개체장) 또는 오라aura라는 이중구조로 되어 있다. 개체의 양자파동장에 대한 연구는 다음과 같다.

(1) 포프의 연구

독일의 생물물리학자인 포프는 일생을 바쳐 생물을 대상으로 생물에서 관찰되는 생체광자biophoton를 연구한 과학자이다. 그는 적은 수의 광자까지도 측정할 수 있는 광자측정기를 개발했는데, 이 장치를 이용해 많은 연구결과를 발표했다. 다음은 포프의 연구내용을 간략하게 소개한 것으로, 이것은 개체에서 방사되는 생체광자, 즉 양자파동장이 존재하고 있음을 생생하게 보여준다.

- 27세의 젊고 건강한 여성을 대상으로 9개월 동안 하루 종일 방에 앉혀 두고 그녀의 손과 앞 머리에서 나오는 생체광자를 측정했다. 이 데이터를 분석한 결과, 방사되는 생체광자가 일정한 패턴을 띠고 있음이 발견되었다. 즉 밤과 낮의 주기, 7일 주기, 14일 주기, 32일 주기, 80일 주기, 270일 주기 등이 관찰되었다. 이것은 사람의 몸이 환경의 리듬을 따르고 있음을 의미하는 것이다.
- 사람의 피부는 언제나 생체광자를 방사하는데 그 양이 늘 같지는 않았다. 이를테면, 여름에 방사량이 가장 많고, 겨울에 가장 적었으며, 광

자의 양뿐만 아니라 파장대도 달랐다. 또 아침에는 상반신과 하반신 그리고 신체의 좌측과 우측이 완벽한 균형을 이루는 데 비해 저녁 무렵으로 갈수록 사지말단에서 방사되는 광자가 높아졌다. 피부에서 생체광자의 방사가 가장 높은 부위는 손이었으며 피부가 어두운 사람은 밝은 사람에 비해 생체광자의 방사량이 더 적었다. 사람의 얼굴에서는 이마에서 생체광자의 방사가 가장 많았고 눈은 빛을 흡수하는 곳이라서 그런지 가장 낮게 방사되었다.

- 나이에 따른 생체광자의 방사를 분석했는데, 나이든 사람은 균형적으로 방사하는 경우보다 불균형적으로 방사하는 경우가 더 많았으며, 젊은 사람은 하루 종일 일정했다. 건강한 사람은 생체광자의 방사가 균형을 이루지만 질병에 걸린 사람은 좌우 어느 한쪽이 반대편보다 항상 높았다. 하여튼 생체광자의 방사가 불균형을 보이면 건강에 심각한 교란상태가 있음을 의미했다.

- 암세포와 정상세포의 생체광자의 방사량을 비교했는데, 유방암세포를 제외하고 모든 암세포는 정상세포보다 훨씬 높은 생체광자를 방사했다.

- 마취를 하면 생체광자가 점차 사라지는 것이 관찰되었는데 이것은 생체광자와 의식에 밀접한 관계가 있음을 시사하는 것이다. 이 부분을 좀 더 확대해서 해석하면 마음이 곧 생체광자라고 할 수 있다.

(2) 호의 연구

런던 개방대학의 호Mae-Wan Ho는 생물체는 모두 고유의 개체장을 갖고 있다고 했으며 그래서 그는 개체장을 관찰할 수 있는 장치를 개발했다. 즉 개체장은 살아있는 생체에서는 액정구조liquid crystal를 하고 있다는 점과 이 액정구조에서 결맞음 파동coherence wave을 방출한다는 사실에 착안해 이중굴절 현미경을 만들었다. 그리고 호는 이를 이용해 초파리 유충의 개체장을 촬영할 수 있었다고 했다.

(3) 브레넌의 연구

미국 항공우주국NASA의 대기권 물리학자 브레넌Barbara Brennan은 사람은 누구나 육체 주위에 개체의 양자파동장을 갖고 있다고 했으며, 그것을 '오라aura'라고 불렀다. 자세한 내용은 그의 책 《기적의 손치유 Hands of Light》를 참고하기 바란다.

지금까지 몸 전체를 감싸고 있는 오라에 관한 연구를 종합하면 다음과 같다.

- 곰팡이에서 식물에 이르기까지 그리고 개구리에서 인간에 이르기까지, 수많은 유기체 주위에서 양자파동장이 발견되었다.
- 수정되지 않은 도룡뇽 알 주위의 양자파동장은 완전히 발달한 도룡뇽의 양자파동장과 동일한데 이것은 성체의 청사진이 알의 양자파동장 안에 이미 드러나 있다는 것을 의미한다.
- 건강한 개체와 병에 걸린 개체는 그 양자파동장이 서로 다르다.
- 질병이 발생하기 이전에 이미 그 개체의 양자파동장 변화가 선행한다.

(4) 차크라에 관한 연구

개체장 중에는 '차크라chakra'가 있는데 이것은 몸의 주요한 몇 군데에 집중적으로 모이는 양자파동장을 말한다. 주요 차크라 부위로는 7군데가 있으며, 이 부위에서는 양자파동장이 소용돌이를 이루면서 집중되는 것으로 알려져 있다.

이 차크라에 대해서도 최근에 과학적 도구를 이용해 많이 연구되고 있는데 다음은 그중 중요한 몇 가지를 열거한 것이다.

- 분광분석기spectrogram analysis 및 다중대비간섭사진술polycontrast interference photography; PIP 등을 이용하면 특정 차크라와 연관된 주파수 대역과 그 색채를 구별할 수 있다.
- 수련도가 높은 명상가가 환자의 차크라에 집중해서 에너지를 의식적으로 투사하면 차크라에서 관찰되는 양자파동장의 강도는 증가한다.
- 차크라는 자신과 가까이 있는 기관들을 자신의 에너지로 감싸고 있으며 그 기관들의 생리학적·심리학적·영적인 건강을 관장한다.
- 만약 차크라에 에너지의 부조화가 생기면 육체적 질병으로 이어지며, 이때 질병의 발생보다 선행해 차크라의 변화가 나타난다. 따라서 이를 이용하면 질병을 미리 예측할 수 있다.
- 제6 차크라 및 제7 차크라는 사람의 심리적 기능을 담당한다. 그래서 인간의 생존, 창조성, 정체성, 사랑, 표현, 깨달음, 초월성 등을 관장하며 모든 기억을 담당하고, 또 조상들의 기억, 전생과 원형과 같은 형이상학적인 기능도 담당한다.

(5) 기에 관한 연구

기氣는 개체장의 일종이다. 동양의학에서는 과거부터 인체에서 특별히 정해진 경로를 따라 움직이는 양자파동장을 기라고 불렀으며, 이 양자파동장의 경로를 경락이라고 불렀고, 경락 중에서도 치료 목적으로 침을 찌르는 부위를 경혈이라고 불렀다.

그동안 기의 경로에 대해서도 과학적 연구가 많이 이루어졌는데 그중 몇 가지를 소개하면 다음과 같다.

- 조장희 박사는 재미 과학자로 있을 때 경락에 대한 과학적 연구의 선구자 역할을 했다. 그의 연구내용을 요약하면 이렇다. 침술에서는 새끼발가락의 바깥쪽(VA1, VA2, VA3, VA8)을 침으로 찌르면 눈이 자극되는 것으로 알려져 있다. 조 박사는 이것이 사실인지 확인하기 위해 기능성 자기공명촬영술fMRI을 이용해 실험을 했다. 그는 먼저 실제로 눈을 자극한 다음에 fMRI를 촬영해 뇌의 시각중추가 활성화됨을 확인했다. 다음에는 침술에서 눈을 자극하는 부위로 알려진 새끼발가락의 바깥쪽(VA1, VA2, VA3, VA8)을 침으로 찌르고 fMRI를 찍었는데 역시 동일한 시각중추가 활성화되는 것이 관찰되었다. 그러나 전혀 다른 부위에 침을 찌르면 시각중추는 아무런 반응을 보이지 않았다.
- 생체광자를 촬영할 수 있는 특수 카메라를 이용해 경락을 촬영하면 자극을 받은 경락은 경로를 따라서 200~800nm 스펙트럼 대역에서 빛을 발산한다는 연구보고도 있다.
- 경락 시스템은 하나의 연속적인 에너지 시스템의 부분들이며 순환기,

림프관, 신경 등과는 일치하지 않을 뿐만 아니라 모양, 크기, 피부의 위치에 있어서조차 경락, 침점들은 고정되는 것은 아니라는 연구보고도 있다.
- 경락이 생물학적 과정에 영향을 미친다는 가설을 뒷받침하는 수많은 경험적인 증거가 축적되어 있다. 경락에서 혼란이 발생한 것을 관찰함으로써 그 경락이 작용하는 특정기관에 질병이 생긴 사실을 미리 알 수 있으며, 그러한 질병은 경락을 통해 치료할 수 있다는 연구보고가 있다.
- 이 외에도 경락과 경혈에 대한 많은 연구들이 발표되었다. 즉 적은 양의 전기 저항, 초음파 감쇠, 빛에 대한 유도, 적외선에 대한 유도, 마이크로파에 대한 유도에 대한 연구 그리고 최근에는 경락과 연결조직 층 사이에 관계가 있다는 연구가 발표되었다.

집단의 양자파동장

개체들의 모임인 집단에도 눈에 보이지 않는 파동적 구조, 즉 양자파동장이 존재함이 알려져 있으며 이 집단의 양자파동장에 대한 연구는 다음과 같다.

독일 과학자 포프는 물벼룩의 집단을 대상으로 생체광자의 방사에 관한 연구를 했다. 한 마리의 물벼룩에 빛을 쪼이면 빛은 흡수되어 여기상태의 전자가 되고 사용하지 않은 에너지는 다시 생체광자로 방출된

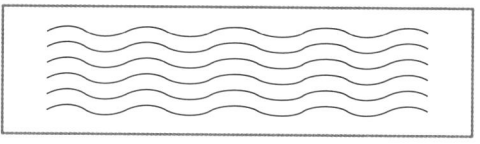

그림 22 양자결맞음 파동

다. 그런데 물벼룩 집단에 짧은 시간 빛을 쪼인 다음에 생체광자 방사를 측정하면 특이하게도 쌍곡선으로 방사된다. 그는 이것이 집단적인 결맞음, 즉 집단의 양자파동장이 존재하고 있음을 의미한다고 했다.

포프는 또 개똥벌레의 집단을 대상으로 생체광자의 방사에 관해 연구했는데 개똥벌레가 서로 접촉할 때 그림 22에서 보는 바와 같이 파동들이 공명하여 생체광자의 반짝임이 일치하는 것을 관찰했다. 즉 개체가 모이면서 결맞음을 형성했다. 그런데 이상한 것은 개똥벌레를 서로 떨어뜨려 놓았을 때도 결맞음을 잃지 않았다는 점이다. 이것은 개똥벌레 개체들의 단순한 총합으로는 설명할 수 없는 비선형적nonlinear 속성을 보여주며 이는 집단의 양자파동장을 의미하는 것이다.

포프는 물고기 떼 그리고 새 떼 등에서도 집단의 생체광자를 관찰했는데 생물의 집단은 서로의 광자를 흡수하기도 하고 방사한다는 사실을 관찰할 수 있었다. 그래서 포프는 물고기 떼와 새 떼들에서 관찰되는 생체광자의 방사는 집단 내에서의 의사소통 도구로 사용되는 것이라고 해석했다. 즉 집단의 양자파동장을 통해 물고기 떼들이나 새 떼들이 멀리 떨어져 있어도 의사소통이 가능하다고 본 것이다.

06
인체 양자파동장의 기능

정보전달 기능

현대의학에서는 인체에서 정보의 전달 역할을 하는 중요한 통로에는 신경계통을 이용하는 방법과 호르몬을 이용하는 방법의 2가지가 있다고 본다. 이와 같은 현대의학에서의 정보전달은 그것이 신경전달물질이든 혹은 호르몬이든 표적세포에 전달되기 위해서는 마치 열쇠로 자물쇠를 열듯이 직접 접촉해 서로 구조가 잘 맞아야 한다고 생각한다.

그러나 앞에서 살펴본 바와 같이 신경전달물질이든 호르몬이든 심지어 세포 역시 고유의 양자파동장을 지니고 있기 때문에 서로 간에 직접 접촉하지 않더라도 공명에 의해 정보를 전달할 수 있으며 심지어 먼 거리에서도 정보교환이 가능하다.

양자파동장의 정보전달에 관한 연구를 살펴보면 다음과 같다.

- 미국의 정형외과 의사 베커Robert Becker는 동양의학에서 말하는 경혈과 경락에 관해 많은 연구를 했는데 그는 경혈에 해당되는 피부는 인접한 피부에 비해 전기적 임피던스impedance(전기 회로에 교류를 흘렸을 경우에 전류의 흐름을 방해하는 정도를 나타내는 값)가 약하다고 보고했으며, 결론적으로 동양의학에서 말하는 기氣는 '미세 에너지(양자파동장)'이며 그것은 정보전달과 밀접한 관계가 있다고 했다.

- 경혈에 가느다란 광선빔을 주사하면 주사한 지점으로부터 어느 정도 떨어진 피부의 표면에서 광선빔이 방사되어 나온다는 사실을 밝힌 연구가 있다. 이 연구에서는 기는 '미세 에너지(양자파동장)'이며 그것은 경락을 통해 정보를 전달하는 역할을 한다고 했다.

- 인체의 세포와 세포 사이의 공간을 메우고 있는 매트릭스matrix라는 조직은 이중 혹은 삼중의 나선 모양을 하고 있는 콜라겐collagen으로 이루어져 있어 압전성piezoelectric이 뛰어나다. 이뿐만 아니라 DNA를 포함하여 인체에서 나선형 구조를 하고 있는 수많은 단백질들도 압전성을 보이는데 이들 압전성을 보이는 조직은 양자파동장을 지니고 있으며 또한 정보의 전달자 역할을 한다는 연구보고가 있다.

- 모든 세포는 양자파동장을 지니고 있을 뿐만 아니라 양자파동장을 방사도 하기 때문에 만약 어떤 세포가 병이 들면 그 병든 세포는 질병의 정보를 가진 양자파동장을 다른 세포로 전달할 수 있기 때문에 정상적인 세포가 그로 인해서 병이 들 수 있다는 연구보고가 있다. 이것은 양자파동장의 역기능이다.

이와 같이 양자파동장에는 정보전달 기능이 있다는 사실을 감안할 때 인체에서 정보를 전파하는 방식에도 세 가지가 있다는 사실을 이해할 필요가 있다. 즉, 두 가지는 우리가 이미 잘 알고 있는 방식으로 신경 점화에 의해 전달하는 방식과 호르몬을 생성하여 전달하는 방식이다. 그리고 세 번째는 이상에서 살펴본 바와 같은 양자파동장을 통해 전달하는 방식이다.

반송파 기능

독일 과학자 포프는 생체광자biophoton의 기능 중에서 가장 중요한 것은 정보를 운반하는 반송파carrier wave로서의 역할이라고 했다. 여기서 생체광자는 양자파동장를 의미한다.

이미 앞에서도 설명한 바 있지만, 반송파를 쉽게 이해하기 위해서는 방송국에서 아나운서의 목소리가 어떻게 반송파에 실려서 방송되는지를 살펴보면 된다. 즉 방송국에서는 아나운서의 목소리 신호를 멀리까지 방송하기 위해 고주파라는 반송파에 실어 변조해서 방송한다. 이때 아나운서 목소리의 진폭을 변조하면 진폭변조AM라고 부르고, 아나운서 목소리의 주파수를 변조하면 주파수변조FM라고 부른다.

이와 같이 생체에서는 분자 간, 세포 간, 조직 간, 장기 간에 정보를 전달하고자 할 때는 반드시 반송파가 있어야 하는데 바로 그 역할을 하는 것이 생체광자라는 것이다. 따라서 생체광자가 없으면 정보를 전달할 수 없어 세포, 조직, 장기는 살아남을 수 없다. 다시 말하지만 생체광자에 의한 정보가 선행하지 않으면 어떠한 화학반응도 일어날 수 없다.

외부의 양자파동장 인식 기능

인체 내의 양자파동장에는 인체 외부의 양자파동장을 인식하는 기능이 있는데 이와 관련한 연구의 내용을 살펴보자.

- 인체에서 방사되는 것과 동일한 주파수 대역의 양자파동장을 여러 조직에 조사하면 주파수의 대역에 따라서 어떤 주파수는 생체에 유익하게 작용하고 또 다른 주파수는 생체에 해롭게 작용하는데, 이러한 효과는 분자, 세포, 개체 수준에서 관찰할 수 있다는 연구보고가 있다. 이것은 분자, 세포, 조직의 수준에 따라 외부의 양자파동장을 인식하는 능력이 다르다는 것을 뜻한다.
- 생체가 외부의 양자파동장에 노출되면 생체 내부의 조화 진동자harmonic oscillator가 작동하여 이를 인식한다는 연구보고가 있다. 여기서 조화 진동자란 2개의 주파수가 동일한 주파수가 아니더라도 주파수의 정수배의 주파수는 서로 공명할 수 있다는 이론이다. 다시 말하면 주파수 2Hz와 주파수 12Hz는 동일한 주파수는 아니지만 서로 공명할 수 있는데 그것은 12Hz가 2Hz의 정수배의 주파수이기 때문이다. 생

체 내부에는 원자도 분자도 고유의 양자파동장을 지니고 있는데 이들의 주파수가 다르더라도 조화 진동자 이론에 의해 공명함으로써 외부의 양자파동장을 인식한다는 의미이다.

- 인체가 외부의 양자파동장에 노출되면 인체 내부의 나트륨이나 칼슘 이온들이 지닌 양자파동장에 의해 인식된 다음 이 양자파동장이 인체 내부에서 증폭 과정을 거쳐서 강한 에너지로 변환된다는 연구보고가 있다. 즉 나트륨이나 칼슘 이온들이 외부의 양자파동장을 인식한다는 의미이다. 여기서 잠깐 생체 내에서의 양자파동장의 증폭 과정을 살펴보자. 인체에는 세포막, 콜라겐, DNA, 차크라 등과 같이 나선 구조로 되어 있는 것들이 많으며, 이들 나선 구조는 나선형으로 회전하는 소용돌이vortex 운동을 유도하기 때문에 에너지를 엄청나게 증폭시키는 역할을 하는 것으로 알려져 있다. 마치 이온가속기cyclotron와 같은 역할을 하는 것이다.

공간의 영점장 에너지 흡수 기능

인체 내의 양자파동장은 공간에 존재하는 영점장 에너지를 흡수하는 기능을 하는데 이에 관해 연구된 내용들을 살펴보자.

- 생체 내부의 이온들은 고유의 양자파동장을 지니고 있으며 이 양자파동장이 공간의 영점장 에너지를 생체 내부의 3차원 공간으로 직각으

로 회전하면서 들어오게 해준다는 연구보고가 있다. 이 연구에 따르면 영점장 에너지는 3차원 공간을 무작위로 지나가고 있지만 우리들에게는 아무런 영향을 주지 않는다. 그러나 공간의 구조가 90도 꺾이는 특별한 조건이 주어지면 영점장 에너지가 우리들의 3차원 공간 속으로 들어올 수 있다고 했다. 다시 말하면 생체 내부에 존재하는 이온들이 가진 양자파동장이 공간의 구조를 90도로 꺾어서 공간의 영점장 에너지를 생체 내부로 유도하는 역할을 한다는 것이다.

- 세포는 자신이 지니고 있는 양자파동장이 부족하게 되면 우주 공간으로부터 영점장 에너지를 흡수해 세포의 양자 에너지를 안정시키는 기능을 한다는 연구보고가 있다. 이때 공간으로부터 영점장 에너지를 흡수하는 현상을 '대칭성 파괴'라고 부르며 공간의 영점장 에너지를 흡수하는 것은 세포의 양자파동장이 스스로 결정한다고 했다. 여기서 '대칭성 파괴'란 종파처럼 흐르는 4차원의 영점장 에너지가 90도로 꺾이면서 3차원의 전자기장으로 변환되어 횡파처럼 흐르게 되는 현상을 말한다. 즉 차원이 서로 다른 에너지장으로 바뀌는 현상을 말한다.

- 생체조직에는 수많은 액정구조가 있는데 이 액정구조들은 공간의 영점장 에너지를 흡수하는 역할을 한다는 연구보고가 있다. 이뿐만 아니라 액정구조는 공간의 영점장 에너지를 흡수한 후에는 영점장 에너지를 전자기 에너지로 전환시키는 역할도 한다고 했다. 다시 말하면, 공간에서 주어지는 영점장 에너지는 '정보 에너지'이기 때문에 이것이 생체 내부에서 생리적 변화를 일으키기 위해서는 '힘을 발휘하는 에너지'인 전자기 에너지로 변화되어야 하는데, 이때 영점장 에너지를 전

자기 에너지로 변환시키는 구조가 반드시 있어야 한다고 했으며 바로 그런 역할을 하는 것이 뇌 및 신체의 많은 부위에서 발견되는 액정 구조라고 했다.

- 생체 내에서 칼슘 이온들이 세포막을 통과할 때는 특정한 이온 채널을 통과한다. 이때 세포막의 이온 채널은 나선형 구조로 되어 있기 때문에 이온들이 이 채널을 통과하면서 나선 운동을 하며 이 칼슘의 나선 운동에서 발생하는 공진 주파수를 정확히 계산하면 칼슘 이온이 마치 이온가속기를 통과하는 것과 같은 값을 얻을 수 있다는 연구보고가 있다. 그래서 이 칼슘 이온이 나선 운동을 할 때 공간의 영점장 에너지를 흡수한다고 했다.

- 생체 내에서는 물 속에 잠긴 화학물질이 물 분자와 화학물질 사이에 쌍극자 시스템이 쉽게 이루어져 양자파동장을 잘 만들 수 있으며 이때 형성된 양자파동장이 공간의 영점장 에너지를 흡수하는 역할을 한다는 연구보고가 있다.

- DNA 및 RNA는 생체 내부에서는 결정 상태로 존재하며 그래서 DNA 및 RNA의 결정체가 양자파동장을 형성하면서 공간의 영점장 에너지를 흡수하는 역할을 한다는 연구보고가 있다. 그래서 DNA 및 RNA를 생명 결정체life crystal라고 부른다.

자기조직화 기능

양자파동장은 자기조직화self-organization하는 기능이 있는 것으로 밝혀져 있으며 이 분야에 대해 가장 많은 연구를 한 사람은 1977년 노벨상을 수상한 벨기에의 화학물리학자 프리고진Ilya Prigogine이다. 프리고진이 밝혀낸 자기조직화 기능에 관해 간략하게 살펴보자.

프리고진은 눈으로 보기에는 무질서한 분자에 대해 외부에서 서서히 에너지를 공급하면 분자들이 지속적으로 여기勵起되고 평형에서 거리가 멀어지면서 임계점에 도달하게 되면 질서가 잡힌 새로운 구조가 창발한다고 했다. 그러면서 이와 같이 새롭게 나타나는 질서를 산일구조dissipative structure라고 불렀고 이 산일구조에서 자기조직화하는 기능이 생기는 것이라고 했다.

이러한 산일구조의 특징은 외부에서 물질이나 에너지를 공급받는 열린 계open system이며, 비선형non-linear 반응을 하고, 평형과는 거리가 멀며, 음陰의 되먹임feedback뿐만 아니라 양陽의 되먹임 기능까지도 가능하고, 또한 무질서에서 질서를 만드는 구조라고 했다.

프리고진은 자기조직화 현상은 자연현상에서 흔히 관찰되는 자연의 본래 모습이라 했으며 다음과 같은 사례들을 제시했다.

- 네온사인과 같은 발광관의 양쪽 끝에 거울을 설치하고 전압을 걸면 발광관 안에 있는 기체 원자들의 에너지 준위가 높은 상태로 여기되었다가 떨어지면서 발광을 한다. 이때 여러 파장대의 빛이 나오는데 이 빛

들이 거울 사이를 왔다 갔다 하면서 다른 기체 원자들을 계속 여기시 켰다가 떨어지는 과정을 반복하게 된다. 이 과정에서 거울 간의 거리와 공명하는 파장대의 빛만 남고 나머지는 서로 상쇄된다. 이렇게 하여 파장이 일정하고 결맞는coherent 빛이 자발적으로 나오게 되는데 이것이 레이저광선이다. 이러한 현상은 광자의 양자파동장이 강화되면서 나타나는 자기조직화 현상이다.

- 15가지 종류의 효소들을 한곳에 모으고 여기에 충분한 시간과 지속적인 에너지를 서서히 가해 여기시키면 평형과 먼 시스템으로 유도할 수 있다. 그 결과, 효소들이 효소를 스스로 생성하는 특이한 현상이 일어난다. 우리가 잘 아는 바와 같이 효소란 다른 화학물질의 반응속도를 증가시키는 역할을 할 뿐인데 효소가 효소를 생성한다는 사실은 너무나 특이한 일이다. 이와 같은 효소들의 특이한 행동은 효소들의 양자파동장이 강화되면서 나타나는 자기조직화 현상이다.

- 화학 분야에 '베나르 세포Benard-cell'라는 현상이 있다. 밑바닥이 평평한 커다란 냄비에 물을 붓고 냄비를 밑에서 낮은 온도로 서서히 열을 가하면 처음에는 열 전도에 의해 바닥의 물은 위로 올라가고, 위의 물은 아래로 내려오는데, 바닥과 꼭대기의 온도 차가 일정한 임계치에 도달하면 열의 흐름이 갑자기 대류로 대체되면서 엄청난 숫자의 분자들이 일관된 운동에 의해 전달되면서 냄비 밑바닥에 '6각형 모양'의 벌집 같은 새로운 분자 질서가 나타나는 현상을 말한다. 이 베나르 세포는 분자들의 양자파동장이 강화되면서 나타나는 자기조직화 현상이다.

- 화학 분야에 벨로조프-자보틴스키 반응Belousov-Zhabotinsky reaction 이라는 현상이 있다. 황산세륨, 말로닌산, 브롬화칼륨 등을 황산용액 속에 넣어 화학반응을 확인하면서 서서히 온도를 높인다. 액체에 공급하는 온도가 낮은 초기에, 즉 평형 상태에 가까울 때 액체는 특징 없는 정상 상태를 유지한다. 서서히 온도가 증가하면 액체는 평형과 거리가 멀어지면서 임계값에 도달하게 된다. 이때 갑자기 극적인 현상이 일어나는데, 자기촉매에 의해 어떤 혼합물질이 더 많이 생성되느냐에 따라 액체가 청색 → 보라색 → 붉은색의 순서로 바뀐 후에 다시 청색으로 돌아가는 순환과정을 반복한다. 이러한 현상을 비유해서 말하면, 100만 개의 흰 탁구공과 100만 개의 검은 탁구공을 유리 창문이 달린 탱크 속에 넣고 흔들면서 창문을 통해 그 들여다보면 탁구공들이 무작위로 섞여 혼란스럽게 부딪치는 것을 볼 수 있는데, 갑자기 탁구공들의 모습이 모두 흰색으로, 그리고 그다음에는 검은색으로, 또 다시 흰색으로 일정한 간격을 두고 색깔이 완전히 바뀌는 것과 같다. 이것이 벨로조프-자보틴스키 반응이다. 이러한 현상은 양자파동장이 강화되면서 나타나는 자기조직화 현상이다.

정보의 저장과 기억 기능

양자파동장은 정보를 저장하고 기억하는 기능을 하는 것으로 알려져 있다. 다음은 이 분야에서 밝혀진 내용들이다.

- 물에 특수한 용질 분자를 첨가하면 물 분자가 용질 분자를 에워싸게 되는데 이것을 물의 수화작용hydration이라 한다. 이러한 수화작용은 물의 양자파동장을 강화시킴과 동시에 물에 기억 능력이 생긴다는 연구보고가 있다.
- 양자파동장이 강화된 물을 이용해 박테리아 용해효소의 일종인 리소자임lysozyme을 물로 희석하고 또 희석한 다음 이 효소의 생리적 작용을 관찰하면, 아무리 희석해도 물이 효소를 기억하고 있어 효소의 생리적 작용이 나타난다는 연구보고가 있다.
- 물의 양자파동장을 강화시킨 다음, 외부에서 물에 전자기장을 조사하면 물은 전자기장의 정보를 저장한다는 연구보고가 있다. 그래서 양자파동장이 강화된 물에 자외선, 가시광선, X선 혹은 전자기장으로 충전된 물을 만들어 환자를 치료하는 것이 가능하다. 특히 10KHz 대역의 주파수를 물에 쪼이면 물의 양자파동장이 강화되어 정보를 잘 기억하는 것으로 알려져 있다.
- 유리병에 물을 담고 이 유리병을 솔레노이드 코일에서 방출되는 전자기장에 1분 이하 노출시키면 물의 양자파동장이 강화되어 물의 기억력이 증가된다는 연구보고가 있다.
- 물의 양자파동장을 강화시킨 다음, 이 물에 특별한 주파수의 전자기장을 저장시키면 여러 방면에 응용할 수 있다는 연구보고가 있다. 예를 들면, 양자파동장이 강화된 물에 500Hz 이하 및 기가 헤르츠 범위의 특정 주파수로 충전된 물은 산업용 보일러의 물때를 벗기는 데 사용할 수 있으며, 특정 주파수를 물에 기억시키면 식물의 성장을 촉진시

킬 수도 있다. 반대로 정전기장, 직류 전자기장, 초음파 등을 기억시킨 물은 식물의 성장을 억제할 수도 있다. 이것은 마치 디스켓에 정보를 저장하려면 먼저 포맷을 해야 하는 것과 같이 물도 정보를 잘 저장하기 위해서는 먼저 전자기장으로 포맷한 다음에 필요한 정보를 저장할 수 있는 것과 같다.

자연치유 기능

양자파동장은 자연치유 기능을 지니고 있다는 사실이 밝혀져 있다. 다음은 몇 가지 사례를 살펴본 것이다.

- 정상인에서도 암세포는 매일 계속 만들어지지만 면역체계가 이를 인지해 없애주기 때문에 암에 잘 걸리지 않는데 이것을 자연치유력이라고 부른다. 이와 같이 자연치유력은 면역세포에 양자파동장이 존재하기 때문에 가능한 것이라는 연구보고가 있다.
- 사람은 질병을 유발할 수 있는 수많은 생리학적, 생화적 및 생물학적 인자에 노출되어 있으나 질병의 발병률이 적은 것은 인체의 양자파동장이 효과적으로 그것에 대응하고 있기 때문이라는 연구보고가 있다. 즉 양자파동장이 자연치유력을 발휘하고 있다는 것이다.
- 피부에 상처가 나면 상처 부위에서 생화학적 신호가 발생하고, 이를 포착하여 응혈 과정이 작동하기 시작해 출혈을 막고 상처를 치유한다.

이것은 조직의 양자파동장이 갖고 있는 자연치유력에 따른 것이라는 연구보고가 있다.

- 유전자가 여러 가지 이유로 손상을 입으면 재빨리 이를 감지하고 특정한 효소를 작동시켜 유전자를 원상으로 복구하며, 또한 선천적 유전병으로 치명적인 질병을 앓다가도 스스로 결함 유전자를 고쳐 살아남은 어린이들을 볼 수 있다. 이는 세포, 조직 및 장기 등이 가지고 있는 양자파동장의 자연치유력 때문이라는 연구보고가 있다.

- 숨쉬는 일, 소화시키는 일, 세포의 성장, 손상된 세포를 고치는 일, 독성을 순화하는 일, 호르몬의 균형을 유지하는 일, 저장된 지방을 에너지로 바꾸는 일, 눈동자의 조리개를 조절하는 일, 혈압을 조절하는 일, 체온을 유지하는 일, 걸을 때 균형을 유지하는 일, 근육에 혈액 보내는 일 등은 모두 조직 및 장기가 갖고 있는 양자파동장에 자연치유력이 있기 때문에 가능하다는 연구보고가 있다.

- 인체의 조직 및 장기에는 양자파동장에 의한 자연치유력이 존재하는데 그것을 '인체 내부에 있는 완전무결한 의사' 혹은 '우주에서 가장 현명한 의사'라고 부른 연구자도 있다.

- 슈바이처는 모든 환자는 몸 안에 자연치유력이 있으며 이것은 자신 안에 의사를 지니고 있는 것과 같다고 했다. 따라서 각각의 환자 안에 자리잡고 있는 의사에게 일할 기회를 주는 것이 의사의 최상의 임무라고 했다. 이와 같이 몸 안에 자연치유력이 있는 것은 양자파동장이 있기 때문이다.

07
양자파동장이 일으키는 특이현상

카오스 현상

카오스chaos의 사전적 의미는 '혼돈'이지만, 과학에서는 전혀 반대의 의미로 사용된다. 카오스 이론의 요점부터 말하면 자연의 현상은 우리의 눈으로 보기에는 가공할 정도로 불규칙적인 현상처럼 보이더라도 그것의 배후를 캐고보면 고도의 질서를 보인다는 것이다.

그래서 카오스는 어떤 현상의 '겉으로 드러난 모습(데이비드 봄의 용어로는 explicate order)'은 불규칙하더라도 그 속에 '숨겨진 모습(봄의 용어로는 implicate order)'은 고도의 질서를 지니고 있다거나 혹은 초기 조건에 민감한 의존성을 가진 시간 전개라는 뜻으로 사용되고 있다.

카오스는 비선형 방정식의 해解을 푸는 작업이며 그래서 상태공간 phase space이라 불리는 추상적인 수학적 공간 속에서 그래프 상의 곡선으로 표현된다. 이렇게 하면 수십 차원의 공간도 상태공간에서는 3차원에서 표현할 수 있게 되는데, 오늘날 발달된 컴퓨터의 성능이 이러한 일을 가능하게 만들어준다.

예를 들면, 대기의 흐름처럼 다양한 변수가 존재하는 경우에는 상태공간에서 그 흐름을 그려야 하는데, 이 일을 처음으로 한 사람이 1963년 미국 MIT의 기상학자 로렌츠E. Lorentz이다. 그가 그려낸 그림을 '기묘한 끌개stranger attractor'라고 부른다.

나중에 과학자들은 이 '기묘한 끌개'는 작은 규모에서나 큰 규모에서나 모습을 그대로 닮아가는 자기유사성self-similarity을 보인다는 사실도 밝혀냈다.

이와 같이 카오스에서는 자연현상을 상태공간에서 그릴 수 있는데, 이때 상태공간에서 나타나는 궤적을 '끌개attractor'라고 부른다. 지난 몇십 년 동안 다양한 자연현상을 상태공간에서 그려왔는데 놀랍게도 끌개의 종류가 극히 제한된 수밖에 존재하지 않는다는 사실이 발견됐다. 즉 끌개는 3가지 기본적인 형태가 있는데, 그것은 점 끌개fixed attractor, 순환 끌개periodic attractor, 기묘한 끌개strange attractor이다.

카오스의 끌개는 사라지거나 하나에서 다른 하나로 변화하거나 또는 새로운 끌개들이 갑자기 등장할 수 있는데, 벨기에의 화학물리학자 프리고진Ilya Prigogine은 하나의 끌개가 다른 끌개로 전환하는 과정을 밝힘으로써 노벨상을 수상했다.

이러한 여러 종류의 끌개 중에서 기묘한 끌개가 가장 결맞음coherence이 높은 상태를 의미하고, 순환 끌개는 결맞음 정도가 다소 떨어지는 상태를 의미하며, 점 끌개는 결맞음이 사라진 교란상태를 의미한다.

지금까지 현대의학은 인체에는 많은 카오스 현상이 있다는 사실과 그로 인해 인체는 비선형계nonlinear system라는 사실을 몰랐기 때문에 인체를 선형계linear system로 해석해왔다. 여기서 인체를 선형계로 생각하면 어떤 문제점이 생기는지를 살펴보기로 하자.

인체를 선형계로 해석하는 경우에는 인체에서 측정한 생체신호를 통계처리 할 때 주로 평균값을 구해 비교하게 된다. 예를 들면, 건강한 사람과 심부전증 환자의 심박동을 측정한 다음 이를 그래프로 표시하면 두 사람의 그래프는 분명히 다르게 나타난다. 즉 건강한 사람의 심박동은 심한 변동성과 복잡성을 보이지만, 심부전증 환자의 심박동은 분당 1사이클이라는 규칙적인 박동을 보인다.

이것을 현대의학의 방식대로 두 사람의 심박동을 평균값으로 비교하면 그림 23에서 보는 바와 같이 두 사람 사이에는 큰 차이가 없는 것으로 나타난다. 다시 말하면 한 사람은 심장기능이 정상적인 사람이고 다른 한 사람은 심부전증 환자인데도 심박동을 평균치로 비교해버려 차이

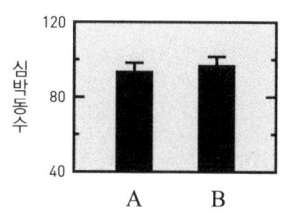

| 그림 23 심박동 평균값을 통한 비교
A: 건강한 사람, B: 심부전증 환자

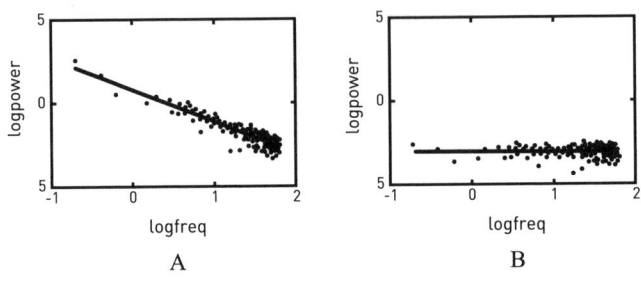

| 그림 24 카오스로 해석한 심박동
A: 건강한 사람, B: 심부전증 환자

가 나지 않게 되는 것이다. 이것이 바로 인체를 선형계의 잣대로 해석했을 때 생기는 문제점이다.

따라서 심장의 기능을 제대로 평가하기 위해서는 새로운 잣대가 필요한데 그것이 바로 카오스이다. 그림 23의 건강한 사람 A와 심부전증을 앓는 B를 다시 카오스로 분석하면, 그림 24에서 보듯이 전혀 다르게 나타난다.

프랙탈 현상

우리가 알고 있는 기하학에서는 직선, 원, 평면, 또는 원추 등을 주로 사용하는데, 자연의 모습은 이런 것으로는 표현하기가 어렵다. 예를 들면, 구름은 원으로 표시할 수 없고, 산은 원추형으로 표시할 수 없으며, 번개는 직선으로 표시할 수 없고, 울퉁불퉁한 바위로 이루어진 해안선은 기하학적으로 표시할 수 없다. 다시 말하면 자연을 있는 그대로 표현하는 데 유클리드 기하학은 도움이 안 된다. 그래서 과학자들은 자연을 있는 그대로 표현하기 위해서는 허수imaginary number를 사용한 복소평면에서 그림을 그리면 된다는 사실을 발견했다.

−4와 같은 음수의 제곱근을 허수라고 부르는데 허수는 수직선상 어디에도 위치할 수 없다. 그러나 실수 축과 허수 축으로 채워지는 평면인 복소평면에서는 허수를 표시할 수 있다.

이와 같이 복소평면을 사용해 자연을 있는 그대로 표현하는 기법을 프랙탈fractal 기하학이라고 부른다. 프랙탈의 놀라운 특성은 특징적인 패턴들이 모든 계층scale에서 반복적으로 나타난다는 점이다. 다시 말해서 패턴의 부분들은 어떤 계층에서도 전체와 비슷한 모습을 닮게 되는데 이것을 자기유사성self-similarity 혹은 크기에 대한 대칭symmetry이라고 부른다. 비유해 쉽게 말하면 러시아 인형 마트료시카와 같다.

자연에서는 프랙탈에서 보는 것과 같은 자기유사성을 갖는 경우를 많이 볼 수 있다. 예를 들면 쪼개진 바위 조각, 수선화 꽃잎, 이끼류, 나무 뿌리, 창문의 성에, 산맥, 브로콜리, 강줄기 등이다.

카오스에서 보듯이 '기묘한 끌개'는 동일한 구조의 반복적인 되풀이임을 알 수 있는데, 따라서 '기묘한 끌개'는 프랙탈 기하학을 나타내는 상태공간 속에서의 궤적으로 규정할 수 있다. 다시 말하면 카오스와 프랙탈은 동일한 이론으로, 하나는 대수적으로 표현한 것이고 다른 하나는 기하학으로 표현한 점이 다를 뿐이다.

프랙탈 기하학에서 복소평면을 이용하고 있듯이 봄의 양자이론에서도 복소평면을 이용하고 있다는 점은 봄의 양자이론을 프랙탈 기하학으로 표현할 수 있고 나아가 카오스 수학으로 표현할 수 있다는 의미가 된다. 프랙탈 기하학, 카오스 수학, 봄의 양자이론 등은 모두 '실수', '허수', '0'으로 구성되는 삼위일체를 강조하고 있다.

인체는 구조적으로 대부분이 프랙탈 구조라고 할 수 있다. 프랙탈 구조는 다음과 같은 이점이 있기 때문에 인류가 진화하면서 이런 모양으로 된 것이다.

- 프랙탈 구조는 에너지와 물질을 확산시키고자 할 때 빠르고 효과적으로 수송할 수 있다.
- 심장과 같은 전기적 유도가 작동하고 있는 장기에서 프랙탈 구조는 심장이 수축하는 시간을 상황에 따라서 일정하게 조절할 수 있다.
- 혈관에서의 프랙탈 구조는 산소 및 영양소를 충분히 공급할 수 있고 탄산가스 및 노폐물 등을 효과적으로 제거할 수 있다.
- 기관지의 프랙탈 구조는 가스교환을 할 수 있는 표면적을 증가시킬 수 있으며, 또한 호흡기능과 심기능을 효과적으로 결합할 수 있다.
- 대동맥 판막을 구성하는 결체조직의 프랙탈 구조는 기계적인 힘을 효과적으로 분배할 수 있다.
- 신경계의 프랙탈 구조는 정보를 효과적으로 분배할 수 있다.
- 소화기의 프랙탈 구조는 장에서 효율적으로 영양소를 흡수할 수 있다.
- 비뇨기의 프랙탈 구조는 흡수와 수송을 효율적으로 할 수 있다.

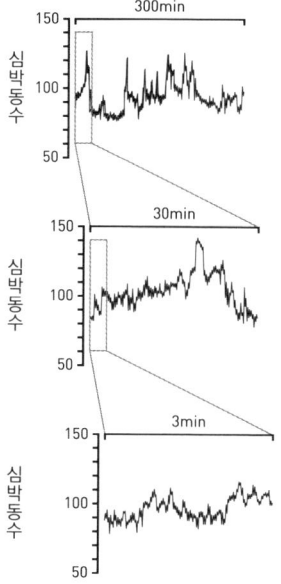

| 그림 25   심박동의 프랙탈 분석(역학적 자기유사성 그래프)
*출처: François Roy, "Deterministic Chaos in the Cardiac System", 2002.

    이상을 한마디로 표현하자면 '최소의 노력으로 최대의 효과'를 낼 수 있는 구조가 바로 프랙탈 구조이다. 이뿐만 아니라 인체는 기능적으로도 프랙탈 구조로 되어 있다. 그림 25는 심박동 시계열인데, 300분 동안 측정한 심박동 그래프의 일부를 30분으로 잘라서 확대하면 300분의 심박동 패턴과 유사하고 이번에는 30분 중의 일부를 3분으로 잘라서 확대하면 30분의 심박동 패턴과 유사한 모양으로 나타난다. 즉 시계열의 프랙탈 구조를 나타내는 것이다.

복잡계 현상

자연 현상에는 우리가 오감으로 인지할 수 있는 3차원적 존재(드러낸 질서explicate order)가 있고 오감으로는 인지할 수 없는 4차원 이상의 존재(숨겨진 질서implicate order)가 있는데 이 중에서 '숨겨진 질서'를 복잡계 complexity라고 부른다. 이 복잡계는 구성요소의 상호작용에 의해서 만들어지며, 고도의 질서를 갖추고 있고 자기조직화 능력이 있다. 비유해서 말하면, 동전의 앞면(드러난 질서)은 복잡하고 불규칙한데, 동전의 뒷면(복잡계)은 고도의 질서를 갖추고 있는 것과 같다. 동전은 반드시 앞면과 뒷면이 있어야 하듯이 복잡계는 동전의 뒷면을 구성하고 있다는 점에서 자연의 필수조건임을 알 수 있다.

복잡계 이론의 중심사상은 먼거리long-range에서도 구성요소들이 고도의 질서order를 유지한다는 점이다. 이 고도의 질서는 많은 구성요소들이 공간적 또는 시간적으로 상호작용함으로써 이루어지는 것이며, 이것을 흔히 먼거리 상관long-range correlation이라고 부른다. 이 먼거리 상관은 봄이 말하는 비국소성 원리와 동일한 의미이다.

복잡계 이론의 대표적인 특징은 양성 되먹임positive feedback 반응을 한다는 점이다. 선형계는 음성 되먹임negative feedback 반응만 할 뿐 양성 되먹임 반응은 할 수 없다. 그러나 복잡계는 음성 되먹임뿐만 아니라 양성 되먹임 반응도 모두 할 수 있는 것이 특징이다.

음성 되먹임의 예로는 가정용 난방장치에 부착된 온도조절기를 들 수 있다. 실내 온도가 미리 책정된 온도 이상으로 더워지면 난방장치는 자동으로 꺼지고 반대로 실내 온도가 떨어지면 난방장치가 자동으로 켜지는 것과 같다. 그러나 양성 되먹임의 경우는 실내 온도가 미리 책정된 온도 이상으로 더워졌으면 난방장치가 자동으로 꺼져야 하는데도 오히려 꺼지지 않고 실내 온도가 계속해서 올라가는 현상을 말한다.

인체에서는 수많은 복잡계 현상을 볼 수 있는데, 예를 하나 들어보자. 여성의 난소에서 분비되는 여성호르몬인 에스트로겐estrogen은 뇌하수체에서 분비되는 난포자극호르몬FSH이라는 호르몬과 되먹임 관계를 맺고 있다. 그래서 난소에서 에스트로겐이 많이 분비되면 뇌하수체에서 FSH가 적게 분비되고, 반대로 난소에서 에스트로겐이 적게 분비되면 뇌하수체에서 FSH는 많이 분비된다. 즉 음성 되먹임 반응을 보인다. 그런데 배란을 해야 할 시기가 되면 난소에서 에스트로겐이 아주 많이 분비되는데 이때 뇌하수체에서도 FSH가 덩달아 아주 많이 분비된다. 이것이 양성 되먹임 반응이다. 이때 양성 되먹임에 의해 나타난 FSH의 폭발적 분비는 난소에서 배란이 일어나는 데 필수적인 조건을 만들어준다. 따라서 양성되먹임 현상은 배란 현상을 일으키는 매우 중요한 생리적 현상임을 알 수 있다.

08
양자파동장과 질병의 원인

양자파동장의 결맞음과 교란

인체의 양자파동장은 위에서 본 바와 같이 중요한 역할을 하기 때문에 양자파동장의 결맞음 상태가 높으면 건강을 유지하게 되고, 반대로 양자파동장에 교란이 생기면 다음과 같은 장애가 발생해 육체적 질병이 발생할 수 있다. 다음은 양자파동장에 문제가 생겼을 때 발생할 수 있는 일들이다.

- 정보를 교환하는 기능에 장애가 생겨 질병이 발생할 수 있다.
- 공간 에너지의 흡수 및 인식에 장애가 생겨 질병이 발생할 수 있다.
- 자기조직화 기능에 장애가 생겨 질병이 발생할 수 있다.
- 자연치유 기능에 장애가 생겨 질병이 발생할 수 있다.

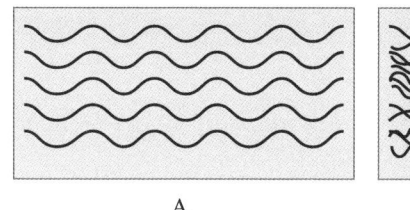 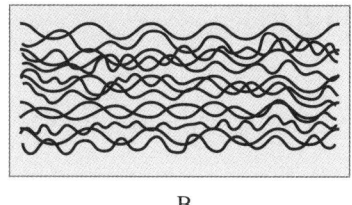

| 그림 26 양자파동장의 결맞음 A: 결맞음이 높은 양자파동장,
B: 결맞음이 교란된 양자파동장

- 정보저장 및 기억하는 기능에 장애가 생겨 질병이 발생할 수 있다.

예를 들면, 세포의 기능이 정상일 때는 그림 26의 A처럼 세포의 양자파동장은 결맞음이 높은 상태로 유지된다. 이와 같이 세포의 양자파동장의 결맞음이 높은 상태에서는 세포 주위 물질의 양자파동장과 공명이 잘 이루어지고 따라서 정보가 잘 교환된다. 세포의 양자파동장에 교란이 약간 생길 때는 그래도 세포는 물질의 양자파동장과 공명할 수 있다. 그러나 그림 26의 B처럼 세포의 양자파동장에 심한 교란이 생기게 되면 세포는 물질의 양자파동장과 공명을 할 수 없다. 이와 같이 세포의 양자파동장에 심한 교란이 생기면 다른 세포 혹은 물질 등의 양자파동장과 공명을 할 수 없으며 세포의 구조에도 변화가 나타나게 된다. 현대의학에서는 이처럼 세포, 조직 및 장기에 구조적인 변화가 나타났을 때 질병으로 진단을 한다. 그러나 양자파동장의 교란만 있고 구조의 변화를 동반하지 않는다면 현대의학에서는 진단을 하지 못한다.

미병

현대의학에서는 미병未病이라는 용어를 사용하지 않는다. 그러나 양자의학에서는 미병을 중요하게 다루어야 한다고 본다. 여기서 양자의학 차원에서 건강과 질병을 정의해보자(표 2 참조).

양자의학적으로 '건강'이란, 양자파동장의 결맞음이 높은 상태이고 동시에 구조적 조직 및 해부학적으로도 정상인 상태를 말한다. '질병'이란, 양자파동장의 결맞음이 교란된 상태이고 동시에 구조적으로 변형된 상태를 말한다. 그런데 건강과 질병으로 나눌 수 없는 그 중간 단계가 있다. 예를 들면 양자파동장의 결맞음은 교란이 왔는데 구조적으로는 아직 정상을 유지하는 상태가 있다. 이런 상태에서는 양자파동장의 교란 때문에 조직 및 장기의 기능장애가 와서 환자는 고통스러운데, 현대의학적으로 검사를 하면 아직 구조적인 변형이 없기 때문에 병원에서는 진단을 하지 못한다. 이것을 '미병'이라 부른다. 이 미병 상태는 질환의 종류에 따라 다르지만 대개 10~30년간 지속된다.

표 2   건강 상태에 따른 해부학 및 양자파동장의 상태

	해부학적 상태	양자파동장 상태
건강	정상	정상
미병	정상	교란
질병	비정상	교란

우리나라 통계청에 따르면 이러한 미병이 차지하는 비율이 전체 환자의 20~30%를 차지하는 것으로 나타나 있다. 이 미병 상태는 양자의학에서 매우 중요한 의미를 갖는다. 왜냐하면 미병 상태는 아직 질병으로 완전히 무르익은 단계가 아니기 때문에 발견 즉시 교정을 함으로써 완전건강으로 회복할 가능성이 높기 때문이다.

생체광자와 질병

생체광자biophoton는 인체에 존재하는 광자의 양자파동장인데, 독일의 포프 그룹이 생체광자와 질병의 원인과의 관계를 대대적으로 연구했다. 포프에 따르면 생체광자는 다음과 같은 방식으로 질병의 원인으로 작용한다고 한다. ① 사람이 일생 동안 필요로 하는 생체광자의 총량이 부족할 때, ② 필요 이상으로 생체광자가 몸 안에 축척되었을 때, ③ 생체광자의 결맞음 정도가 낮아지면서 교란 상태에 빠질 때.

- 포프는 일련의 암 환자들을 대상으로 생체광자의 방사를 측정했는데 암 환자에서는 건강한 사람에서 보이는 자연적인 리듬과 양자결맞음을 볼 수 없었다. 그래서 그는 암 환자의 경우에서는 생체광자가 환경과의 연결이 두절된 상태일 뿐만 아니라 생체광자가 인체에서 외부로 새어 나가고 있다고 해석했다.
- 포프는 다발성 경화증 환자에게서는 암 환자와는 정반대의 현상이 관

찰된다고 했다. 즉, 다발성 경화증에서는 생체광자가 지나치게 질서 정연한 상태를 보인다고 했다. 그래서 그는 이 질병은 너무 많은 빛을 받아들임으로써 생체광자의 질서도가 매우 높아져 세포가 자신의 일을 하지 못하는 것으로 해석했다.

- 포프는 스트레스를 가하면서 생체광자의 방사를 측정하면, 생체광자가 외부로 방사되는 양이 증가하며 반대로 스트레스로부터 이완하는 순간 생체광자의 방사가 본래의 평형 상태로 복구된다고 했다. 이뿐만 아니라 스트레스가 심한 사람은 생체광자의 외부로 방사되는 양이 정상인에 비해 높다고 했다.

- 포프는 알레르기 물질에 과민하게 반응하는 환자는 알레르기 물질이 환자에게 직접 닿지 않아도 반응을 일으킨다고 했다. 포프는 이것은 알레르기 물질에서 방사되는 광자의 방사가 환자에게 전달되어 일어나는 현상이라 설명했다.

양자파동장의 정체와 질병

양자파동장이 움직이지 않고 정체해 있으면 육체적 질병을 일으킬 수 있는데 이에 대해 간략하게 살펴보자.

- 인체에 존재하는 양자파동장은 강물이 흐르듯이 계속 흐르면서 각 조직 및 장기의 건강을 유지하는 역할을 한다. 그런데 만약 어떤 부위에

서 이 양자파동장이 흐르지 않고 정체해 있다면 첫 번째로 나타나는 현상은 그 부위의 혈액순환이 잘 안 되고, 두 번째로 혈액순환의 감소에 따라 백혈구와 항체가 부족해지며, 세 번째로 면역력의 감소에 의해 세균이 침입하는 현상이 일어난다는 연구보고가 있다. 특히 만성 기관지염, 만성 인후염, 방광염 등은 이와 같은 양자파동장 흐름의 방해 때문에 생기는 병이라고 했다.

- 인체 내에서 양자파동장의 흐름이 정체되면 만성피로 증후군, 에이즈, 비만, 당뇨병, 요로감염, 류머티즘 등과 같은 질병이 생길 수 있다는 연구보고가 있다.
- 인체의 양자파동장이 흐르지 않고 정체되면 스트레스, 뼈의 이상, 혈관 질환 등이 생길 수 있다는 연구보고가 있다.
- 인체 내에서 양자파동장이 흐르지 않고 정체가 생기면 불안, 슬픔, 우울증, 공포증, 염증, 부종, 급성 및 만성 통증, 식욕감퇴, 소화장애, 수면장애, 월경장애, 편두통 등을 일으킬 수 있다는 연구보고가 있다.

나쁜 양자파동장을 띤 음식과 질병

현대의학에서는 음식물을 건강과 관련해 평가할 때 주로 칼로리, 세균의 감염, 중금속 오염, 화학 첨가물 등을 중요하게 여긴다. 물론 이것들은 건강에 유익한 음식물을 판별할 때 갖추어야 할 기본조건이지만, 다음에서 보듯이 그 음식물이 가지고 있는 양자파동장의 내용을 파악하는 일 또한 매우 중요하다.

- 야외에서 키운 닭의 알과 닭장에서 키운 닭의 알은 양자파동장의 차이가 있으며 또 건강에 나쁜 음식물은 광자의 방출량이 많으면서 동조성이 낮은 대신 건강에 좋은 식품은 광자의 방출량이 약하면서 동조성이 높다. 따라서 식품영양학적으로는 좋은 음식물로 판정을 받았다 하더라도 그 양자파동장이 인체에 좋지 않은 음식물을 많이 섭취하면 인체의 정상적인 양자파동장을 교란시켜 질병을 일으킬 수 있다.

- 음식물 중에는 인체에 흡수되어 인체의 양자파동장을 교란시키는 것이 있는가 하면 반대로 인체의 양자파동장의 결맞음을 높이는 것도 있다. 인체의 양자파동장을 교란시키는 음식으로는, ① 아이스크림, 케익, 빵, 떡, 코카콜라, 주스 등처럼 설탕이 많이 함유된 음식, ② 흰 쌀밥, 흰 밀가루 등과 같이 정제된 탄수화물, ③ 새우튀김, 닭튀김, 감자튀김, 팝콘, 마가린, 버터, 도넛, 비스킷, 햄버거, 피자, 면, 소시지, 통조림 음식 등과 같이 트랜스 지방이 많은 음식, ④ 삼겹살, 육식 등과 같이 지방질이 많은 음식 등이 있다. 반대로 인체의 양자파동장의 결맞음을 높여 건강에 유익한 음식으로는 잡곡밥, 채소, 과일, 콩, 두부, 미역, 다시마, 해초, 등푸른 생선, 올리브유, 들기름, 오메가 3, 견과류 등이 있다.

- 미네랄 중에도 인체에 흡수되어 양자파동장을 교란시키는 것이 있는가 하면 반대로 양자파동장을 높이는 것도 있다. 양자파동장을 교란시키는 미네랄에는 납, 우라늄, 비소, 알루미늄, 수은, 카드뮴, 안티몬

등과 같은 중금속이 있고, 반대로 양자파동장의 결맞음을 높이는 미네랄은 적당한 양의 나트륨, 칼륨, 칼슘, 인, 아연, 철, 및 셀레늄 등이 있다.

- 오늘날 우리가 마시는 물은 철저하게 정수 처리를 하고 또 세균의 감염, 화학물질의 오염 및 중금속 오염 등을 검사한 것이다. 그러나 물에도 양자파동장이 있기 때문에 그 같은 물을 마시더라도 양자파동장을 교란시키는 물을 많이 마시면 인체에 질병을 일으킬 수 있다.

전자기파와 질병

오늘날 우리들은 전자기파를 발생하는 전자제품 속에 묻혀 생활하다시피 하고 있다. TV, 냉장고, 헤어드라이어, 전기장판, 온돌침대, 전화기, 전자레인지, 휴대폰 등 이루 헤아릴 수 없을 만큼 많은 종류의 전자제품을 사용하고 있다. 그런데 이 전자기파는 눈에 보이지 않기 때문에 사람들은 전자기파가 인체에 미치는 영향에 대해 관심이 없다. 그러나 이것은 양자의학적 측면에서 보면 매우 위험한 상황이다. 왜냐하면 전자기파에도 양자파동장이 내포되어 있어 그것이 인체에 나쁜 영향을 미칠 수 있기 때문이다. 다음은 전자기파가 가지고 있는 나쁜 양자파동장이 육체적인 질병을 일으킬 수 있는 사례들이다.

- 쥐를 대상으로 선풍기에서 발생하는 전자파의 약 3배를 하루 정도 쪼

이면 DNA의 이중 나선이 끊어지는 현상이 나타나기 시작하며, 이틀을 쪼이면 DNA가 심각한 상태로 손상을 입는다는 연구보고가 있다.

- 송전선이나 가전기기에서 발생하는 초저주파와 뇌종양 발생 간의 관계를 조사하기 위해 15세 미만의 건강한 어린이 100명과 뇌종양을 앓고 있는 어린이 60명을 대상으로 이들의 공부방에서 1주일 동안 전자파를 측정한 결과, 전자파가 평균보다 3배 정도 센 곳에서 거주하던 어린이는 뇌종양 발생 위험이 10배나 높았다는 연구보고가 있다.

- 건강한 20대 34명을 두 그룹으로 나눠 한 그룹 20명에게는 4시간 동안 쉬지 않고 휴대전화를 사용하게 하고, 다른 그룹 14명에게는 같은 시간 동안 휴대전화를 사용하지 못 하게 한 다음에 실험이 끝난 뒤 혈액을 채취해 면역세포를 분석한 연구가 있다. 이 연구결과에 따르면, 휴대전화를 사용한 그룹에서 면역세포의 DNA가 유의한 수준으로 손상되었으며 이러한 손상은 림프구, B-세포, T-세포, 과립백혈구 등에서 관찰되었다. 반면 휴대전화를 사용하지 않은 그룹에서는 면역세포의 손상이 관찰되지 않았다.

- 유럽연합의 지원 아래 유럽연합 7개국 중 12개 연구팀이 '리플렉스 프로젝트'라는 연구팀을 만들어 휴대폰에서 방출되는 전자파를 배양 중인 인간의 섬유모세포fibroblast에 쪼이면서 유전자에 미치는 영향을 연구했다. 그 결과 휴대폰의 노출강도와 시간에 따라 DNA 절단 현상이 증가하는 것으로 나타났고 또 이러한 DNA 손상은 시간이 지나도 복구되지 않았으며 다음 세대의 세포에도 손상이 그대로 남아 DNA 손상이 대물림되었다고 했다.

이 외에도 나쁜 양자파동장을 방사하는 전자기 기기 등은 다음에서 보는 바와 같은 여러 가지 질병을 일으킬 수 있는 간헐적인 연구보고가 있기 때문에 앞으로 이에 대한 대대적인 연구가 필요하다.

- 노인이 전자기파에 많이 노출되면 치매를 일으킬 수 있다.
- 어린이가 비디오게임과 같은 전자기파에 장시간 노출되면 발작을 일으킬 수 있다.
- 휴대전화를 3년 이상 사용하는 사람은 뇌암의 발생이 1.5배 증가한다.
- 전자회사에 근무하는 남성이나 여성은 성선장애를 일으켜 불임이 될 수 있다.
- 임신 중 천둥 및 번개에 대한 노출은 기형을 유발할 수 있다.
- 임신 중 전자레인지, 발전소, 텔레비전, 컴퓨터 모니터, 형광등, 전기배선, 헤어드라이어, 전기면도기, 전기담요 등에 장시간 노출되면 기형을 유발할 수 있다.
- 송전탑 부근에 사는 사람이나 가정용 전기제품에 오래 노출되면 입, 목, 폐 등에 암이 생길 수 있다.
- 어린이가 전선 가까이 있을수록 그리고 가전제품 사용이 많을수록 백혈병에 걸리는 빈도가 높다. 텔레비전에 오래 노출되거나 자동차를 오래 타면 만성피로, 견비통肩臂痛, 시력장애, 신경장애 등을 초래할 수 있다.

- 컴퓨터는 유방암과 관계가 있고 그 외 유산, 팔의 관절통, 안구 건조증, 피부 건조증, 모발 건조증, 만성피로 증후군을 일으킬 수 있다.
- 파라볼라 위성 안테나는 인체에 매우 유해하다.
- 전자기파에 오래 노출되면 암을 비롯하여 각종 만성 질병, 만성피로 증후군, 혈액이상, 조로, 치매, 신경성 질환 등을 유발할 수 있다.

제Ⅲ부

마음

09 마음은 몸과 별개이다

10 마음은 양자에너지이다

11 마음은 전달된다

12 마음의 구조와 기능

13 몸과 마음은 연결되어 있다

14 마음과 질병

09
마음은 몸과 별개이다

인간의 마음이 몸과 별개라는 증거

현대의학에서는 마음의식, 정신 등을 뇌의 전기적 혹은 생화적 부수현상으로 생각하고 있으며 따라서 마음을 별로 중요하게 생각하지 않는다. 그러나 양자의학에서는 마음을 인간에게 매우 중요한 것으로 생각하며, 마음은 몸과는 별개로 존재하는 하나의 실체로 생각한다. 그래서 먼저 몸과 마음은 별개로 존재하는 실체라는 사실을 증명해보기로 한다.

(1) 틸러의 실험

스탠포드 대학교 공대교수였던 틸러William Tiller는 사람의 마음을 담아둘 수 있는 특별한 전자장치를 개발하고 이를 '의도 각인 전자장치(이

하 IIED)'라고 불렀다. 쉽게 말하면 '마음'을 저장하는 전자장치이다. 이 장치는 간단한 부품으로 구성되어 있다. 즉, 전자기 상점에서 구할 수 있는 간단한 발진자 oscillator, 기억소자와 발진자 부품(1~10MHz) 등으로 구성되어 있으며 안테나는 없다. 틸러는 이 장치를 이용해 고도로 명상을 수련한 사람의 도움을 받아 여러 가지 의도意圖를 이 장치에 담아 다음과 같이 몇 가지 실험을 수행했다.

- 첫 번째 실험은 4명의 명상가들이 IIED의 주위에 둘러 앉은 다음에 10~15분 동안 정신을 집중해 '물의 pH가 10배 증가하라'라는 의도를 장치에 심었다. 그리고 IIED에 아무런 의도를 심지 않은 것을 대조군으로 해 둘을 비교했다. 그 결과 대조군에서는 pH 변화가 없었으나 '물의 pH가 10배 증가하라'는 의도를 담은 실험군의 경우에서는 시간이 지남에 따라 pH가 균일하게 증가하는 놀라운 현상이 나타났다. 어떻게 이런 일이 가능할 수 있는가? 틸러의 설명은 이렇다. IIED는 전자폐쇄회로와 같아서 IIED 내부에는 전자가 계속 회전하고 있다. 여기에 '물의 pH가 10배 증가하라'라는 의도를 심으면 이 의도의 정보가 움직이는 전자에 변조 modulation된다는 것이다. 마치 방송국에서 아나운서의 목소리가 고주파에 변조되는 것과 같은 이치이다. 결과적으로 전자 흐름에 변조된 '물의 pH가 10배 증가하라'라는 정보가 계속 방송하는 것과 같게 된다. 이 방송을 들은 물의 양자파동장은 공명을 할 것이고 공명에 의해 정보를 입수한 물의 양자파동장은 물을 변화시켜 pH를 바꿀 수 있다는 것이다.

- 두 번째 실험은 초파리를 대상으로 한 실험이었는데 IIED에 '유충의 성장기간이 짧아지고 에너지 대사가 증가하라'라는 의도를 심었다. 그 결과 실험군에서는 초파리 유충의 성장 기간이 실제로 15% 정도 짧아졌으며 이는 대조군과 유의한 차이($p<0.001$)를 보이는 것이었다.
- 세 번째 실험은 IIED에 '물의 pH가 감소하라'라는 의도를 심고 장시간에 걸쳐 관찰한 것이었는데, 실험군에서 대조군에 비해 물의 pH가 유의하게 감소하는 결과를 보였다.
- 네 번째 실험은 효소에 대한 실험이었는데 IIED에 '알칼리성 포스파타아제ALP의 활성이 증가하라'라는 의도를 심었다. 그 결과 실험군에서는 의도대로 효소의 활성이 10~20% 유의하게($p<0.001$) 증가했다.

틸러는 이상과 같은 실험에서 IIED에 담겨진 정보는 수개월간 유지될 수 있다고 했으며, 또 거리상으로는 3,200km 떨어진 곳까지 영향을 미칠 수 있다고 했다. 이와 같이 '마음'이 전자장치에 담길 수 있다는 것은 '마음'이 뇌 혹은 몸에 귀속되어 있는 것이 아니라 뇌 혹은 몸과는 별개로 존재하는 독립적인 실체임을 뜻하는 것이다.

(2) 다중인격장애

미국의 정신과 의사 퍼트넘Frederic W. Putnam은 다중인격장애multiple personality disorder에 관한 많은 연구논문을 발표했다. 다중인격장애란 한 인격체에서 다른 인격체로 개인의 정체성이 완전히 바뀌게 되는 질환을 말한다. 이때 인격뿐만 아니라 감정, 의식, 필체, 예술적 재능, 지능지수, 외국어 구사력, 뇌파, 자율신경 기능, 시력 등이 모두 바뀌고, 갖고 있는 종양이 있기도 하고 없어지기도 하며, 고질적인 알레르기성 피부병이 있기도 하고 없어지고 하며, 월경력도 달라진다. 한 사람이 평균 여덟 내지 열세 가지의 인격을 갖는다. 이와 같이 다중인격이 나타나는 현상은 몸과 마음이 별개로 존재하기 때문이다.

(3) 유체이탈

유체이탈out of body이란 마음이 육체로부터 벗어나 다른 공간으로 잠시 여행한 후 제자리로 되돌아오는 현상을 말하는데 이 유체이탈에 관한 과학적으로 신빙성이 높은 논문들이 많다. 이것은 마음이 몸과 독립적으로 존재하는 실체임을 말하는 것이다.

마음은 뇌의 양자파동장인가

이상에서 살펴본 바와 같이 마음은 몸과 별개의 존재라는 사실을 알 수 있는데, 그렇다면 '마음은 뇌에 부속된 뇌의 양자파동장인가?' 하는 의문이 생기게 된다. 이 의문에 대해 최근 외국의 유명한 뇌과학자 중에는 뇌의 양자파동장이 곧 '마음'이라고 주장하는 사람이 있다. 그래서 이 내용을 잠깐 소개하면 다음과 같다.

신경세포를 비롯하여 모든 세포에는 미세소관이라는 구조물이 있는데 지금까지는 이것을 세포를 지탱해주는 단순한 역할만 하는 것으로 생각했다. 그런데 미국의 마취과 의사 하메로프Stuart Hameroff는 신경세포에 있는 미세소관은 의식(마음)을 발생시키는 역할을 한다는 가설을 제안했다.

미세소관은 굵기가 아주 작은 관이며 그 속은 원래는 비어 있지만 살아있는 세포에서는 그 속에 물이 채워져 있다. 이와 같이 미세소관을 구성하는 분자들과 물이 결합하면 마치 액정liquid crystal과 같은 구조로 된다. 하메로프는 이와 같은 액정 구조에서는 양자들이 결맞음 현상이 잘 일어난다고 했으며 이러한 미세소관에서 발생하는 양자 결맞음이 바로 인간의 마음이라고 해석했다.

독일의 과학자 포프 또한 하메로프가 말하는 뇌의 양자결맞음은 생체광자의 양자결맞음으로 풀이할 수 있다고 했으며 그래서 포프는 인간의 마음은 광자와 밀접한 관계가 있다고 주장했다.

뇌의 양자파동장이 곧 마음은 아니다

위에서 살펴본 바와 같이 외국의 저명한 과학자들이 마음은 뇌의 양자파동장이라는 가설을 주장했지만, 마음이 무엇이며 마음이 어디에 위치하는가 하는 문제는 인류의 역사만큼이나 오래된 논쟁거리이므로 쉽게 해결될 문제가 아니다.

마음의 문제에 관해서는 크게 3가지로 나눌 수 있는데 그것을 그림으로 표시하면 그림 27과 같다. 그림 A는 현대의학에서 생각하는 마음인

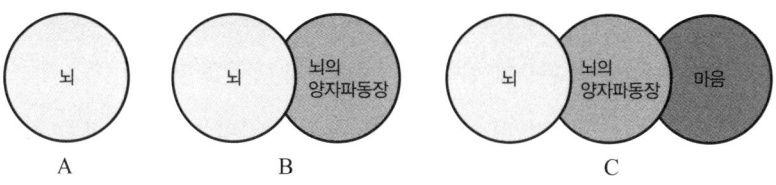

그림 27　마음의 위치에 대한 가설　A: 현대의학의 주장, B: 하메로프의 주장, C: 마음은 뇌와는 전혀 별개라는 주장

데, 마음을 뇌의 전기적 혹은 생화학적 부수현상 정도로 생각한다. B는 미국의 하메로프가 제안한 마음인데, 마음은 뇌 자체에 있는 것이 아니라 뇌의 양자파동장에 있다는 가설이다. C는 마음은 뇌 혹은 뇌의 양자파동장과는 별개로 존재한다는 것이다.

필자들은 마음이란 그림 C와 같이 뇌 혹은 뇌에 부속된 양자파동장과는 전혀 다른 별개의 존재라고 본다. 그 이유는 다음과 같다.

앞의 제5장에서 밝힌 바와 같이 봄은 마음은 뇌 혹은 뇌의 양자파동장과는 별개로 존재한다고 했는데 필자들도 봄의 의견에 동의한다. 봄은 눈으로 보든, 귀로 듣든, 혹은 냄새를 맡든 5가지의 감각기관을 통해 외부의 자극이 인체에 들어오면 그것은 곧바로 전기 화학적인 변화를 거쳐 뇌에 전달되는데 이때 디지털 파동의 형태로 전달된다고 했다. 따라서 비록 눈, 귀, 코, 혀, 피부 등의 감각기관은 서로 다르지만 뇌에 정보가 전달되는 순간에는 모두 디지털 형태로 전달된다고는 것이다. 단지 파동의 주파수, 크기 및 파형이 다를 뿐이라고 했다. 그러므로 봄은 눈, 귀, 코, 혀 및 피부 등은 주파수를 분석하는 푸리에Fourier 분석기 역할을 할 뿐이라고 했다. 여기서 푸리에 분석이란, 18세기 프랑스의 수학자 푸리에B.J. Fourier가 고안한 일종의 계산법으로 아무리 복잡한 파동이라도 단순한 파동으로 변환시키는 수학적 방법을 말한다.

이렇게 해서 전달된 디지털 파동은 뇌의 양자파동장에 저장된다고 했다. 예를 들어 '사과'를 인식하는 과정을 설명해보자. 태어나서 처음으로 '사과'를 보았을 때, '사과'는 눈을 거치면서 디지털 파동으로 변하고 이것이 뇌의 시각중추에 전달된 다음 곧바로 뇌의 양자파동장에 저장된다. '사과'를 두 번째 보게 되면 '사과'를 처음 보는 과정과 동일하게 진행되어 역시 뇌의 양자파동장에 저장된다. 그런데 이때 '사과'를 처음 보는 경우와는 다른 현상이 일어난다. 즉 '사과'를 처음 보고 저장된 것과 지금 보고 저장된 것과 서로 비교하는 과정이 일어난다. 그래서 두 개의 영상이 같으면 '사과'라는 인식을 갖게 되는 것이다. 여기서 2가지 영상을 비교하는 일을 하는 것이 바로 '마음'이다. 따라서 인식의 주체인 마음은 뇌 혹은 뇌의 양자파동장과는 별개로 존재해야 한다.

죽음 후에 마음은 어떻게 되는가

필자들은 마음은 뇌 및 뇌의 양자파동장과도 별개의 존재라고 생각하기 때문에 죽음에 의해서 마음은 어떻게 되는지를 생각하지 않을 수 없었다. 그래서 다음과 같은 사실들을 근거로 죽음 후에도 인간의 마음은 사라지지 않는 것으로 생각하기로 했다.

- 애리조나 대학의 슈왈츠G.E.R. Schwartz는 영매들이 죽은 사람들의 약 80가지나 되는 정보를 얼마만큼 정확하게 알아맞히는지를 실험했다. 그 결과, 대조군의 정확도는 36%인 데 비해 영매들의 정확도는 83%였다고 했으며 한 영매의 경우는 정확도가 93%나 되었다고 했다. 그래서 슈왈츠는 영매들은 죽은 사람과 직접 대화할 수 있다고 했다. 이것은 죽음 후에 영혼이 남아 있음을 뜻하는 것이다.

- 1981년 미국의 갤럽 조사에 따르면 800만 명의 미국 성인을 대상으로 임사체험에 관해 조사를 했는데 그 결과, 20명에 1명 꼴로 임사체험을 경험했다고 응답했으며 그래서 임사체험이란 보편적인 현상이라고 했다. 여기서 임사체험이란 잠깐 죽었다 되살아나는 경험을 말하며, 잠깐 죽는 경험이지만 죽음 후에도 마음이 사라지지 않는다는 사실을 의미하는 것이다.

- 미국의 정신의학자이며 철학자인 무디Raymond Moody는 《잠깐 보고온 사후의 세계》라는 책에서 잠깐 죽었다가 되살아난 150명을 대상으로 연구한 결과, 대부분의 사람들이 밝힌 내용과 죽어 있는 동안에 가족들이 한 이야기와 그들이 어디에 있었으며, 무슨 행동을 했는지가 조금도 다름이 없다고 했다. 그래서 그는 죽음 뒤에도 삶이 있음을 확신한다는 결론을 내렸다.

- 코테티컷 대학교 심리학 교수 링Kenneth Ring은 《사망 문턱에 선 삶》이라는 책에서 잠깐 죽었다가 되살아난 사람들을 대상으로 통계분석과 표준화된 인터뷰 기법을 동원해 과학적으로 분석한 결과, 임사체험을 경험한 사람들은 죽음 후의 영혼을 '진동', '주파수' 혹은 '진동의 조합'

등으로 표현하는 경우가 통계적으로 유의하게 많았다는 사실을 밝혔다. 따라서 링은 죽음에 대해 '의식이라는 파동이 우주의 홀로그램 속으로 진입하는 것'이라고 정의했다.

- 옥스퍼드 대학의 프라이스 교수는 "이제 과학계는 사후 영혼의 존재를 인정할 때가 되었으며 영혼의 연구야말로 인간이 기획해야 할 가장 중요한 연구분야 중의 하나이다"라고 했으며, 영혼에 관한 연구가 진전되면 현대 문명이 기초하고 있는 지적 세계관을 전적으로 바꾸게 될 것이라고 했다.

- 필라델피아의 임상 심리학자 펜즈크Elizabeth W. Fensk는 임사체험을 인정하면서 임사체험이란 낮은 주파수로 구성된 인간의 의식이 높은 주파수로 구성된 우주의 홀로그램 영역으로 잠깐 여행하고 돌아오는 것이라고 했다.

- 일본의 과학자 스즈키 다쿠지는 《4차원의 세계: 초공간에서 상대성이론까지》라는 책에서 사후의 세계는 과학적으로 증명할 수 있는 성질은 아니지만, 사후의 세계가 있다고 가정했을 때 사후의 세계가 있을 확률이 통계학적으로 보았을 때 50%는 된다고 했다. 다쿠지는 사람의 마음은 마이너스(-)의 질량을 가진 '시타'라는 초소립자로 되어 있기 때문에 사후에도 사라지지 않는 것이라고 했다.

죽음 후에도 마음은 유전된다

필자들은 다음과 같은 사실을 근거로 죽음 후의 마음은 유전된다고 생각하기로 했다.

(1) 동물 실험

사람은 수명이 길기 때문에 인간을 대상으로 마음의 유전을 실험하기는 어렵다. 그래서 수명이 짧은 동물을 이용해 이를 연구한 사람이 있는데, 미국 하버드 대학의 심리학 교수였던 맥더걸William McDougall이다. 1930년대에 맥더걸은 다음과 같은 실험을 했다.

쥐에게 물에 잠긴 꼬불꼬불한 미로에서 빠져나오는 법을 가르쳤다. 맨 처음 이 훈련에 참여했던 쥐들은 이 기술을 배우는 데 시간이 무척 오래 걸렸다. 출구를 제대로 찾지 못하고 엉뚱한 곳으로 가는 쥐는 매번 전기쇼크를 가하여 제 길을 찾도록 유도했다. 어떤 쥐는 수백 번까지 실수를 되풀이했다. 맥더걸은 이제 이 쥐들을 교미시켜 자식 세대의 쥐를 새끼 치게 한 후, 다음 세대에 오는 쥐를 상대로 같은 실험을 되풀이해 22번째 세대까지 되풀이했다.

그 결과, 그림 28에서 보듯이 첫 세대의 쥐들은 올바르게 빠져나오는 길을 배우는 데 평균 250회 가량의 실수를 범해야 했다. 그런데 이 실험의 마지막 세대에 해당되는 쥐들, 즉 22번째 세대에 와서는 시행착오의 횟수가 평균 25회로 줄어들었다. 이 말은 습득 속도가 10배로 빨라졌다는 이야기이다. 그러나 이는 유전자에 의한 유전이론으로는 설명이 되

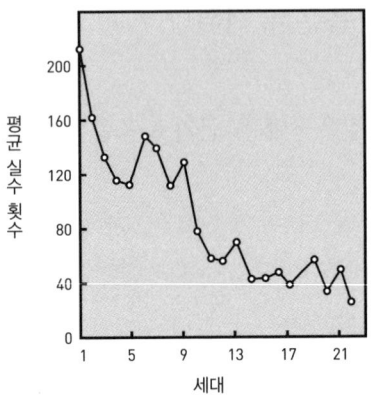

| 그림 28 맥더걸의 실험 결과 세대를 거듭할수록
실수 횟수가 줄었다.

지 않는 사실이었기에 당시의 많은 과학자들은 맥더걸의 실험 결과에 동조하지 않았다.

그래서 맥더걸의 실험을 미심쩍다고 생각했던 영국의 과학자 크루F. A. E. Crew는 맥더걸이 실험에 사용한 것과 같은 종의 쥐로 맥더걸이 행했던 방식과 모든 면에서 똑같은 실험상황을 다시 준비했다. 즉 맥더걸의 미로와 똑같은 모양의 미로와 똑같은 정도의 물에 잠기게 만들어 실험을 했다. 그런데 실험 결과는 놀랍게도 쥐들이 첫 세대에서 바로 맥더걸의 쥐들이 마지막으로 달성했던 속도인 평균실수 25회를 기록해 보였다는 것이다. 이로써 크루는 맥더걸의 실험을 인정하지 않을 수 없었다. 다시 말하면 마음이 유전된다는 사실이 밝혀진 셈이다.

오스트렐리아 멜버른 대학의 에이거W. Agar도 맥더걸과 유사한 실험 장치를 만들고 장장 25년 동안 50세대에 걸쳐 쥐를 교미시켜 이 실험을 계속했는데 그의 쥐들 역시 세대가 지남에 따라 꾸준히 습득속도가 빨라졌다. 이쯤되면 마음이 유전한다는 사실을 믿지 않을 수 없을 것이다.

영국의 유명한 생물학자 셀드레이크Rupert Sheldrake는 인간에서도 마음의 유전 현상을 관찰할 수 있다고 했다. 예를 들면, 지난 100년의 세월이 흐르는 동안 숱한 어린아이들이 자전거를 탔을 터인데 자전거 타기를 배우는 일이 수월해져 요즘 아이들은 확실히 자전거 타는 법을 쉽게 배운다. 그는 이것은 마음의 유전 때문이라고 했다. 따라서 유전자를 통해서는 부모의 형태가 전달되고, 마음을 통해서는 부모 세대가 학습한 모든 문화적인 것 혹은 기능적인 것들이 전달된다고 했다.

(2) 최면

호주의 시드니대학 정신과 교수 패란트Graham Farrant는 최면기법을 이용해 사람의 기억을 수정되는 순간까지 퇴행시키는 방법을 개발했는데 그는 이런 실험을 통해 사람은 수정되는 순간에 정자와 난자 이외에 제3의 요소인 영혼이 합류하며, 이 영혼이 수정란의 발생 방향과 분화의 정도를 결정한다고 밝혔다.

미국의 정신과 의사 와이스Bryan L Weiss는 영혼의 환생을 믿지 않는 정통적인 정신과 의사였으나 어느 환자가 최면 중에 갑자기 자신의 전생에 대한 이야기를 하는 것을 본 이후로 영혼의 환생을 집중적으로 연구했으며 그는 드디어 《나는 환생을 믿지 않았다》라는 책을 저술했으며 이 책에서 그는 영혼의 재생을 믿지 않을 수 없게 되었다고 밝혔다.

토론토 대학의 의과대학 정신과 교수 휘튼Joel Whitton은 최면에 들어간 사람의 90%는 과거의 일생을 기억해낼 수 있으며 이들의 기억에는 공통된 일치점들이 있을 뿐만 아니라 놀라울 정도로 정확한 역사적 사실을 묘사하기 때문에 영혼이 환생한다는 사실을 믿지 않을 수 없다고 했다.

심리학자 브록샴Arnall Broxham은 20여 년에 걸쳐 400명을 대상으로 최면을 통해 전생의 기억을 녹음 테이프에 녹음한 다음, 그 내용의 진실 여부를 확인하는 작업을 한 결과, 사실과 부합되는 경우가 대부분이었다는 연구결과를 발표했다.

심리학자인 웜바하Helen Wambach는 29년간 최면을 통해 전생을 연구한 결과, 전생을 통하면 잘 알려지지 않는 역사적 세부사항을 비범할 정도로 정확히 알 수 있다고 했으며 따라서 전생의 존재를 믿지 않을 수 없다고 했다.

(3) 전생 기억

미국의 버이지니아 대학의 정신과 교수인 스티븐슨Ian Stevenson은 세계 각국에 전생을 연구하는 연락기구를 조직해 전생기억을 가진 사람이 나타나면 학자들을 보내 체계적이고 전문적으로 전생을 조사하게 했다. 이 결과, 어린이들에게는 자발적인 전생 기억이 아주 흔한 현상이고, 또한 전생이 현생의 육체적 조건과 형태에 뚜렷한 영향을 미치는 경우가 많은데, 신체적 기형이나 모반 등이 바로 그러한 예라고 했다.

(4) 약물 투여

미국의 유명한 정신과 의사 그로프Stanislav Grof는 리세르그산酸 디에틸아미드LSD라는 환각제를 투여하면 사람은 누구나 전생의 역사로 돌아가는 것을 볼 수 있으며 이때 묘사한 전생의 내용은 모두 사실과 일치한다고 했다.

10
마음은 양자에너지이다

레인의 첫 번째 실험

미국의 양자화학자 레인Glen Rein은 마음은 '양자에너지'라고 주장했다. 그러나 단순히 이론적으로 이렇게 주장한 것이 아니라 과학적인 실험을 통해 그것을 증명했다.

레인의 실험에 등장하는 라스코우Leonard Laskow라는 사람은 의사이면서 동시에 영적 치유spiritual healing가 가능한 영성 치유사이다. 라스코우는 깊은 명상에 들어간 상태에서 자신의 손바닥 위에 배양 중인 암세포의 접시를 얹혀 놓고 이 암세포에 대해 '본래의 정상적인 질서로 회복하여 정상세포와 동일한 속도로 성장하라'고 주문했다. 그리고 대조군으로 참가한 사람은 평범한 보통 사람으로서 옆방에서 암세포의 배양접시를 손바닥 위에 얹혀 놓고 암세포에 의식이 집중되는 것을 방지하기 위해 책을 읽게 했다. 그리고 실험군과 대조군의 암세포를 24시간 배양한 후 암세포의 수를 계산했다. 이 실험은 실험자도 실험내용을 모르게 하는 이중맹검법으로 진행되었다. 그 결과 대조군에서는 암세포에 아무런 변화가 관찰되지 않았지만 실험군에서는 암세포가 39% 억제되었다. 이 실험을 통해 레인은 명상 상태의 마음은 몸 밖으로 방사가 가능한 '미세한 에너지'일 것이라고 추측했다.

레인의 두 번째 실험

라스코우는 깊은 명상에 들어간 상태에서 자신의 손바닥 위에 배양 중인 암세포의 접시를 얹혀 놓고 이 암세포에 대해 '암세포가 단지 3개만 남아 있어라'라고 주문했다. 다음에는 반대로 '암세포가 많이 살아남아라'라고 주문했다. 그리고 양쪽의 암세포를 24시간 배양한 후 암세포의 수를 계산했다. 그 결과 전자의 경우는 암세포가 18% 억제되었으나 후자의 경우는 암세포가 15% 증가했다. 이 실험을 통해서도 레인은 명상 상태의 마음은 몸 밖으로 방사가 가능한 '미세한 에너지'일 것이라고 추측했다.

레인의 세 번째 실험

라스코우는 깊은 명상에 들어간 상태에서 자신의 손바닥 위에 암세포가 들어 있지 않은 배양액을 얹혀 놓고 배양액에 대해 '만약 암세포를 배양하게 되면 본래의 정상적인 질서로 회복하여 정상세포와 동일한 속도로 성장시켜라'라는 내용을 주문했다. 그리고 이 배양액에다 암세포를 넣은 다음 24시간 동안 배양했다. 그 결과 암세포가 25% 억제되었다. 암세포에 직접적으로 의도를 보냈을 때의 39%보다는 다소 적지만 그래도 억제효과는 나타난 것이다. 이 실험을 통해서도 레인은 명상 상태의 마음은 몸 밖으로 방사가 가능한 '미세한 에너지'일 것이라고 추측했다.

레인의 네 번째 실험

레인은 초양자파동장 발생장치를 이용해 배양 중인 신경세포에 초양자파동장 에너지를 조사한 후 신경세포가 분비하는 도파민dopamine과 노르아드레날린noradrenalin의 분비량을 측정했다. 이번에는 라스코우가 깊은 명상에 들어간 상태에서 신경세포로 하여금 도파민과 노르아드레날린의 분비량을 촉진하도록 주문한 다음 그 분비량을 측정했다. 그 결과 양쪽 모두 도파민과 노르아드레날린의 분비량이 증가했으며 증가한 양도 거의 동일했다. 이 실험을 통해서 레인은 명상 상태의 마음은 '초양자파동장'일 것이라고 추측했다.

레인의 다섯 번째 실험

라스코우는 깊은 명상에 들어간 상태에서 레인은 아주 정밀한 자기장 측정기를 사용해 라스코우의 손으로부터 어떤 자기장이 방사되는지를 실험했다. 그리고 대조군으로 평범한 사람의 손으로부터도 자기장이 방사되는지를 측정했다. 그 결과 대조군의 손에서는 아무런 자기장이 방사되지 않았다. 그러나 라스코우가 명상에 들어간 상태에서는 손으로부터 자기장이 방사되는 것이 관찰되었다. 이 실험을 통해서 레인은 명상 상태의 마음은 '자기장'을 방사하는 것이라고 추측했다.

레인의 여섯 번째 실험

레인은 초양자파동장 발생장치를 이용해 초양자파동장 에너지를 방사하는 상태에서 자기장을 측정했다. 이번에는 라스코우가 깊은 명상 상태에 들어간 상태에서 자기장 측정기를 사용하여 라스코우의 손으로부터 자기장을 측정했다. 그 결과 양쪽의 자기장 방사 패턴이 아주 비슷한 모양을 보였다. 심지어는 명상 상태와 초양자파동장 발생장치를 복합한 상태에서 자기장을 측정했는데 자기장 방사가 2배로 증가했다. 이 실험을 통해서도 레인은 명상 상태의 마음은 '초양자파동장'일 것이라고 추측했다.

11
마음은 전달된다

다른 사람

세계적으로 저명한 정신의학자 칼 융Carl Jung은 마음은 물리계에서 사용되는 것과 똑같은 개념의 에너지와 같은 특성을 갖고 있기 때문에 그것을 계량적으로 측정이 가능하다고 했다. 그래서 융은 '정신 에너지 psychic energy'라는 용어를 사용했다. 또한 융은 양자물리학 이론으로 노벨상을 수상한 파울리Wolfgang Pauli와의 공동 저서 《자연의 해석과 정신 The Interpretation of Nature and the Psyche》이라는 책에서 마음은 양자적 에너지와 같은 성질이 있어 다른 사람에게 전달될 수 있다고 했다.

- 캐나다 퀸스 대학의 물리학자 피트F. David Peat는 《동시성: 물질과 마음을 잇는 다리Syncbronicity : The Bridge Between Matter and Mind》라는

책에서 많은 실험 결과를 보건대 사람의 마음은 몸 밖으로 방사하여 다른 사람에게 전달될 수 있다고 했다.

- 듀크 대학의 라인Joseph B. Rhine은 사각형, 원, 물결무늬, 삼각형 등과 같은 문양으로 카드를 만들고 이 문양의 내용이 한 사람의 마음으로부터 다른 사람의 마음으로 전송이 가능한지를 실험했는데 그 결과 마음은 다른 사람에게 전송이 가능하다고 했다.

- 스텐포드 대학의 심리학 교수 존 쿠버는 두 사람의 자원자를 대상으로 40장의 카드 내용이 한 사람으로부터 다른 사람으로 순전히 마음으로만 전달이 가능한지를 실험했는데 그 결과 마음은 다른 사람에게 전송이 가능하다고 했다.

- 미국의 싱클레어Upton Sinclair는 《정신 라디오mental radio》라는 책에서 두 사람의 마음 사이에는 라디오의 송신처럼 마음에너지가 전달할 수 있다고 했다.

- 뉴욕 브룩클린 메모나이드 의료센터의 정신과 의사 울만Montague Ullman과 심리학자 크래퍼Stanley Krapper 등은 꿈을 통해서 깨어 있는 사람의 마음의 정보가 잠자는 사람에게 전달될 수 있는지를 실험했다. 즉, 한 사람은 머리에 뇌파 측정장치를 부착한 채로 수면에 들게 하고, 다른 한 사람은 깨어 있게 했다. 만약 수면 중인 사람의 뇌파에서 렘REM기가 발견되면, 깨어 있는 사람은 한 장의 그림을 보고 그림의 이미지를 수면 중인 사람에게 송신하도록 했다. 그리고 렘기가 끝날 무렵 잠을 깨워 꿈의 내용을 확인했는데, 그 결과 꿈을 통해 한 사람의 마음 정보가 다른 사람의 마음으로 전달이 가능하다고 했으며 심지

어는 70km 떨어져서도 마음의 정보 전달이 가능하다고 했다.

- 의식 연구의 선구자 다트Charles Tart, 텍사스의 정신과학재단의 슐리츠Marily Schlitz, 미국의 공학자 딘Douglas Dean, 프랑스의 심리학자 배리Jean Barry, 네덜란드의 심리학자 허럴드슨Erlendur Haraldsson 등은 국제적 공동연구를 통해 수천 마일 떨어져 있는 두 사람 사이에 마음의 정보가 전송될 수 있다고 했다.

- 딘 라딘Dean Radin은 《의식의 세계The Consious Universe》라는 책에서 1974년부터 1997년까지 사람과 사람 간의 마음 정보의 전달에 관해 발표된 논문은 2천 549건이나 되며 따라서 마음은 다른 사람에게 전달되는 것은 확고부동한 사실이라고 했다.

- 미국 프린스턴 대학의 잔Robert G Jahn과 심리학 교수 듄Brenda Dunne 등은 의식은 양자量子와 같이 입자와 파동의 이중성을 갖고 있으며 따라서 의식이 입자 상태에서는 일정한 공간을 차지하지만 그것이 파동 상태로 전환되면 다른 사람에게 전송될 수 있다고 했다.

- 미국과 구 소련은 오래 전부터 마음을 이용한 정보전달을 군사 목적에 이용하는 방안을 연구해왔는데 그 이유는 군사용 전파나 음파는 두꺼운 금속이나 두꺼운 콘크리트 벽을 통과할 수 없고 깊은 바다 속의 잠수함에는 전달되지 않기 때문이다. 이러한 연구 결과에 따르면 마음은 아군간의 정보전달에 이용할 수 있을 뿐만 아니라 적군의 전의를 상실시키는 무기로 사용할 수 있는 것으로 알려져 있다.

- 케임브리지 대학교의 유명한 수학자 에이드리언 돕스Adrian Dobbs는 마음은 사이트론psytron이라는 입자로 되어 있기 때문에 이 마음의 입

자가 전송됨으로써 다른 사람에게 마음의 내용이 전달될 수 있고 또한 예지가 가능하다고 했다.
- 기공사氣功士가 마음에너지를 다른 사람에게 보내면서 뇌파를 측정하면 기공사의 마음에너지가 다른 사람에게 전달되어 기공사의 뇌파에서 먼저 뇌 전체의 동조현상이 나타나고 나중에는 기공을 받는 사람에게서도 뇌파의 동조현상이 나타난다는 연구보고가 있다.
- 기공사가 마음에너지를 다른 사람에게 보내면서 체표면 온도, 뇌파 및 피부전기저항 등을 측정하면 기공사의 마음에너지가 다른 사람에게 전달되어 양자 간에 체표면 온도, 뇌파 및 피부전기저항에서 동조현상이 나타난다는 연구보고가 있다.

다른 생물

- 효소, 식물, 쥐, 세포를 대상으로 한 박테리아 성장에 관한 연구 결과, 우연에 의한 경우가 5%인 데 비해 마음의 의도에 영향을 받는 경우는 37%나 된다는 연구보고가 있다.
- 대장균이나 이질균을 시험관에 넣고 기공사가 손에 쥐고 1분 동안 '죽으라는 마음'을 보내게 되면 대장균이나 이질균의 상당수는 죽게 되며, 또 유행성 독감 바이러스는 12분 만에 독성이 없어진다. 반대로 '성장하라는 마음'을 보내면 대장균은 2.4~6.9배 그리고 이질균은 1.3~7.4배 증가한다는 연구보고가 있다.

- 쥐의 신경세포를 배양한 후 활성산소로 손상을 입힌 다음에 기공사의 마음을 보내면 기공사의 마음에너지는 활성산소를 제거하고 세포막을 보호한다는 연구보고가 있다.

- 볍씨에 기공사의 마음에너지를 보내면 종자의 품질이 좋아지며, 오이 씨앗에 기공사의 마음에너지를 보내면 산출량이 7% 증가하고, 완두에 기공사의 마음에너지를 보내면 아데노신 3인산ATP 활성이 증가하고 세포분열과 성장이 빨라진다는 연구보고가 있다.

- 기공사의 마음에너지는 토끼 및 개구리의 심장 기능을 정상화한다는 연구보고가 있다.

- 기공사의 마음에너지는 토끼 귀의 미세혈관 울혈을 개선한다는 연구보고가 있다.

- 기공사의 마음에너지는 신경이 절단된 개의 신경기능을 회복시킨다는 연구보고가 있다.

- 기공사의 마음에너지는 토끼의 부러진 뼈의 접합을 촉진시키고, T-림프구의 수를 증가시킨다는 연구보고가 있다.

배양 중인 세포

미국의 양자화학자 레인은 의사이자 영성 치유사인 라스코와 함께 다음과 같은 실험을 했다. 첫 번째 실험에서는 치유사가 암세포를 대상으로 자연적 질서와 조화로 돌아가라는 생각에 집중하게 했는데 이 실험에서 암세포의 성장이 41%나 억제되었다. 두 번째 실험에서는 자연적 질서와 조화로 돌아가라는 치유사의 의도를 물에 심은 다음 이 물을 이용해 암세포를 배양했는데 그 결과, 암세포의 성장이 28% 억제되었다. 따라서 마음은 몸 밖으로 방사하여 마음의 의도에 따라서 배양 중인 암세포를 증식시킬 수도 있고 억제시킬 수도 있다고 밝혔다.

이 외에도 베너D. J. Benor, 케이드M. C. Cade, 스위트B. Sweet, 라우셔E. A. Rauscher, 루빅B. Rubik 등 여러 사람의 과학자들이 마음은 몸 밖으로 방사되어 배양 중인 조직 그리고 배양 중인 세포 등에 영향을 줄 수 있다고 했다.

암세포

- 배양 중인 위암세포에 기공사가 마음에너지를 보낸 다음에 라만 분광 분석으로 세포막의 인지질을 분석하면 기공사의 마음에너지가 세포막을 파괴해 특정 주파수 대역에서 변화가 관찰된다는 연구보고가 있다.
- 쥐에 신경교질 암세포를 이식한 후 기공사가 마음에너지를 보내면 ① 암의 크기가 40% 감소하고, ② 암세포 분열 횟수가 감소하며, ③ 림프구 수가 증가하고, ④ 자연살해세포Natural killer cell의 활성이 증가한다는 연구보고가 있다.
- 간암세포에 기공사의 마음에너지를 보내면, 기공사의 마음에너지가 암세포의 증식을 억제해 ① DNA의 합성이 감소하고, ② 세포의 분열

횟수가 감소하며, ③ 불규칙한 염색체 형상이 규칙적으로 변한다는 연구보고가 있다.

- 암세포에 기공사의 마음을 보낸 다음 알코올 수소분해효소ADH, 알도라제ALD 및 알카라인포스파타제AKP의 활성을 측정하면, 기공사의 마음에너지가 암세포를 정상세포로 역전시켜 ① 태아형 ADH는 사라지고 신생아형 ADH가 출현하는 것을 관찰할 수 있고, ② ALD는 A-구역과 B-구역이 약화되는 것을 관찰할 수 있으며, ③ AKP의 활성도 감소하면서 AKP-1이 사라지는 현상을 관찰할 수 있다는 연구보고가 있다.

- 암세포에 기공사의 마음에너지를 보내면 기공사의 마음에너지가 암세포의 증식을 억제하고 동시에 정상세포로 되돌아가는 복합작용을 일으켜 미토콘드리아의 파괴가 억제되고 또한 미토콘드리아의 아데노신 3인산ATP의 함량이 증가한다는 연구보고가 있다.

다른 물질

- 미국의 프린스턴 공대의 잔과 심리학자 듄은 1970년대부터 프린스턴 대학 내에 이상현상 공학연구소PEAR라는 전문 연구소를 설립하고 사람의 마음이 전자에 미치는 영향을 대대적으로 연구해왔다. 이들은 1996년까지 마음이 전자에 미치는 영향에 관한 1,262건에 이르는 방대한 실험을 통해 인간의 마음은 물질에 작용한다는 것은 명확한 사실

이라고 주장했다. 이뿐만 아니라 이 실험은 보통 사람을 상대로 실험했기 때문에 마음이 전자에 미치는 현상은 대부분의 사람에서 나타나는 보편적인 현상이라고 설명했다. 잔과 듄은 말하기를 마음이 입자particle와 같은 성질을 가질 때는 일정한 공간을 차지하면서 정체되어 있으나 마음이 파동wave과 같은 성질로 변할 때는 모든 파동 현상과 마찬가지로 체외로 방사하여 원격적인 효과를 만들어낼 수 있다고 했다. 결국 마음은 물리계의 파동과 동일한 것이기 때문에 마음은 물질에 가서 작용할 수 있는 것이라고 했다. 다음은 잔과 듄의 20년에 걸친 실험의 주요내용이다. ① 구슬이 위에서부터 아래로 무작위로 떨어지는 도구를 만든 다음에 피험자가 의도적으로 한쪽으로 구슬이 더 많이 떨어지도록 생각하게 하면 구슬이 떨어지는 분포도가 종 모양의 정규분포를 벗어났다. ② 흔들리는 추를 보면서 의도적으로 멈추게 하거나 반대로 의도적으로 오래 흔들리게 할 수 있었다. ③ 많은 사람의 의식이 오랜 세월에 걸쳐 작용한 특정한 곳에서는 무작위 사건 발생장치random event generator; REG의 신호가 보통의 장소와 달랐다. 예를 들면 인디언들이 오랜 세월 동안 신성한 곳으로 여기는 '악마의 탑'에서는 신호 강도가 높았고, 이집트의 피라미드에서 측정한 신호는 평균 6배 강하게 나타났다. ④ 샤먼들이 치유의식을 치를 때 20분 동안 신호가 통계적 오차 범위를 한참 벗어나는 것을 볼 수 있었고 또 명상 수련을 받는 실험군과 대조군을 비교하면 실험군에서 신호 강도가 유의하게 높았다. ⑤ 많은 군중들에서 볼 수 있는 집단의식의 장場은 종교의식에서만 나타나는 것이 아니라 국가적인 행사나 경기가 있을 때도 나타났다. 예를 들면 미식축구의 결승전이 있는 날에는 REG 신호가 어느 한쪽으로 유의하게 쏠렸다. 이것은 전자 칩이 사람과 같이 흥분한다는 뜻이기도 하며 또한 정신의학자 칼 융의 집단무의식을 의미하는 것이기도 하다.

- 미국의 양자화학자 레인과 맥크레이티Rollin McCraty는 인간의 DNA를 비커에 담고 의식 및 감정을 조절할 수 있도록 훈련받은 다섯 명의 지원자로 하여금 DNA에 의식을 집중하게 한 다음 DNA의 두 가닥이 감기게winding하거나 혹은 풀리게unwinding하는 의도를 내게 했다. 그 결과 물리적으로 DNA에 접촉하지도 않고 비커에 담긴 DNA의 두 가닥이 감기거나 풀리게 할 수 있었다. 이것은 마음이 에너지와 같아 몸 밖으로 방사하여 분자에 영향을 줄 수 있음을 말하는 것이다.

- 스탠퍼드 대학의 푸토프Harold E. Puthoff와 타그Russell Targ는 마음은 에너지와 같아 물질에 가서 작용을 하는 것은 확실하다고 했으며, 마음이 물질에 작용하는 기전에 대해서는 위상정합이론phase coherence theory을 제시했다. 여기서 위상이란 양자파동장이 위치하는 공간을 말하며 정합이란 2개의 양자파동장이 공명한다는 뜻이다.

- 일본의 과학자 다쿠지는《4차원의 세계: 초공간에서 상대성이론까지》를 통해 TV의 영상을 만들고 있는 것은 전자이며 이들 전자는 가볍기 때문에 사람의 마음은 에너지로 작용하여 브라운관의 전자의 흐름을 쉽게 바꾸어 화상을 일그러지게 할 수 있다고 했다.

- 미국의 듀크 대학의 라인Joseph Rhine은 사람의 마음이 주사위에 영향을 미칠 수 있는지에 관해 수십 년간 연구했는데, 그 결과 마음이 의

도하는 대로 주사위의 숫자가 나오게 할 수 있다고 했다. 라인의 이 방면의 연구는 너무나 방대하고 과학적이기 때문에 까다롭기로 유명한 미국의 과학협회로부터 인정을 받았다.

- 미국의 실험 물리학자 슈미트Helmut Schmidt는 사람의 마음은 전자에 영향을 미칠 수 있는지를 알아보기 위해 전자 난수難數 발생기RNG를 이용해 10년간 연구했는데, 그 결과 마음은 의도하는 대로 전자 난수 발생기의 숫자가 나오게 할 수 있다고 했다. 또한 슈미트는 사람의 마음은 인체 외부로 방사되므로 스트론튬90(스트론튬의 인공적인 방사성 동위체)에 적용하면 스트론튬의 반감기를 지연시킬 수도 있고 촉진할 수 있다고 했다. 이것은 반감기라는 변할 수 없는 특성이 마음에 의해서 변할 수 있다는 뜻이다.

- 영국의 퀸스 대학 심리학 교수 벨로프J. Beloff는 사람의 마음은 인체 외부로 방사하여 우라늄 질산염에 작용하여 입자들의 방출을 조절할 수 있다고 했다.

- 프린스턴 대학의 심리학자 로저 넬슨Roser Nelson은 많은 사람들의 집단 정신은 물리계의 질서에 변화를 일으킬 수 있다고 했으며 그래서 많은 사람들이 동시에 좋은 날씨를 기원하면 날씨가 좋아질 수 있다고 했다. 그리고 더 나아가 많은 사람들의 군중심리는 새로운 거대한 질서를 형성할 수 있다고도 했다. 그래서 필자들은 우리나라의 옛 문화에서 볼 수 있는 기우제 역시 미신이라고만 할 수는 없다고 생각한다.

- 미국의 프린스턴 대학, 영국의 에든버러 대학 그리고 네덜란드의 암스테르담 대학의 국제공동 연구에 따르면 수많은 사람들이 동시에 동일

한 생각을 하면 세상의 일을 변화시킬 수 있다고 한다.

- 인공위성이나 탐사위성을 보유한 국가에서는 탐사위성과 지구와의 통신은 거리가 멀수록 전파 통신은 도움이 되지 않는다는 사실을 알기 때문에 대체통신 수단으로 마음을 이용하는 방법을 연구하게 되었다. 그래서 미국은 1971년 우주선 아폴로 14호의 우주인 에드가 미첼 Edgar Dean Mitchell과 지구와의 사이에서 마음의 전송 spiritual telegraph이 가능한지를 실험한 결과 그것이 가능한 것으로 알려졌으며 그 이후 미국은 이를 더욱 발전시켜 지금은 탐사 위성의 레이더 시스템이 사람의 마음을 인식하는 것이 가능한 것으로 알려지고 있다.

- 벨로조프-자보틴스키 반응이란 것이 있는데, 이 반응은 노벨상을 수상한 프리고진이 자기조직 이론을 증명하기 위해 선택한 실험으로 유명하다. 이 반응에서는 질서도가 높은 상태와 낮은 상태가 반복하는 반응을 보이는데 염료를 넣으면 그 질서도에 따라서 색깔이 빨간색에서 푸른색으로 왔다 갔다 하는 것을 볼 수 있다. 그런데 영성 치유사가 의도를 사용해 색깔을 변하게 할 수 있다. 즉 영성 치유사가 마음의 의지대로 질서도를 높이면 색깔이 변하게 되는데 이것은 마음이 물질에 가서 작용한다는 뜻이다.

- 호주의 시드니 공과대학 교수 커컵 Les Kirkup은 마음은 양자파동이며 따라서 전송이 가능하다는 전제하에 마음을 전송하는 기계를 만들었는데 그는 이것을 '마인드 스위치 mind switch'라고 불렀다. 커컵이 만든 마인드 스위치의 내용은 이렇다. 머리띠 모양의 감지기를 머리에 두르고 마음속으로 '전등아 켜져라', '오디오야 켜져라', '텔레비전아 켜져

라', '전자레인지야 켜져라'라고 생각을 내면 그 생각의 내용이 정확하게 머리띠의 송신 안테나를 통해 전등, 오디오, 텔레비전, 전자레인지에 부착된 수신 안테나에 전달되어 실제로 전등이 켜지거나, 오디오가 켜지거나, 텔레비전이 켜지거나 혹은 전자레인지가 켜진다고 했다.

- 액정liquid crystal에 기공사가 마음에너지를 보낸 다음 액정을 통과하는 빛의 밝기를 관찰하면 마음에너지가 액정분자의 배열 방향에 변화를 일으켜 빛의 밝기가 달라진다는 연구보고가 있다.

- 물에 기공사가 마음에너지를 보낸 다음 라만 분광분석기를 사용하여 물의 구조를 관찰하면 마음에너지가 물의 분자 구조에 변화를 일으켜 특정 파장대에서 새로운 솟구침peak이 관찰된다는 연구보고가 있다.

- 인조 세포막에 기공사가 마음에너지를 보내면 마음에너지가 세포막에 변화를 일으켜 특정 온도 대역에서는 인조 세포막이 열을 많이 흡수하여 결과적으로 지방산의 고리가 끊어지는 것을 관찰할 수 있다는 연구보고가 있다.

- 수소와 일산화탄소의 혼합가스에 일정한 온도와 촉매를 가하면 탄산가스가 합성되는데 이때 촉매를 사용하지 않고 기공사가 마음에너지를 보내면 마음에너지가 가스의 분자 구조에 변화를 일으켜 탄산가스가 합성된다는 연구보고가 있다.

- DNA 및 RNA에 기공사가 마음에너지를 보낸 다음 자외선 흡수 정도를 측정하면 마음에너지가 DNA 분자의 붕괴 및 이중결합의 수소결합을 끊어 DNA는 특수 파장대에서 자외선의 흡수가 증가한다는 보고가 있다.

- 반감기가 485년이나 되는 방사성 물질인 아메리슘(241Am)에 기공사가 마음에너지를 보내면 마음에너지가 반감기에 영향을 미쳐 감마선의 계수율 count rate이 1.35% 감소한다는 연구보고가 있다.

12
마음의 구조와 기능

마음의 구조

지금까지 9장과 10장을 통해 현대의학에서는 무관심으로 방치했던 마음이라는 존재가 양자적 에너지라는 사실을 밝혔다. 마음이 양자적 에너지라면 지금까지 생각하던 것과는 다른 차원에서 마음을 살펴볼 필요가 있을 것이다. 그래서 마음의 구조와 그 기능에 관해 간략하게 살펴보기로 하겠다. 이 부분은 현대의학에서 이미 밝혀져 있지만 양자의학 차원에서 재조명하고자 하는 것이다.

스위스의 정신과 의사 칼 융은 인간의 마음은 그림 29에서 보듯이 3층 구조를 하고 있다고 했으며 가장 바깥 층은 표면의식, 그 밑에는 개인무의식 그리고 가장 깊은 층에 집합무의식이 자리잡고 있다고 했다. 이러한 융 심리학을 존중하면서 이들 각각에 대해 양자의학적 차

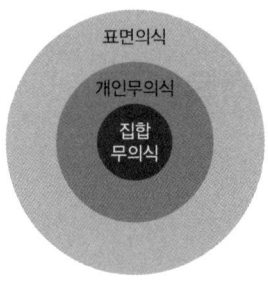

| 그림 29 마음의 3층 구조

원에서 설명하고자 한다.

(1) 표면의식

표면의식consciousness이란 우리가 태어나서 죽을 때까지 그리고 잠에서 깨어나서 잠을 자는 순간까지 일상생활을 하는 동안 우리가 가지는 생각, 감정 및 감각 등을 담당하는 깨어있는 상태의 마음을 말한다.

(2) 개인무의식

개인무의식personal unconsciousness이란 자유 연상법이나 꿈을 분석하는 작업에서 표면의식의 배후에는 이것을 조절하는 감추어진 거대한 또 다른 의식 층이 있다는 사실이 프로이드에 의해 발견되면서 붙여진 이름이다.

개인무의식은 출생 이후 죽을 때까지 의식적으로 경험한 것이나 혹은 자기도 모르게 경험한 모든 내용이 기억으로 저장되어 있는 의식이다. 개인무의식은 표면의식에 머물러 있지는 못하지만 필요할 때는 언제든지 용이하게 표면의식으로 표출할 수 있다. 예를 들면, 개인무의식의 여러 내용들(감정, 생각, 기억 등) 중에는 뭉치고 떼를 지어서 한 그룹을 이루는 경우가 있는데 이를 콤플렉스complex라고 부른다. 이 콤플렉스는 표면의식을 강하게 좌지우지하는 힘을 지니고 있다.

(3) 집합무의식

집합무의식collective unconsciousness이란 칼 융이 발견한 마음이다. 융은 꿈이나 환각의 내용 중에는 개인무의식과는 전혀 다른 별개의 무의식 층이 존재한다는 사실을 발견했고 그는 이를 확인하기 위해 세계의 방방곡곡을 여행하면서 각 민족의 종교와 신화를 수집했는데 여기서 그는 전 인류가 공통된 내용의 무의식을 가지고 있다는 사실을 발견했다. 그는 이것을 집합무의식이라고 불렀다.

융은 집합무의식에는 사람이 단세포에서 출발해 수억 년의 진화 과정을 거치면서 경험한 모든 기억이 저장되어 있다고 했으며, 이 집합무의식은 동시성synchronicity의 원리에 의해 시간과 공간을 초월해 전파되는 성질이 있어 집합무의식은 전 인류가 동일한 기억으로 가득 차 있다고 했다. 여기서 칼 융이 말하는 동시성의 원리란 봄이 말하는 비국소성 원리와 동일한 것이다.

마음의 3층 구조에 관한 과학적 증명

매릴랜드 정신의학연구소장이며 존스 홉킨스 의대 정신과 교수인 그로프Stanislav Grof는 리세르그산 디에틸아미드LSD라는 환각제를 환자에게 투여한 실험을 통해 사람의 마음은 여러 층으로 구성되어 있다는 사실을 발견했다. 즉, LSD의 투여 용량을 조절함에 따라 서로 다른 의식의 층이 나타나는데 가장 적은 용량을 투여하면 개인무의식의 층이 나타나고, 용량을 조금 더 높이면 집합무의식의 층이 나타난다고 했다.

다음은 그로프가 LSD을 이용해 인간의 마음에 관해 연구한 내용을 요약한 것이다.

- 사람에게 LSD를 투여하면 공통적으로 자궁 속에 태아로 있을 때의 경험을 되살린다. 그래서 어머니의 심장박동 소리, 자궁 속에서 감지되는 여러 가지 소리들, 태반 속의 혈액순환에 관한 구체적 사실들을 자세히 되살리게 된다.
- 어머니가 임신 중에 가졌던 생각이나 느낌 그리고 신체적 충격까지도 되살리고 또 어머니가 3세였을 때의 느낌을 기억하며 어머니가 그 당시 겪었던 충격적이고 공포스러운 사건을 정확히 묘사한다. 이렇게 묘사된 내용들에 대해서 어머니는 이 모든 내용이 사실임을 증언했고, 이전에 누구에게도 그것을 말한 적이 없었다고 했다.
- 친척이나 조상들이 경험한 내용을 기억해냈는데 이렇게 기억해낸 모든 내용은 나중에 사실임이 증명되었다.

- 수십 년 심지어 수백 년 전 조상들이 겪었던 사건들을 정확하게 기억해내기도 하고 그 밖에 인종적·집단적 기억을 묘사하는 경우도 있는데 이것들은 나중에 모두 사실임이 증명되었다.
- LSD를 투여하면 진화계통상의 모든 동물, 심지어 식물의 느낌까지도 기억해낸다. 그래서 자신이 선사시대의 파충류 암컷이었던 사실을 기억하기도 한다.
- 그들의 교육 정도나 지식 수준에 비추어볼 때 너무나 비범한 수준의 지식과 밝혀지지 않은 역사적 사실들을 기억해내기도 한다. 그래서 그들은 적혈구, 원자, 태양 내부의 핵 융합반응, 지구의식, 심지어 우주의식까지도 묘사한다.

집합무의식의 기능

양자의학에서 집합무의식의 기능은 매우 중요하므로 좀 더 자세히 살펴보도록 하자.

(1) 진화의 주체로서의 기능

우리는 흔히 진화란 적자생존과 우연한 돌연변이로 생각한다. 그러나 인간은 집합무의식을 지니고 있으며 이 집합무의식은 무한한 능력을 가지고 있기 때문에 환경의 악조건이 발생했을 때 살아남기 위해 목적을 가진 돌연변이를 능히 할 수 있다. 따라서 양자의학에서는 진화의 주체는 집합무의식이 하는 것으로 간주한다.

(2) 배아 발달의 주체로서의 기능

초기 배아胚芽의 발생은 생물학 전체를 통해서 가장 기적적인 현상 중의 하나이다. 왜냐하면 수정란이라는 하나의 세포가 분열을 계속하여 여러 개의 세포가 되는데 이때 각각의 세포 속에는 동일한 DNA가 들어 있다. 그런데 이 동일한 DNA를 갖는 세포로부터 어느 시기가 되면 근육세포, 신경세포, 혈액세포 그리고 손과 발이 분화되어 나온다. 이러한 신비한 현상에 대해 현대의학에서는 아직 설명을 하지 못하고 있는데, 양자의학에서는 수정하는 순간부터 집합무의식이 발생하고 이 집합무의식은 무한한 능력을 가지고 있으므로 배아의 청사진 역할을 하는 것으로 해석한다.

(3) 경험 정보의 저장 기능

집합무의식은 사람이 태어나는 순간부터 죽는 순간까지 경험하는 모든 정보를 저장하는 역할을 할 뿐만 아니라 인간이 단세포에서부터 오늘날의 인간이 되기까지의 모든 경험을 저장하기도 한다.

(4) 인식 주체로서의 기능

현대의학에서는 눈으로 보든, 귀로 듣든, 혹은 냄새를 맡든 5가지의 감각기관을 통해 들어오는 외부의 자극을 인식하는 주체는 뇌라고 생각한다. 그러나 양자의학에서는 인식의 주체는 집합무의식이라고 생각한다. 우리가 인식의 과정을 자세히 살펴보면 뇌가 인식의 주체가 될 수 없다는 사실을 금방 알 수 있다.

보고, 듣고, 냄새를 맡고, 맛을 알고, 피부에서 접촉을 느끼는 등 외부의 자극은 파동의 형태로 우리의 오감에 전달된다. 오감을 담당하는 감각기관은 파동정보를 디지털 정보로 바꾸어서 뇌의 중추에 전송한다. 뇌에는 뇌의 양자파동장이 존재하기 때문에 이곳에 일단 저장된다. 이렇게 해서 기억이 저장된다.

이번에는 '사과'를 인식하는 과정을 한 번 살펴보자. 뇌의 양자파동장에 이미 '사과'에 대한 정보가 저장되어 있다. 그런데 '사과'를 보게 되는 일이 발생했을 때 그것이 '사과'인지 혹은 아닌지를 인식하기 위해서는 마치 홀로그램에 레이저 빔을 쏘아서 입체영상을 보듯이 집합무의식이 레이저 빔의 역할을 하여 뇌의 양자파동장에 쏘아서 저장된 '사과'의 영상을 만들어야 한다. 이제 뇌의 홀로그램으로부터 '사과'라는 이미지가 공간에 나타나게 되었는데 누군가가 그것이 '사과'인 것을 확인해야 한다. 이것이 우리의 인식과정이며 이때 확인 작업을 하는 것이 바로 집합무의식이다. 따라서 인식의 주체는 집합무의식이라고 생각한다.

이상 설명한 인식의 과정은 홀로그램hologram과 너무나 비슷하다. 홀로그램은 다음과 같은 구성 요소로 되어 있다. ① 물체를 찍기 위한 레이저 빔, ② 건판, ③ 홀로그램 사진을 보기 위해서는 또 다른 레이저 빔, ④ 그것을 보기 위한 '눈' 등이다.

(5) 본능에 해당하는 기능

사람은 태어나자마자 엄마의 젖 냄새를 알고 그 젖 냄새를 찾아서 젖꼭지를 빤다. 이와 같이 태어나자마자 한 번도 학습한 바가 없는데도 어떤 것을 해내는 능력을 본능이라고 하는데, 이 본능에 해당하는 기능을 하는 것이 바로 집합무의식이다.

(6) 전 인류의 의식을 하나로 연결하는 기능

칼 융은 세계의 방방곡곡을 여행하면서 각 민족의 종교와 신화를 수집했는데 여기서 그가 확인한 것은 세계의 여러 대륙의 종교 및 신화를 분석하면 비슷한 내용이 많다는 사실이었다. 교통수단이나 통신수단이 없었던 고대 사람들의 신화가 어떻게 비슷할 수 있겠는지를 생각한 융의 결론은 모든 사람의 마음 속에는 집합무의식이 존재하고, 그뿐만 아니라 사람과 사람 사이, 인류와 인류 사이의 공간에도 집합무의식이 충만하고 있어 시간과 공간을 초월하여 서로 교신하기 때문이라고 했다. 여기서 교신이라는 말 대신에 차라리 '전개'라는 표현이 더 적절할지 모른다. 그래서 그는 집합무의식 차원에서 사람과 사람 간의 무의식적인 '전개교신'를 동시성synchronicity의 현상이라고 불렀다. 어쨌든 집합무의식은 전 인류의 의식을 하나로 연결하는 역할을 한다.

(7) 우주와 연결시키는 기능

칼 융이 말하는 동시성의 원리란 예를 들면 이렇다. A라는 사람이 갑자기 수십 년 전에 헤어진 친구 B 생각이 나서 B에게 전화를 걸려는 순간, 바로 그때 B로부터 전화가 걸려오는 현상과 같은 것이다. 또 간밤에 아는 사람이 죽는 꿈을 꾸었는데 다음 날 그 사람의 사망소식을 듣게 되는 경우와 같은 것이다. 이런 현상은 우연이라고 할 수 없을 정도로 상당히 보편적으로 나타나는 현상이다.

그러면 동시성의 현상은 어떻게 가능할까? 그것은 다음과 같은 과정을 거치기 때문에 가능하다. 모든 사람의 마음 속에는 집합무의식이 존재한다. 융에 따르면 우주의 허공 또한 집합무의식으로 충만되어 있다고 한다. 따라서 한 사람의 집합무의식은 우주와 연결된 다음, 다른 사람의 집합무의식과 연결되어 동시성 현상이 일어나는 것이다. 이것은 한 개인의 집합무의식이 우주와 연결될 수 있음을 말하는 것이며 집합무의식은 비국소성 작용이 있음을 의미하는 것이다.

필자들은 데이비드 봄이 그의 양자이론에서 주장한 비국소성 원리는 융이 말하는 동시성의 원리와 같은 것으로 이해한다. 이것을 좀 더 자세히 설명하면, 봄은 비국소성의 원리를 주장하면서 이의 매개체가 우주의 진공을 충만하고 있는 초양자포텐셜이라고 주장했고, 융은 동시성의 원리를 주장하면서 이의 매개체가 우주 진공을 충만하고 있는 집합무의식이라고 주장했기 때문에 봄이 주장하는 '초양자포텐셜'의 정체는 바로 융이 주장하는 '집합무의식'과 동일한 것으로 이해한다는 뜻이다.

(8) 의도 전달 시 반송파로서의 기능

앞에서 사람의 의도는 다른 사람, 동물, 식물, 혹은 물질 등에 전달될 수 있다고 했는데 이때 의도의 내용은 반송파 carrier wave에 실려서 전달된다. 이때 반송파의 역할을 하는 것이 바로 집합무의식이다. 왜냐하면 인간의 표면의식이나 개인무의식은 몸 밖으로 전달될 수 없기 때문이다. 반드시 집합무의식이라는 반송파가 있어야 하고 여기에 표면의식의 내용이 변조되어야 몸 밖으로 전달될 수 있다.

(9) 무한한 예외적인 기능

우리는 흔히 인간은 보고, 듣고, 맛을 보고, 냄새를 맡고, 피부로 느끼는 등 5가지 감각만 있는 줄 알고 있지만 사실은 마음의 집합무의식은 무한한 능력이 있어 직관intuition, 투시, 텔레파시, 원격투시clairvoyance, 예지 등과 같은 능력이 가능하다.

- 미국의 프린스턴 대학의 이상현상 공학연구소PEAR의 잔과 듄 등은 1978년부터 시작된 334건의 원격투시에 관한 연구를 통해 사람은 연습에 의해 원격투시가 가능하며 원격투시는 거리에 관계가 없기 때문에 2,200마일 떨어진 곳의 원격투시도 매우 정확하다고 했다. 또 보통 사람도 예지력은 누구에게나 있다고 했으며, 예지는 행복한 일보다 비극적인 일을 4:1 비율로 더 잘 예지한다고 했다. 그래서 죽음에 대한 예감이 가장 정확하고 다음이 질병에 대한 예감이라고 했다.
- 미국의 스텐포드 대학의 물리학자 푸토프, 타그 그리고 에드윈 메이 Edwin May 등은 1970년대부터 20년 이상 원격투시에 관한 연구를 진행했는데 이들은 훈련과 연습에 의해 원격투시가 가능하다고 했다.
- 프린스턴 대학 심리학 교수 로이David Loye는 사람은 누구에게나 예지

력이 있다고 했으며 이 예지력은 사람의 마음이 홀로그램이기 때문에 우주의 홀로그램과 공간적으로 그리고 시간적으로 연결되어 있기 때문이라고 했다.

- 미국의 심리학자 콕스William Cox는 사람은 무의식 속에서 끊임없이 미래를 예지하고 그 정보를 근거로 결정을 내리고 있다고 했다.
- 미국의 심리학자 카츠R. Katz는 아프리카의 칼라하리 사막의 쿵 부족은 부족원의 절반 이상이 예외적인 마음의 현상을 경험을 한다고 했으며 특히 통신 수단이 없는 이런 사막지역에서는 텔레파시는 중요한 통신 수단이 된다고 했다.
- 젊은 사람을 대상으로 10일 동안 텔레파시 훈련을 하게 하면 37회의 텔레파시 실험에서 41%에서 성공적인 결과가 나오며 이때 학력이 낮고 사회 경험이 낮은 사람은 성공률이 높았으나 젊은 학자나 기술자들은 실패율이 높다는 연구보고가 있다.
- 베이징대학의 연구에 따르면 10세 전후의 아이들이 하루 30분씩 15일 동안의 연습만으로 60%가 투시 능력을 발휘할 수 있다고 했다.
- 1000km 떨어진 원거리에서 숫자, 문자, 도형 등의 송수신, 즉 텔레파시가 68%에서 가능하며 이때 텔레파시의 매개체는 영점 에너지zero-point energy로 추측된다는 연구보고가 있다.
- 스웨덴의 룬트 대학 심리학 교수 크린트만Hogen Klintman은 인간의 인식 작용을 자세히 관찰하면 직관에 의해 이루어지는 부분이 상당히 많다고 했다.

- 미국의 정신과 의사 쉬리Norman Shealy는 직관력이 매우 발달한 한 여성을 이용해 이미 진단이 확인된 환자를 원거리에서 알아맞출 수 있는지를 실험했는데 그 결과 93%의 정확성을 보였다고 했다.
- 여러 명의 기공사를 대상으로 수백 회의 원격진단을 실험하면 정확도는 84%가 되고, 원격치료 효과는 81.5%나 된다는 연구보고가 있다.
- 스포츠 선수들은 경기 중에 예외 없이 직관을 사용하며 직관이 없이는 경기를 할 수 없으며 결국 경기의 이기고 지는 것은 그 팀의 직관의 발달 정도를 말하는 것이라는 연구보고가 있다.
- 영국의 철학자 러셀Bertrand Russell은 과학이 발전하는 것은 사람에서 직관이 있기 때문이라고 했으며 과학에서 논리만 있으면 결코 발전할 수 없는 것이라고 했다.
- 라딘Dean Radin은 《의식의 세계》에서 예외적인 마음의 현상은 살아있는 사람이라면 누구나 갖고 있는, 사람들이 살아가면서 경험하는 자연스러운 경험이라고 했다. 따라서 마음만 먹으면 누구나 그러한 능력을 개발하는 것이 가능하다고 했다.
- 영국의 물리학자 배럿William Barrett은 최면에 걸린 사람은 마음의 예외적인 능력이 잘 나타난다고 했다. 예를 들면 최면을 건 다음에 최면 시술자가 먹는 모든 것을 피술자가 맛보게 되리라고 암시를 주면 실제로 피술자가 그 맛을 모두 느낀다고 했다.
- 뉴욕의 세인트존스 대학 심리학자 스탠포드Rex Stanford는 최면 상태에서는 평상시보다 예외적인 능력이 높아진다고 했고, 소련의 생리학자 바시리에프Leonid Vasiliev는 《원격현상 실험》이라는 책에서 최면 상

태에서는 원격투시력이 높아진다고 했다.
- 하버드 의과대학의 아이젠버그David Eisenberg는 겨드랑이로 볼 수 있는 중국 자매를, 이탈리아의 신경학자 롬브로소Cesare Lombrroso는 귀로 보는 맹인을, 소련의 과학자 이바노프A. Ivanov는 손가락 끝으로 보는 예외적인 능력의 소유자를 소개한 바 있는데 이와 같이 우리 주변에는 예외적인 능력을 가진 사람들이 많다.
- 10세 전후의 아이들을 적절한 방법으로 보름 동안 훈련을 시키면 약 60%가 예외적인 특이한 능력을 발휘하고 특히 나이가 어릴수록 이러한 능력을 쉽게 획득한다는 연구보고가 있다.

이상에서 보는 바와 같이 사람의 마음에는 무한한 능력이 있는데 우리들의 일상에서는 이러한 마음의 무한한 능력을 흔히 접할 수 없는 이유는 무엇일까?

대부분의 사람들은 집합무의식의 이러한 능력이 있다는 사실을 모르기 때문에 그것을 개발하지 못하고 따라서 사용하지 않기 때문에 인간의 무한한 능력이 무용지물이 되기 때문이다. 만약 마음의 무한한 능력을 관장하는 집합무의식을 6세 이전에 개발하면 집합무의식을 이용할 수 있는 조건반사가 형성되어 성인이 되어서도 집합무의식의 무한한 능력을 이용할 수 있게 될 것이다.

13
몸과 마음은 연결되어 있다

몸과 마음은 별개이나 서로 연결되어 있다

현대의학에서는 사람은 오직 몸身만 있고 마음心은 단지 뇌의 전기적 혹은 생화학적 부산물로 취급한다. 따라서 현대의학에서는 마음이 뇌 혹은 몸과는 다른 별도의 존재가 아니기 때문에 '몸과 마음의 연결' 같은 문제는 고민할 필요가 없다. 그냥 어떤 마음을 내면 뇌腦가 전기적 혹은 생화학적 반응을 해 그 결과로 뇌에서 그 마음에 해당하는 신경전달물질neurotransmitter이라는 분자가 생성되고 이것이 전신의 모든 세포에 있는 수용체의 분자와 결합한다고 생각한다. 이때 뇌에서 생성된 신경전달물질은 표적세포의 분자와는 직접 결합을 하는데 이때 서로 맞는 열쇠가 자물쇠를 열 수 있듯이 서로 화학구조가 맞아야 전달이 가능하다고 생각한다. 그리고 이것을 '열쇠-자물쇠 모델key-lock model'이라고 부른다.

그러나 양자의학에서는 앞의 제9장에서 설명했듯이 사람의 몸과 마음을 서로 중첩되어 있기는 하지만 별개의 존재로 생각한다(그림 30). 따라서 양자의학에서는 '몸과 마음의 연결'이라는 문제가 매우 중요하다. 왜냐하면 몸이 정상적으로 기능하기 위해서는 몸과 마음이 밀접하게 연결되어 있어야 하기 때문이다. 그러면 3차원적 존재인 몸과 눈에 보이지도 않는 4차원 이상의 존재인 마음은 어떻게 연결이 가능한 것일까?

앞의 제3장에서 보았듯이 봄의 양자이론에서는 물질적인 몸과 비물질적인 마음은 서로 연결이 가능하다고 했다. 봄에 따르면 인체를 구성하는 분자, 세포, 조직, 장기 및 개체는 각각 고유의 양자파동장을 지니고 있으며, 마음은 또한 양자에너지quantum energy라고 했다. 따라서 마음이라는 파동과 몸에 부속된 양자파동장이라는 파동은 그림 31에서처

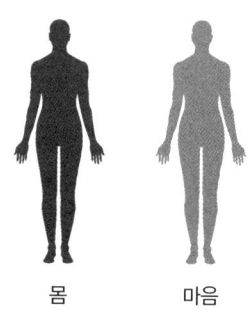

그림 30 몸과 마음은 별개의 존재

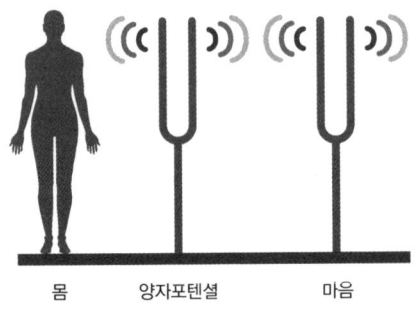

| 그림 31 몸과 마음의 연결 몸과 마음은 양자파동장을 매개로 연결이 가능하다.

럼 공명에 의해 연결이 가능하다. 그러므로 몸과 마음은 양자파동장을 매개로 해 연결이 가능한 것이다.

이제 몸과 마음이 구석구석 어떻게 연결되어 있는지 그 실례를 살펴보기로 하자.

(1) DNA와 연결

- 미국의 유명한 물리학자 틸러William Tiller, 칠드레Doc Childre, 매든Madden 등은 마음의 의도에 따라서 시험관에 넣어둔 DNA의 가닥을 감기게winding 할 수도 있고 또 DNA의 가닥을 풀리게unwinding 할 수도 있다고 했다.

- 오하이오 주립대학의 글레이서Janice K. Glaser는 우울증 환자는 방사선 노출로 면역세포의 DNA가 손상을 입으면 그 회복률이 낮아진다고

했다. 즉 우울한 마음이 DNA와 연결되어 있다는 뜻이다.
- 디팍 초프라Deepak Chopra는 의과대학생들을 대상으로 한 연구에서 시험기간 중에는 시험이라는 걱정이 면역반응에 필수적인 인터루킨-2interlukin-2라는 화학물질의 생성을 감소시킨다고 했다. 이때 인터루킨의 생성은 DNA의 정보에 의해 이루어지기 때문에 시험이라는 스트레스가 DNA와 연결되어 인터루킨의 생성을 억제한다고 했다.

(2) 후성유전체와 연결

최근 후성유전학epigenetics이 발달되면서 행동, 문화, 스트레스 및 명상 등이 후성유전자와 연결되어 있다는 사실이 밝혀졌다. 이 내용은 뒤의 제21장에서 자세히 설명하고자 한다.

(3) 손바닥과 연결

손바닥에 체온 감지기를 부착하고 명상에 들어가서 손바닥이 따뜻하게 되라고 자기암시를 주면 손바닥의 체온이 실제로 올라간다. 또 최면 상태에서 나무 젓가락을 뜨거운 쇠 젓가락이라고 암시를 하면서 나무 젓가락을 손바닥에 갖다 대면 손바닥은 금방 화상을 입고 물집이 생긴다. 이것은 마음이 손바닥과 연결되어 있음을 의미한다.

(4) 심장과 연결

듀크 대학의 정신과 교수 윌리엄스Redford Williams는 텔레비전을 통해 폭력영화를 보는 것만으로도 혈압과 맥박이 상승하고 소변검사에서

3종류의 스트레스 호르몬이 증가한다고 했다. 이것은 마음이 심장과 연결되어 있음을 말한다.

(5) 뇌와 연결

- 미국의 신경과학자 퍼트Candace Pert는 어떤 생각을 하면 그 생각에 해당하는 신경물질(뉴로펩타이드)이 뇌에서 만들어진다고 했다. 이를테면, 희망을 가지면 '희망 물질', 기쁨을 느끼면 '기쁨 물질', 슬픔을 가지면 '슬픔 물질', 기대를 하면 '기대 물질' 등이 뇌에서 만들어진다고 했다. 이것은 마음이 뇌와 연결되어 있음을 뜻하는 것이다.

- 환자가 통증을 호소할 때, 치료와는 전혀 무관한 가짜 약(위약placebo)을 통증 치료의 특효약이라고 하면서 투여하면 실제로 통증이 없어지는 경우가 30~50%에서 관찰된다. 이와 같이 가짜 약이 치료 효과를 나타내는 것은 치료가 될 것이라고 '믿는 마음'이 뇌에 작용해 뇌로 하여금 엔돌핀endorphin이라는 통증을 없애주는 화학물질을 만들기 때문이다. 즉 마음이 뇌와 연결되어 나타나는 현상이다.

(6) 면역 계통과 연결

- 오하이오 의과대학 글래이서는 외로움, 분리감, 이혼 등과 같은 부정적인 정서가 오래 지속되면 암이나 바이러스를 방어하는 면역세포인 자연살해세포natural killer cell의 활성이 감소한다고 했다. 또 의과대학생들이 시험기간이 가까워짐에 따라 면역세포의 수가 감소한다고 했고, 치매 환자의 가족 34명을 대상으로 면역 세포인 T-cell 및 자연살

해세포 등을 조사한 결과, 그 수가 감소한다고 했다. 이것은 마음이 면역세포와 연결되어 억제작용을 한 것을 의미한다.
- 복숭아에 알레르기가 있는 사람에게 최면을 유도한 다음에 사과를 보이면서 복숭아라고 암시를 주고 사과를 피부에 갖다 대면 금방 두드러기가 생긴다. 또 생선을 먹으면 아주 심하게 두드러기가 생기는 사람은 생선이라는 말만 들어도 두드러기가 생긴다. 이것도 역시 마음이 면역계와 연결되어 있음을 의미하는 것이다.

(7) 내분비 계통과 연결

- 고아원에서 자라는 어린아이들 중에는 충분한 영양을 섭취하는데도 키가 자라지 않고 성장호르몬$_{GH}$이 억제되는 아이가 있다. 이런 어린이들에게 더 많은 사랑을 보냄으로써 성장호르몬이 정상적으로 분비되면서 키가 정상적으로 자라는 것을 볼 수 있다. 이것은 마음이 내분비 계통과 연결되어 있음을 의미하는 것이다.
- 무월경을 호소하는 여성들을 조사해보면 여성들이 월경 현상을 귀찮다고 생각하며, 월경이 없으면 좋겠다고 생각하는 것이 가장 큰 원인이라는 것이 밝혀져 있다. 이것은 마음이 내분비 조직과 연결되어 있음을 말하는 것이다.

(8) 인체의 모든 조직 및 장기와 연결

머리에 뇌파장치를 부착한 다음에 마음을 집중하고 뇌파에서 알파파가 나타나라고 마음에 암시를 주면 실제로 뇌파에서 알파파가 발생한다. 이때 뇌파에서 알파파가 나타날 때 전자 모니터 상에서 불이 켜지거나 혹은 신호음이 울리게 하는 장치를 만들 수 있는데 이러한 장치를 바이오피드백biofeedback이라고 부른다. 이러한 바이오피드백 원리를 이용하면 뇌파뿐만 아니라 심장박동, 체온, 근육세포의 움직임, 직장 괄약근, 방광 괄약근, 식도의 운동성 및 위의 산도 등도 마음의 명령에 따라 얼마든지 조절이 가능하다는 사실을 알 수 있다. 이것은 마음이 인체의 모든 조직 및 장기와 연결되어 있음을 의미하는 것이다.

(9) 암 조직과 연결

- 스텐포드 대학의 정신과 교수 스피겔David Spiegel은 더 이상 치료법이 없는 말기 유방암 환자 86명을 두 그룹으로 나누었다. 한 그룹 43명에게는 매주 1시간 자기 최면법 강의와 정신요법을 병행했고, 나머지 그룹 43명은 아무런 조치를 하지 않고 그냥 경과를 지켜보았다. 10년 후 두 그룹을 비교한 결과 정신요법을 받은 그룹은 그렇지 않은 그룹에 비해 평균 2배나 오래 살았고 더욱 놀라운 일은 정신요법을 받은 그룹 중에서 3명이 완쾌되어 살아있었다는 사실이다. 이것은 마음이 암 조직과 연결되어 있음을 의미하는 것이다.

- 뉴욕 메모리얼 슬로언-케터링 암 센터의 정신과 의사 홀랜드Jimmie Holland는 암이 발생하는 과정을 연구하는 과정에서 많은 암 환자에서 암이 발병하기 6~8개월 전에 크다란 심리적 충격이 있었다는 사실을 발견했다. 즉, 커다란 심리적 충격이 있고, 그것이 그 사람으로 하여금 죽고 싶다는 마음을 유도하며, 죽고 싶다는 마음이 결국 죽게 되는

확률이 높은 암을 일으키는 것이라고 했다. 이것은 마음이 암세포와 연결되어 있음을 의미하는 것이다.

14
마음과 질병

마음의 양자파동장

양자의학에서 마음은 몸의 구석구석과 연결되어 있다. 따라서 마음의 양자파동장이 결맞음coherence이 높은 상태이면 몸의 양자파동장에도 영향을 주어 결맞음을 높이기 때문에 몸을 건강하게 한다. 반대로 마음의 양자파동장이 교란된 상태이면 몸의 양자파동장에도 교란을 일으키고 질병을 유발할 수 있다.

마음의 상태 중에서 사랑, 감사, 기쁨 등과 같은 '좋은 마음'은 그림 32의 A에서 보는 바와 같이 사인파sine wave이면서 양자파동장의 결맞음이 높기 때문에 육체의 건강을 증진시키는 데 도움이 된다. 그러나 슬픔, 불안, 공포, 분노 등과 같은 '나쁜 마음'은 그림 32의 B에서 보는 바와 같이 사인파가 아닌 불규칙적인 파동이며 양자파동장이 교란된 상

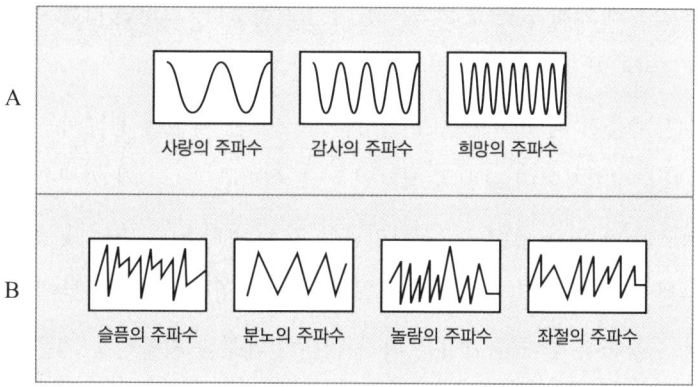

| 그림 32 **결맞음과 양자파동장** A: 결맞음이 높은 '좋은 마음'의 양자파동장, B: 결맞음이 교란된 '나쁜 마음'의 양자파동장

태이기 때문에 질병을 일으키는 원인이 될 수 있다.

나쁜 마음이 육체의 질병을 일으키는 과정

제13장에서 마음은 몸의 DNA, 분자, 세포, 조직 및 장기 등과 구석구석 연결되어 있음을 밝힌 바 있다. 그리고 나쁜 마음(슬픔, 불안, 공포, 분노 등)은 교란된 상태의 양자파동장이다. 따라서 나쁜 마음은 DNA, 분자, 세포, 조직 및 장기 등에 교란을 일으켜 질병을 일으킬 수 있다. 이와 같이 나쁜 마음은 DNA, 분자, 세포, 조직 및 장기 등 모두에 영향을 줄 수 있지만 나쁜 마음이 뇌를 통해 몸 전체에 나쁜 영향을 주는 현상을 현대의학에서는 '스트레스'라고 한다. 따라서 이 책에서는 '나쁜 마

음'을 '스트레스'와 같은 뜻으로 사용하기로 하겠다. 그러면 나쁜 마음이 뇌를 교란시켜 질병을 일으키는 과정을 살펴보자.

나쁜 마음이 뇌를 교란시켜 질병을 일으키는 과정에 관해서는 캐나다의 내분비학자이며 노벨 수상자인 한스 셀리Hans Seyle가 평생을 바쳐서 연구한 바 있다. 셀리는 나쁜 마음은 가장 먼저 뇌의 대뇌 및 변연계에 나쁜 영향을 주고, 대뇌 및 변연계의 나쁜 영향은 시상하부에 전달되며, 시상하부의 나쁜 영향은 다시 내분비 계통과 자율신경 계통에 전달되고 마지막으로 내분비 계통 및 자율신경 계통을 통해 말단 장기에 나쁜 영향이 전달된다고 했다.

나쁜 마음에 의해 내분비 계통은 부신피질자극호르몬, 유즙분비자극호르몬, 항이뇨호르몬, 노르에피네프린, 알도스테론, 인슐린, 갑상선자극호르몬, 성장호르몬, 에피네프린, 코티솔, 갑상선호르몬 등과 같은 다양한 종류의 스트레스 호르몬을 분비한다. 이러한 스트레스 호르몬에 의해 인체에는 나쁜 생리현상이 나타난다. 예를 들면, 혈당 상승, 유즙 분비, 혈압 상승, 맥박 상승, 간 및 근육층에 저장된 에너지의 소모, 혈액 내 지방질의 증가, 비장에 저장된 혈구의 손실 등이다.

그리고 나쁜 마음에 의해 자율신경 계통에는 다음과 같은 나쁜 현상들이 나타난다. 말초혈관의 수축, 혈압 상승, 맥박 상승, 피부 혈액의 감소, 수의근육의 수축, 기관지 확장, 호흡 횟수의 증가, 동공 확장, 신경 예민, 침 마름, 진땀 분비 및 소화기능의 일시적 중단 등이다.

이와 같이 사람은 누구나 나쁜 마음을 갖는 순간 이상에서 보는 바와 같은 스트레스 반응을 일으킨다. 그리고 정상적인 사람이라면 곧 회복기를 거치면서 원래의 상태로 회복된다. 그러나 만약 스트레스에 적응하는 능력이 부족하거나 혹은 매우 많은 스트레스에 노출하게 되면, 나쁜 마음의 상태가 지속적으로 유지되면서 문제를 일으키게 된다. 일시적인 생리현상으로 끝나야 할 스트레스 반응들이 지속되기 때문이다.

예를 들면, 신경 예민이 지속될 경우에 신경증, 수의근육의 수축이 지속되면 근육통, 위 및 장근육의 이완이 지속되면 소화장애, 맥박이 지속적으로 상승하면 심계항진, 혈압이 지속적으로 상승하면 고혈압, 호흡이 지속적으로 상승하면 숨찬 병, 혈당이 지속적으로 상승하면 당뇨병, 피부 혈액순환이 지속적으로 감소하면 피부병, 혈관 수축이 지속하면 사지의 마비, 혈액 내의 지방이 지속적으로 증가하면 지방간과 심장혈관병, 간 및 근육에 저장된 에너지가 지속적으로 소모하면 만성 피로증, 비장에 저장된 혈구가 지속적으로 강제 동원되면 혈액병 등이 생길 수 있다.

집합무의식 속의 나쁜 기억과 육체의 질병

- 미국의 정신과 의사 그로프Stanislav Grof는 집합무의식 속에는 헤아릴 수 없는 많은 기억이 저장되어 있는데 그중에서 해소되지 않은 나쁜 기억이 그대로 남아 있으면 사회폭력, 약물중독, 고소공포증, 만성질환, 사고, 혹은 암 등을 일으키는 원인이 된다고 했다.
- 크루피츠스키Evgeny Krupitsky, 맥마누스Diana McManus, 볼드윈William

J. Baldwin 및 마스터즈Robert Masters 등 여러 과학자들도 집합무의식 속의 나쁜 마음은 질병을 일으킬 수 있다고 했다.

나쁜 마음이 육체의 질병을 일으킨 사례들

위에서 나쁜 마음스트레스이 뇌를 통해서 몸 전체에 나쁜 영향을 주어 질병을 일으킬 수 있는 과정을 개략적으로 설명한 바 있는데 여기서는 슬픔, 불안, 분노, 고독감, 공포감 등과 같은 나쁜 마음이 육체의 질병을 일으키는 구체적인 사례들을 살펴보기로 하자.

- 미국 스트레스 연구소의 발표에 따르면 병원에 입원하는 환자의 75~90%는 슬픔, 불안, 분노, 슬픔, 고독감 혹은 공포감 등과 같은 나쁜 마음이 그 원인이라고 했다.
- 워싱턴 의과대학의 토머스 홈스Thomas H. Holmes는 스트레스를 점수화 하는 방법을 고안한 다음 이들 스트레스 점수와 질병의 발생 간의 관계를 연구한 결과, 스트레스 점수가 200 이하인 사람에서는 12개월 이내에 9%만이 발병한 데 비해, 스트레스 점수가 300점 이상인 경우에는 49%가 같은 기간에 발병했다고 보고했다.
- 심리학자 슈라이퍼S. Schleifer는 50세 이후 부부 중 한 사람이 사망하면 다른 한 사람도 곧 사망하는 경우가 많은데 이와 같은 현상의 20%가 배우자와의 이별이 직접적인 원인이며, 이는 이별과 슬픔이 심혈관

이나 면역계통에 파괴적인 영향을 주기 때문이라고 했다.

- 심리학자 해머S. Hammer는 배우자를 잃은 지 얼마되지 않는 사람은 각종 질병에 더 잘 걸린다고 했으며 이때 이별과 슬픔 그 자체가 질병의 원인이 된다고 했다.
- 심리학자 에반스Elida Evans는 백 명의 암 환자의 실태를 분석한 결과, 환자 대부분이 암이 발병하기 전에 자기와 깊게 마음의 연관이 있던 사람을 상실했다는 사실을 파악할 수 있었다고 했다.
- 로렌스 레샨Lawrence Leshan은 500명 이상 암 환자의 생활상을 조사한 결과, 이들은 항상 고립되어 살아왔고, 타인으로부터 무시당했으며, 절망감이 떠날 날이 없었고, 그래서 항상 긴장된 인간관계 속에서 생활해 오던 사람들이라고 했다. 그러다가 배우자나 가장 사랑하던 사람과 이별하거나 퇴직 및 중요한 역할의 상실 등에 부딪히게 되면 어린 시절부터 축적된 스트레스가 한꺼번에 작동하면서 암이 생긴다고 했다.
- 존스 홉킨스 의과대학의 토머스Caroline B. Thomas는 어릴 때 부모의 사랑을 받지 못하면 40년 후에 암에 걸릴 확률이 높다고 했다.
- 스코틀랜드의 글라스고 대학의 키슨David Kissen은 폐암은 어린 시절 양친의 죽음이나 불행한 가정생활과 관계가 있으며 이런 사람은 폐암에 걸린 다음 다른 사람에 비해 사망률이 4~5배나 높다고 했다. 또한 결핵은 이루지 못한 사랑이나 이혼과 관계가 있고 암이나 전염성 질환도 상심한 마음과 관계가 있다고 했다.
- 심리학자 슈날Simone Schnall은 직업에서 오는 긴장은 고혈압을 일으키기도 하고 심장의 구조적 변화를 일으킬 수 있다고 했다.

- 심리학자 젠킨스C. D. Jenkins는 50세 이하에 처음으로 심장 발작을 일으킨 사람들은 그 원인이 대부분 스트레스라고 했다.
- 심리학자 카라섹R.A. Karasek은 심장 발작의 원인은 대부분 직업의 불만족이라고 했다. 따라서 복잡한 식당의 종업원들, 일반 생산라인의 노동자들, 주유소의 종사자들은 심장발작의 위험이 높다고 했다.
- 펜실베이니아 대학의 심리학 교수 셀리그만Martin Seligman은 자연재앙, 실직, 실연, 좌절, 패배, 질병, 부상, 기타 스트레스 등이 발생했을 때 낙관적으로 대처하는 사람과 비관적으로 대처하는 사람에 따라 건강의 차이를 연구했다. 그 결과, 비관적인 사람은 낙관적인 사람에 비해 내분비 기능 및 면역 기능이 떨어져 육체적 질병의 발병률이 높다고 했다. 또 세리그만은 쥐에 소량의 암세포를 주입한 다음 3군으로 나누어, 제1군은 가벼운 전기쇼크를 주지만 쇼크를 피할 수 있게 했고, 제2군은 가벼운 전기쇼크를 주지만 피할 수 없게 만들어 자포자기에 빠지게 했으며, 제3군은 아무런 전기쇼크를 주지 않았다. 그리고 암의 진행 과정을 관찰했는데 그 결과, 자포자기에 빠뜨린 제2군의 쥐가 암으로 죽는 비율이 2배가 높았다고 했다.
- 미시간 대학의 피터슨Christopher Peterson은 의과대 학생 때 성격이 비관론인 사람은 나이가 45~60세가 되었을 때 긍정적인 생각을 가진 학생 군에 비해 건강이 좋지 않은 경우가 훨씬 많았다고 했다.
- 심리학자 이들러E. Idler는 2천 8백 명 이상의 흡연자를 대상으로 12년간 연구한 결과, 흡연자는 비흡연자보다 일찍 사망할 확률이 2배 높았다고 했다. 특이한 소견은 담배를 피우면 건강을 해칠 것이라고 생각

하면서 담배를 피우는 사람은 담배를 피워도 건강을 해치지 않는다고 생각하면서 담배를 비우는 사람에 비해 사망률이 7배 이상 높았다고 했다.

- 심리학자 록크S. Locke는 비관론자는 낙천적인 사람보다 감기에 더 잘 걸린다고 했다.

- 피츠버그 대학 암 연구소의 레비Sandra M. Levy는 유방암 환자가 비관적이라면(무관심 및 무감각), 암세포를 죽이는 역할을 하는 자연살해세포의 활력이 감소되고 암의 전이가 빠르게 진행된다고 했다.

- 맥길 대학 정신과 의사 스미스Nancy F. Smith는 뇌일혈로 쓰러진 다음 2주 후 우울증에 빠진 사람은 그렇지 않은 사람에 비해 10년 이내의 사망률이 3배 높다고 했다.

- 미국 미네소타 대학병원 연구팀은 백혈병 환자 중 골수이식이 예정되어 있는 환자 100명을 대상으로 우울증과 백혈병의 경과를 조사했는데 우울증이 있는 13명은 1명을 빼고는 1년 내에 모두 사망했고 우울증이 없는 87명은 모두 2년 이상 살았다고 했다.

- 심장병 전문의인 프리드먼Meyer Friedman과 로젠만Ray Rosenman 등은 경쟁심이 강하고 공격적이고 참을성이 없는 사람은 관상동맥 질환에 잘 걸린다고 했다.

- 심리학자 테모쇼크Lydia Temoshok는 자기희생, 지나친 친절 그리고 지나친 양보 등으로 소문이 나 있는 사람들은 극단적 감정 억제에 능한 사람들이며 이들은 스트레스가 발생했을 때 이를 해결하지 못하고 마음속에 덮어두기 때문에 피부암을 비롯하여 각종 암에 잘 걸린다고

했다.

- 듀크 대학의 정신과 교수 윌리엄스Redford Williams는 적개심을 잘 해결하지 못하는 사람은 관상동맥 경색증을 잘 일으킨다고 했다.
- 하버드 대학의 미틀먼Murray Mittleman은 분노를 잘 해결하지 못하는 사람은 심장마비를 일으킬 확률이 2.3배 높다고 했다.
- 심리학자 파켈만F. Fackelmann은 적대감과 공격성이 높은 사람은 심장병으로 사망할 확률이 7배 더 높다고 했다.
- 샌프란시스코 대학의 심리학자 셔위츠Larry Sherwitz는 자기 중심적 성격은 7년 이내에 관상동맥 질환에 걸릴 위험이 높아진다고 했다.
- 영국 런던의 킹스 대학병원의 그린S. Green은 자신의 감정을 극단적으로 억압하는 사람에게서 유방암이 잘 발병한다고 했다.
- 통합의학 전문가인 와일Andrew Weil은 유방암은 억눌린 분노의 표현이며, 에이즈는 건전치 못한 성욕에 대한 죄책감의 표현이고, 만성 요통은 사랑의 결핍이 그 원인이라고 했다.
- 한의학에서는 지나치게 슬퍼하면 폐를, 지나치게 화를 내면 간을, 지나치게 기뻐하면 심장을, 지나치게 질투하면 위장을, 지나치게 무서워하면 신장을 상하게 한다고 했다. 그 이유는 감정도 주파수를 가지고 있기 때문에 각각의 감정 주파수는 장기의 양자파동장의 주파수와 공명을 잘 일으키는 것이 아닌가 추측할 수 있다. 다시 말하면 슬픔 주파수는 폐의 양자파동장의 주파수와 공명을 잘 일으킨다는 뜻이다.

제 IV 부
양자의학의 임상 적용

15 양자파동장을 이용한 질병 진단

16 양자파동장을 이용한 질병 치료

17 마음을 이용한 질병 진단

18 환자의 마음을 이용한 질병 치료

19 의사의 마음을 이용한 질병 치료

20 좋은 마음을 유도하는 방법들

15
양자파동장을 이용한 질병 진단

정의

현대의학에서는 사람은 오로지 물질적 구조만으로 구성되어 있다고 생각하기 때문에 물질에 초점을 맞추어 진단하는 방법이 꾸준히 개발되어왔다. 그래서 현대의학에서는 장기에서 병의 원인을 찾기 시작했고 그다음은 조직, 세포, 분자 그리고 지금은 유전자에서 병의 원인을 찾게 되었다. 따라서 현대의학에서는 분자생물학적 진단인 유전자 검사가 가장 첨단 진단법이다. 그러나 양자의학에서는 사람은 물질적 구조 이외에도 양자파동장과 같은 에너지 구조와 감정 및 의식과 같은 마음 구조가 삼위일체를 이루고 있다고 생각하기 때문에 질병을 진단할 때에도 3가지 측면 모두 진단해야 한다고 생각한다. 즉 육체 차원에서의 진단, 양자파동장 차원에서의 진단, 마음 차원에서의 진단이 각각 필요하다.

이번 장에서는 양자파동장을 이용한 질병의 진단에 대해 다루기로 하는데 이 부분은 미병을 미리 진단할 수 있다는 점에서 매우 중요하다. 왜냐하면 미병 상태를 치료하는 것은 현대의학에서처럼 병이 진단된 다음에 치료하는 것보다 치료가 훨씬 용이하고, 치료 기간도 단축할 수 있고, 치료비용도 절감할 수 있기 때문이다. 미병에 대해서는 앞의 제8장에서 설명한 바 있지만 이처럼 의학에 큰 도움을 주는 개념이므로 다시 한번 살펴보기로 하자.

간단한 예를 들어보면, ① 세포의 양자파동장이 정상일 때는 세포 외부에서 주어지는 어떤 분자의 양자파동장과의 공명이 잘 이루어지고 따라서 정보를 잘 교환한다. ② 세포의 양자파동장이 약간 교란될 때는 그래도 세포는 외부 분자의 양자파동장과 공명할 수 있다. ③ 세포의 양자파동장이 심하게 교란될 때 세포는 외부 분자의 양자파동장과 공명을 할 수 없다. 이와 같이 세포의 양자파동장이 심하게 교란되면 다른 세포의 양자파동장 혹은 여러 가지 물질의 양자파동장 등과 공명을 할 수 없으며 따라서 세포에는 '기능이상'이 생기는데 이것을 미병이라 부른다. 다시 말하면, 양자파동장에 장애가 생기면 곧바로 육체에 변화가 생기는 것은 아니고 다만 기능에만 장애가 생기는데 이것이 미병이다.

이러한 미병 상태에서는 양자파동장의 교란에 의해 환자는 괴로운데, 육체에는 아직 변화가 없기 때문에 병원에 가서 종합검사를 해봐도 뚜렷한 질병이 발견되지 않는다. 그러나 미병 상태가 해결되지 않고 오래 지속되면 드디어 해부학적인 변화가 초래되는데 이렇게 되면 현대의학에서 진단이 가능하게 되어 질병으로 판명된다. 따라서 질병이란 양자파동장의 불균형이 지속되어 드디어 해부학적 구조에 변형을 일으킨 것을 말한다.

양자파동장을 이용한 질병의 예측

인체 속에 내재하고 있는 양자파동장들은 카오스chaos 수학으로 해석할 수 있음이 밝혀져 있고 따라서 카오스의 끌개attractor 모양을 보면 간질발작, 심장병 발작, 산모의 진통 개시 등을 미리 예측할 수 있다. 예를 들면 다음과 같다.

- 심전도를 측정한 다음 이 측정재료를 카오스 프로그램으로 분석하면 심장마비를 미리 예측할 수 있다. 심장이 정상 기능일 때의 카오스 끌개는 끌개가 광범위하게 분포하는 것을 볼 수 있고, 심장마비 8일 전의 카오스 끌개는 다소 응축되는 모습을 볼 수 있으며, 심장마비 13시간 전의 카오스 끌개는 하나의 점으로 응축되는 것을 볼 수 있다. 따라서 이러한 끌개의 모양을 관찰하면 최소한 13시간 전에는 심장마비를 미리 예측할 수 있다.
- 미국 플로리다 대학의 정신과 의사 사케라레스J. C. Sackellares는 뇌파EEG 검사장치에 카오스 수학의 해석장치를 부착함으로써 뇌파로부터 뇌의 양자파동장을 얻어낼 수 있다고 했다. 그리고 이를 이용하면 간질발작이 일어나기 10분 전에 미리 간질발작을 예측할 수 있다

고 했다.
- 미국의 산부인과 의사 차핀D. G. Chaffin은 임신 중 태아의 심박동 검사 장치에 카오스 수학의 해석장치를 부착함으로써 태아의 심박동 정보로부터 태아 심장의 양자파동장을 얻어낼 수 있다고 했으며 따라서 태아 심장에 뚜렷한 이상이 나타나기 전에 이상의 조짐을 미리 예측할 수 있다고 했다.
- 영국의 리즈 대학에서는 산모의 진통을 미리 예측할 수 있는 출산예측기Prediction Of Labor Onset; POLO를 개발했는데, 이 장치는 임산부의 복부에 자궁수축을 감지하는 센서를 부착해 자궁 수축을 인식하는 장치이다. 그런데 이 장치의 프로그램에는 자궁수축에 대한 정보를 카오스 수학으로 분해하는 프로그램이 장착되어 있어 자궁수축 정보로부터 자궁의 양자파동장에 대한 정보를 주기적으로 탐지하고 분석할 수 있다. 따라서 진통의 시작을 출산일 2주 전에 미리 예측할 수 있다고 했다.

국소 촉진

인체를 구성하는 분자, 세포, 조직 및 장기는 고유의 양자파동장을 가지고 있는데 이들은 봄 이론의 비국소성 원리에 의해 하나로 연결되어 있다. 따라서 인체의 국소를 만짐으로써 인체의 전체적인 질병을 진단할 수 있다.

- 정골 요법osteopathic therapy: 미국의 스틸Andrew T. Still은 뼈의 양자파 동장은 인체의 모든 조직 및 장기의 양자파동장과 연결되어 있다고 했으며 따라서 뼈를 만짐으로써 시술자가 '직관력'을 이용해 인체의 많은 병을 진단하고 치료할 수 있다고 했다.

- 두미골 요법Craniosacral Therapy: 정형외과 의사인 업레져John Upledger는 두개골과 척추의 양자파동장은 인체의 모든 조직 및 장기의 양자파동장과 연결되어 있다고 했으며 따라서 안면과 구강을 포함한 두개골과 척추뼈에 손을 대고 시술자의 '직관력'을 동원해 뇌척수액의 흐름을 감지함으로써 인체의 많은 병을 진단하고 치료할 수 있다고 했다.

- 척추교정 요법chiropractic: 데이비드Daniel David와 팔머Palmer 등은 척추의 양자파동장은 인체의 모든 조직 및 장기의 양자파동장과 연결되어 있다고 했으며 따라서 척추를 만짐으로써 시술자의 '직관력'을 동원해 사람의 많은 질병을 진단하고 치료할 수 있다고 했다.

- 극성 요법polarity therapy: 척추교정 치료사인 스톤Randolph Stone은 인체는 양자파동장에 둘러싸인 전자석과 같은 것이라고 했으며 건강 유지를 위해서는 자장이 바른 정렬을 하고 있어야 한다고 했고 따라서 시술자가 '직관력'을 동원해 환자의 자장을 인식하고 자장의 정상 유무를 확인함으로써 병을 진단하고 치료할 수 있다고 했다.

- 연조직 촉진: 헬러Heller, 아스톤Aston, 트래거Trager, 펠덴크라이스Feldenkrais, 롤핑Rolfing, 알렉산더Alexander 등은 신체의 연조직soft tissue의 양자파동장은 인체의 모든 조직 및 장기의 양자파동장과 연결되어 있다고 했으며 따라서 연조직을 만짐으로써 시술자의 직관력

을 동원해 사람의 많은 질병을 진단하고 치료할 수 있다고 했다.

- **지압 요법**acupressure therapy : 동양의학에서는 경혈에 해당하는 부위의 양자파동장은 인체의 모든 조직 및 장기의 양자파동장과 연결되어 있다고 했으며 따라서 피부의 특정 부위를 만지거나 압박함으로써 시술자의 직관력을 동원해 환자의 질병을 진단하고 치료할 수 있다고 했다.

- **반사 요법**reflexology, zone therapy : 미국의 이비인후과 의사 피츠제럴드 William Fitzgerald는 손바닥이나 발바닥의 양자파동장은 인체의 모든 조직 및 장기의 양자파동장과 연결되어 있다고 했으며, 따라서 시술자는 직관력을 동원해 발바닥 혹은 손바닥의 특별한 압점을 만지고 자극함으로써 인체의 많은 병을 진단하고 치료할 수 있다고 했다.

- **응용 기생리학**applied kinesiology : 미국의 카이로프랙틱 의사인 굿하트 George Goodheart는 인체의 근육의 양자파동장은 인체의 모든 조직 및 장기의 양자파동장과 연결되어 있다고 했으며 따라서 시술자는 직관력을 동원해 근육을 테스트함으로써 인체의 많은 병을 진단하고 치료할 수 있다고 했다.

- **홍채술**iridology therapy : 헝가리 의사 펙슬리Ignarz Von Peczely는 홍채의 양자파동장은 인체의 모든 조직 및 장기의 양자파동장과 연결되어 있다고 했으며 따라서 시술자의 직관력을 동원해 홍채를 돋보기를 통해 들여다보고 환자의 많은 질병을 진단하고 그에 따라 치료할 수 있다고 했다.

- **이침술**auricular acupuncture : 프랑스 외과의사 노지에Paul Nogier는 귀

의 양자파동장은 인체의 모든 조직 및 장기의 양자파동장과 연결되어 있다고 했으며 따라서 시술자는 직관력을 동원해 귀의 특별한 압점을 만지고 자극함으로써 인체의 많은 병을 진단할 수 있다고 했다.

양자파동장 측정장치

양자파동장 측정장치를 이용해 질병을 진단할 수 있는데 선진 외국에서는 이미 이삼십 년 전부터 여러 종류의 진단장치를 개발해 임상에 사용하고 있다. 물론 이러한 진단장치들의 대부분은 아직 현대의학에서는 사용하지 않고 있다. 다음은 양자파동장 측정장치를 이용한 질병의 진단장치들이다.

(1) 다중대비간섭사진술을 이용한 진단

1989년 영국의 올드필드Harry Oldfield는 킬리안 사진술Kirlian photography을 변형해 다중대비간섭사진술polycontrast interference photography; PIP이라는 진단장치를 개발했는데 이것은 몸 전체에서 방사되는 양자파동장을 촬영하여 진단하는 장치이다. PIP는 인체를 단순한 디지털 카메라로 촬영한 다음에 디지털 사진에서 얻은 정보를 소프트웨어 상에서 광자의 강도에 따라 1번부터 255번까지의 번호를 부여하고, 각 번호에 한 가지의 색깔을 배정했다. 이러한 인공컬러 영상시스템을 사용해 화면을 재구성한 것이 PIP이다. 아직은 표준화가 다소 떨어진다는 지적을 받고 있지만 인체의 양자파동장을 측정하는 진단장치이다.

(2) 위상 오라미터를 이용한 진단

1990년에 러시아의 크라브첸코Yuri Kravchenko는 위상 오라미터phase aurameter를 개발했는데 이 장치는 인체에서 방사되는 양자파동장을 1m 떨어진 거리에서도 측정할 수 있다. 이 장치는 양자파동장을 감지해 신호를 해석하는 독특한 방법을 쓰고 있는데, 건강한 사람의 양자파동장은 몸에서 40~50cm 떨어진 거리에서도 달걀 모양으로 몸을 둘러싸고 있는 모양으로 나타난다. 그러나 병이 있는 사람은 찌그러진 형태로 나타난다.

(3) 오라미터를 이용한 진단

오라미터aurameter는 미국 UCLA 대학의 운동생리학 교수였던 헌터 Valerie V. Hunt가 개발했다. 이 장치는 0.1~250,000Hz의 주파수 측정이 가능하고 이 장치를 이용하면 사람마다 서로 다른 오라aura의 양자파동장을 측정할 수 있어 질병을 진단할 수 있다. 예를 들면, ① 양자파동장의 결맞음이 높으면 건강하고, ② 양자파동장이 결핍형으로 나타나면 암, 피로증후군, 저혈압, 빈혈, 당뇨병 등을 의심할 수 있으며, ③ 과잉형 패턴으로 나타나면 염증, 고혈압 및 피부질환 등을 의심할 수 있고, ④ 폐쇄형 패턴으로 나타나면 루게릭병, 피부 경화증, 다발성 경화증을 의심할 수 있으며, ⑤ 개방형 패턴으로 나타나면 약물 중독, 정신 질환 등을 의심할 수 있다.

(4) 비선형 진단시스템을 이용한 진단

비선형 진단시스템non-linear diagnostic system; NLS은 러시아에서 개발된 것으로, 진단과 동시에 치료가 가능한 장치인데 제작회사에 따라서 오베론Oberon 또는 에타스캔Etascan이라고도 부른다. 이 장치의 원리는 다음과 같다.

원적외선을 환자에게 조사하면 환자의 양자파동장이 여기勵起된다. 이때 환자의 머리에는 양자파동장을 감지할 수 있는 감지기seonsor를 미리 부착하는데 이 감지기를 통해 환자의 양자파동장 정보가 수집한다. 이렇게 수집된 환자의 양자파동장 정보는 무선으로 컴퓨터 시스템에 전달되는데, 이 장치의 프로그램에는 조직 및 장기의 기능을 그 정도에 따라서 6가지로 분류하도록 되어 있다. 즉, 1은 최상의 건강상태, 2는 정상상태, 3은 긴장상태, 4는 기능장애로 가는 과도기, 5는 부분적 기능장애, 6은 명백한 기능장애를 의미한다. 이러한 6가지의 분류에 따라서 조직 및 장기의 기능을 진단할 수 있다.

(5) 전기적 간질 측정장치를 이용한 진단

전기적 간질 측정장치electro-interstitial scan; EIS는 프랑스에서 개발된 진단장치이다. EIS는 환자의 이마, 두 손바닥과 두 발바닥에 센서를 부착하고 환자의 양자파동장을 채취한다. 비록 국소적인 몇 군데에서 양자파동장을 채취하지만 비국소성 원리에 의해 인체 '전체의' 양자파동장을 얻을 수 있다. 이와 같은 환자의 양자파동장은 파동 형태의 아날로그 정보이다. 따라서 이것을 아날로그-디지털 변환기에 의해서 디지털 정보로 바꾼다. 이와 같이 디지털 정보로 변환된 환자의 양자파동장에 관한 정보는 컴퓨터에 저장한다.

  컴퓨터의 프로그램을 통해 환자에게서 채취한 양자파동장을 분자장, 세포장, 조직장 및 장기장 등으로 분해한다. 진단장치의 프로그램에는 미리 건강한 사람의 분자장, 세포장, 조직장 및 장기장 등과 같은 모든 정보를 데이터베이스DB로 만들어 저장해두었을 뿐만 아니라 인공지능도 컴퓨터에 설치해두었다. 이제 인공지능을 이용해 저장되어 있는 DB와 환자의 정보를 비교한다. 이때 최근 컴퓨터의 속도가 빨라 환자의 몸 전체를 진단하는 데에는 3분이면 족하다.

  컴퓨터에 저장된 DB화된 정보와 환자의 정보를 비교한 다음, 그 결과를 모니터에 표시된다. 즉, 숫자로 표시하는 경우에 0은 최적의 건상 상태를 의미하고, −25와 +25 사이는 정상을 의미하며, +25보다 높으면 염증, 고혈압 혹은 피부질환을 의심할 수 있고, −25보다 낮으면 퇴행성 질환을 의심할 수 있다. 만약 색깔로 표시되는 경우라면 회색은 정상, 노란색은 약간 이상, 빨간색은 다소 이상, 초록색은 중정도 이상, 파란색은 심한 이상을 의미한다.

16
양자파동장을 이용한 질병 치료

정의

양자의학에서는 사람은 물질적 구조 이외에도 양자파동장과 같은 에너지 구조와 감정 및 의식과 같은 마음 구조가 삼위일체를 이루고 있다고 생각하기 때문에 질병을 치료함에 있어서도 3가지 측면 모두에서 치료를 해야 한다. 즉 물질적 차원에의 치료, 에너지적 차원에서의 치료 그리고 마음 차원에서의 치료가 각각 필요하다.

이 책에서는 먼저 에너지 차원에서의 치료를 다루고 다음에 마음 차원에서의 치료를 다루고자 한다. 에너지 차원에서의 치료란 양자파동장을 이용하는 치료를 말한다. 즉 인체를 구성하는 분자·세포·조직·장기의 양자파동장을 이용하는 방법, 양자파동을 쪼여줌으로써 치료하는 방법, 모든 양자파동장을 분석한 다음에 치료하는 방법, 양자파동장 발생장치를 이용해 치료하는 방법, 양자파동장의 정체를 교정함으로써 치료하는 방법, 국소 부위의 양자파동장을 자극함으로써 치료하는 방법 등이 있다.

유전자의 양자파동장

- 독일 피부병 연구소의 카이머Martin Keymer는 암 환자에서 유전자 p53이 기능을 하지 못한다는 점에 착안해 유전자 p53이 갖고 있는 양자파동장의 주파수를 기술적으로 해석해 이 주파수를 암 환자에게 조사함으로써 암을 치료할 수 있었다고 했다. 이 방법은 기존의 유전자 치료보다 시술이 간편하고 저렴하며 치료효과도 더 월등하다고 했다.
- 우크라이나의 과학자 사카로프D. Sakharov는 사과즙파리Drosophila melanogaster는 온도를 40도로 유지한 채 120분간 유지하면 파리의 유전물질에 변형을 초래해 파리의 치사율이 높아지고, 번식률도 감소하며, 먹이를 주지 않을 때 살아 남는 기간도 짧아진다고 했다. 그런데 이때 정상 파리가 갖고 있는 유전자의 양자파동장의 주파수를 이들 파리에 조사하면 이상에서 나타난 이상소견이 모두 정상으로 회복된다고 했다.
- 미국의 과학자 가필드Lauren Garfield는 사람의 유전자는 그 배후에 고유의 양자파동장을 갖고 있으며 이 양자파동장이란 주파수wave로 구성되어 있기 때문에 이들 주파수를 푸리에Fourier 변환식과 같은 수학

적 장치를 이용해 해석할 수 있다고 했다. 또 이 정보를 소리 정보로 바꾸어 콤펙트 디스크CD에 저장했다가 소리를 들려줌으로써 유전자 치료를 할 수 있다고 했다.

- 미국의 과학자 클라크H. R. Clark는 사람의 유전자가 갖고 있는 양자파동장의 주파수를 푸리에 변환식과 같은 수학적 장치를 이용해 해석한 다음 이 정보들을 전산 처리해 데이터베이스로 만들어 컴퓨터에 저장한다면 컴퓨터를 통해 유전자 진단을 간단히 할 수 있고 또한 유전자 치료를 할 수 있다고 했다.

바이러스의 양자파동장

- 미국의 과학자 가필드는 바이러스, 세균 및 기생충 등은 고유의 양자파동장을 가지고 있으며 따라서 이들 주파수에 대한 반대파를 만들어 조사하면 바이러스, 세균 및 기생충을 박멸할 수 있다고 했다. 이러한 방법을 사용하면 바이러스는 3분, 촌충·회충은 5분, 진드기는 7분, 나머지는 20~30분 내에 죽일 수 있다고 했다.

- 미국의 과학자 클라크H. R. Clark는 바이러스는 그 배후에 고유의 양자파동장을 갖고 있으며 이 양자파동장의 주파수를 해석한 다음, 이 정보들을 전산 처리하여 데이터베이스로 만들어 컴퓨터에 저장한다면 컴퓨터를 이용해 바이러스에 의한 질병을 간단하게 진달할 수도 있고 또한 치료도 할 수 있다고 했다. 지금까지는 바이러스의 배양이 매우

어렵기 때문에 임상에서 바이러스를 진단하는 것이 매우 큰 문제였는데 이 방법을 이용하면 임상적으로 매우 유용하게 사용할 수 있다고 했다.

물의 양자파동장

- 일본의 에모토 마사루江本勝는 물을 특수하게 결빙시키는 방법을 개발하여 결빙된 물을 현미경으로 관찰함으로써 인체에 유익한 물과 해로운 물을 구별할 수 있다고 했다. 이때 인체에 유익한 물은 예쁜 육각형의 모양으로 나타난다고 했는데 이것은 물이 가진 고유의 양자파동장과 밀접한 관계가 있다고 했다. 따라서 이러한 방법을 이용해 육각형 모양을 하는 물을 마시게 함으로써 질병을 치료할 수 있다고 했다.
- 독일의 생물물리학자 루드비히Wolfgan Ludwig는 물의 양자파동장을 해석하는 장치를 개발했으며 따라서 사람이 마시는 음료수가 건강에 좋은지 나쁜지를 알 수 있다고 했다. 또한 루드비히는 사람들이 마시는 모든 음료수에 건강에 좋은 정보를 주입한 다음 이 물을 공급함으로써 건강을 지킬 수 있다고 했다.
- 미국의 생화학자인 로렌젠Lee H. Lorenzen은 특수 세라믹과 레이저 기술을 이용해 물의 분자구조를 '마이크로클러스터microcluster'로 만들면 물의 양자파동장이 바뀌면서 보통의 물보다 인체에 유익한 물이 된다고 했다. 따라서 이러한 마이크로클러스터를 유지하는 물을 마시면

건강에 도움이 된다고 했다.
- 러시아의 과학자 카즈나체예프Vlail Kaznacheyev는 인체에서 가장 활성적이고 면역력이 강한 세포를 골라서 그 세포의 양자파동장을 음료수에 주입한 다음 이 물을 항상 마시게 하면 암의 치료에 도움이 된다고 했다.

약물의 양자파동장

- 우크라이나의 과학자 불가N. R. Vuga, 잘코-토타렌코O. V. Zhalko-Totarenko, 엔들러P. C. Endler 등은 어떤 약물이든 그 약물이 가지고 있는 양자파동장을 해석할 수 있다고 했으며 그는 이러한 해석장치를 이용해 초산acetic acid의 양자파동장이 갖고 있는 정보를 보통 물에 전사시킬 수 있다고 했고, 알부민이나 타이록신thyroxine도 전사시킬 수 있다고 했다. 따라서 이들은 어떠한 약제도 이와 같은 방법으로 전사시킬 수 있기 때문에 약물을 직접 투여하지 않고 치료할 수 있다고 했다.
- 미국의 과학자 비어든Tom Bearden은 약물의 양자파동장을 측정할 수 있는 장치를 개발했으며 이 장치를 이용하면 질병의 진단도 가능하고 치료도 가능하다고 했다. 그는 홍역을 이미 앓은 사람의 혈액으로부터 항체를 분리한 다음, 자신이 개발한 측정장치를 이용해 이 항체로부터 양자파동장을 채취해 아직 홍역에 대해 면역력이 없는 사람에게 이 양자파동장을 조사함으로써 영구적으로 예방할 수 있다고 했다.

- 가필드는 비타민이나 약물을 직접 투여하는 대신에 비타민이나 약물에 해당하는 양자파동장의 내용을 소리로 바꾸어 소리를 들려줌으로써 치료 효과를 얻을 수 있다고 했다. 이뿐만 아니라 수면제에 해당되는 소리를 쥐에 들려주면 쥐는 잠에 빠진다고 했다.
- 미국의 과학자 가뇽T. A. Gagnon은 약초가 가지고 있는 양자파동장을 채취하는 장치를 개발해 약초의 정보를 물에 전사시킨 다음 이 물을 환자에게 복용시킴으로써 환자를 치료할 수 있다고 했다.

최근 시중에 '약물 패치patch'라는 것이 시판되고 있다. 이것은 약물의 양자파동장을 이용해 치료하는 방법인데 피부에 붙이는 패치이다. 이 약물 패치를 잠깐 소개하면 이렇다. 이 패치 속에는 투여하고자 하는 약물을 넣는 것이 아니라 그 약물이 가진 '양자파동장을 방사하는 분자'를 넣는 것이다.

예를 들어 '수면제 패치'를 만든다고 하자. 첫째, 나노테크놀로지nanotechnology에 의해 수면제의 분자 구조를 변형시킨다. 둘째, 이 변형된 수면제는 빛을 받으면 폐쇄회로와 같은 역할을 하여 그 분자가 가지고 있는 양자파동장을 방사하게 된다. 이와 같이 분자가 자기가 가진 양자파동장을 방사하는 것을 '분자 안테나molecular antenna'라고 부른다. 셋째, 이와 같이 구조변경을 거친 '분자 안테나'를 적당한 패치 속에 넣는다. 넷째, 이 패치를 피부에 갖다 붙이되 경락이 흐르는 부위를 골라서 대칭적으로 붙인다. '수면제 패치'를 피부에 갖다 붙이면 사람의 피부 흐르고 있는 매우 미약한 자기장과 만나게 된다. 때문에 '분자 안테나'

를 함유한 패치를 사람의 피부에 갖다 붙이면 이 자기장이 반송파carrier wave 역할을 해 수면제의 양자파동장이 변조되면서 인체에 방송을 시작해 약물의 정보를 전달하는데 그 내용은 '잠들라! 잠들라!'이다.

동종요법

과거에는 동종요법homeopathy은 그 치료 기전을 몰라서 사이비 치료법으로 취급되었다. 그러나 지금은 양자의학으로 설명이 가능하다. 즉, 동종요법은 물의 양자파동장과 약물의 양자파동장을 이용한 복합치료법인 것이다.

동종요법은 18세기말 독일의 의사 하네만Samuel Hahnemann이 개발한 치료법이다. 하네만은 키니네quinine(인도네시아의 자바섬 등에서 재배되는 키나나무의 수피에 함유된 대표적인 키나알칼로이드)가 어떤 원리로 말라리아를 치료하는지를 알아보기 위해 직접 키니네를 복용했다. 그런데 하네만은 키니네를 복용한 후 며칠 동안 말라리아의 모든 증상이 연달아 나타나는 것을 경험하게 되었다. 여기서 그는 병의 증상과 똑같은 증상을 일으키는 물질은 치료제로도 사용할 수 있다는 사실을 알게 되었다. 즉, '이열치열'의 법칙을 발견한 것이다. 그 후 그는 여러 종류의 식물, 동물, 광물, 염분 및 금속 등의 물질을 건강한 지원자에게 투여했을 때 어떤 증상이 일어나는지를 세심하게 관찰했으며, 이런 관찰을 통해 하네만은 정상인에게 어떤 증상을 유발하는 어떤 물질은 그와 같은 똑같은 증상을 보이는 환자들에게는 치료약이 될 수 있다는 사실을 발견했다. 이런 식으로 하네만은 동종요법의 치료약전을 완성했다.

그러나 많은 양을 투여하면 오히려 병을 더 악화시킬 수 있기 때문에 같은 것을 주더라도 '매우 희석'해야만 했는데, 이로써 부작용도 없어지고, 오히려 환자가 갖고 있는 고유의 '자연치유력'을 발동시키는 좋은 결과가 나타나는 것을 발견했다. 여기서 '매우 희석'이란 용액 중에 치료제의 본래의 물질이 전혀 들어있지 않을 정도로 희석한 것을 말한다. 즉, 맹물을 가지고 치료한다는 뜻이다.

이와 같이 맹물을 가지고 치료한다는 점이 그 당시 의학계의 반발을 사게 되었다. 그도 그럴 것이 치료 용액 안에는 눈에 보이지도 않는 약물의 정보가 저장되어 있다고 주장한 것과 같기 때문이다. 그러나 양자물리학이 발달하면서 물에는 눈에 보이지 않는 양자파동장이 있어 정보를 기억한다는 사실이 밝혀지면서 동종요법도 다시 부활하게 되었다. 그뿐만 아니라 오늘날에는 컴퓨터가 발달해 하네만의 치료약전이 데이터베이스로 정리되어 있어 사용하기 간편하게 되었다.

동종요법의 처방 예를 들어보면 다음과 같다. 갱년기 여성이 증상을 호소할 때 현대의학에서는 호르몬 대체요법이라 하여 치료가 거의 일률적이다. 그러나 동종요법에서는 개개인의 증상의 종류에 따라 서로 다른 처방을 하게 된다. 예를 들면, 폐경여성 A는 홍조+발한+불면증+관절통+요통을 호소하고, 폐경여성 B는 홍조+발한+불면증+관절통을 호소하며, 폐경여성 C는 홍조+발한+불면증을 호소하고, 폐경여성 D는 홍조+발한을 호소하며, 폐경여성 E는 홍조만 호소할 경우에 각각의 증상을 컴퓨터에 입력하면 처방전이 모니터에 저절로 뜨는데, 환자 A는 식물로 만든 액체, 환자 B는 동물로 만든 액체, 환자 C는 광물로 만든 액체, 환자 D는 염분으로 만든 액체, 환자 E는 금속으로 만든 액체 등과 같은 식으로 각각 처방이 다르다.

처방이 결정되면 원액 한 방울을 취하여 물 99방울을 섞어 희석하고 강하게 흔든다(1/100희석액). 이 희석액에서 한 방울을 취해 다시 물 99방울을 섞는다(1/10,000희석액). 여기서 또 한 방울을 취해 물 99방울을 섞는다. 이런 식으로 100^6 분의 1 또는 100^{30} 분의 1로 희석하면 마지막 희석액에는 본래의 물질은 전혀 존재하지 않게 된다. 이와 같이 맹물로 치료하기 때문에 치료 효과는 있으면서 부작용이 없다. 여기서 중요한 것은 항상 물을 강하게 흔들어야 한다는 점이다. 이렇게 물을 강하게 흔들면 물의 구조가 변해 마이크로클러스터를 형성하게 되며 마이크로클러스터로 변한 물 분자는 양자파동장을 잘 형성할 수 있게 되기 때문이다.

최근에는 동종요법에 관해 첨단장치를 이용한 과학적 연구가 많이 진행되고 있다. 독일의 과학자 포프는 동종요법을 그의 생체광자 이론으로 설명할 수 있다고 했다. 즉 동종요법에 사용되는 약제의 생체광자와 물의 생체광자가 공명에 의해 통신이 일어나고 이때 약제의 정보가 물에 전달되며 이 물이 치료 효과를 나타낸다는 것이라고 했다. 여기서 포프가 말하는 약제의 생체광자나 물의 생체광자란 바로 양자파동장을 의미하는 것이다.

이와 같은 동종요법은 통증, 알레르기, 천식, 관절염, 간질, 당뇨병,

피부발진, 독감, 만성피로, 월경전 증후군, 부인과질환, 요통, 두통, 정서장애 및 기타 많은 종류의 질병 등에 치료 효과가 있는 것으로 알려져 있다.

현재 프랑스 인구의 36%가 동종요법을 사용하고 있으며, 의사의 70%가 동종요법을 시술하고, 7개의 의과대학에서 동종요법을 강의하고 있다. 영국은 일반 의사의 37%가 동종요법을 교육받고, 5개의 국립 동종요법 병원이 있다. 독일은 의사의 10%가 동종요법을 교육받고, 동종요법에 사용되는 연 의료비용은 4,000억 원이 넘는다. 유럽은 전체적으로 의사의 75%가 동종요법을 시도해본 경험을 갖고 있다. 인도는 120개 이상의 4~5년제 동종요법 대학이 있고, 만 명이 넘는 동종요법 의사가 있다. 미국은 식품의약청이 동종요법을 공인한 상태이며 동종요법을 시술하는 미국의 의사들도 점차 증가하는 추세에 있다. 우리나라에서도 차츰 동종요법을 시술하는 의사가 증가하는 추세에 있다.

물의 양자파동장에 치료 정보 전사

물은 고유의 양자파동장을 가지고 있어 기억하는 능력이 있다. 따라서 물의 양자파동장에 치료에 필요한 정보를 기억시킨 다음에 이 물을 마시게 함으로써 질병을 치료할 수 있다. 이때 물에 치료 정보를 전사 imprinting하기 위해서는 우선 치료제의 양자파동장을 복사하는 방법이 있어야 한다. 여기에는 다음과 같은 여러 가지 방법이 있다. 자세한 내용은 25장을 참고하기 바란다.

- 프랑스의 과학자 방브니스트Jacques Benveniste는 분자의 양자파동장을 복사하는 장치를 만들었는데 이 장치를 이용해 치료제의 양자파동장을 복사한 다음 이를 물에 전사해 물을 마시게 함으로써 치료에 사용할 수 있다.
- 러시아에서 개발된 소용돌이파 발생기Torsion wave generator라는 것이 있다. 이것도 일종의 양자파동장 복사장치이다. 이 장치를 이용해 치료제의 양자파동장을 복사한 다음 이를 물에 전사해 그 물을 마시게 함으로써 치료에 사용할 수 있다.
- 미국의 과학자 가농T. A Gagnon과 레인G. Rein 등은 양자파동장을 발생하는 장치와 분자의 주파수를 발생하는 장치를 결합한 특이한 장치를 개발했다. 이들은 양자파동장을 발생하는 방법으로 카두시우스 코일caduceus coil을 사용했고, 여기에 분자의 주파수 발생장치에서 생성된 주파수를 혼합하고 증폭시켜서 변조된 분자 주파수를 합성했다. 이렇게 변조된 분자 주파수를 물에 전사해 물을 마시게 함으로써 치료에 사용할 수 있다.
- 미국의 화학자 로렌젠Lee Lorenzen은 3차 증류수를 14단계의 공정을 거치면 물 분자는 나노입자nanoparticle의 마이크로클러스터가 된다고 했는데 이렇게 하면 그 물에는 정보를 잘 전사시키는 기능이 생긴다고 했다. 그래서 이 물에 인체에 필요한 단백질, 아미노산 혹은 기타 분자를 넣은 다음, 여기에 세라믹 처리, 레이저 처리 및 강한 자기장 처

리를 한 후에 본래의 물질을 제거하면 물은 단백질, 아미노산 혹은 분자 정보만 기억된 물이 된다고 했으며 이 물을 치료에 사용할 수 있다고 했다.

세포의 양자파동장

- 구소련의 과학자 카즈나체예프는 정상세포가 가지고 있는 양자파동장을 해석한 다음 이 양자파동장을 암세포에 조사함으로써 암세포를 정상세포로 환원시키는 것이 가능하다고 했다.
- 우크라이나의 과학자 오사다 Ketrin Osadcha는 세포가 가지고 있는 양자파동장을 해석하는 장치를 이용해 활성이 강한 세포로부터 양자파동장을 채취해 사람의 백혈구에 조사하면 실제로 백혈구의 활성이 증가한다고 했다. 다시 말하면 면역세포의 활성을 이러한 장치에 의해 강화시킬 수 있으며 이 방법에 의해 에이즈 치료도 가능할 수 있다고 했다.

박테리아의 양자파동장

- 미국의 과학자 가필드는 세균은 고유의 양자파동장이 있고 이들을 박멸하는 주파수를 만들 수 있기 때문에 이 치료 주파수를 소리로 전환

하여 소리를 들려줌으로써 세균을 박멸할 수 있다고 했다.

조직의 양자파동장

- 미국의 정형외과 의사인 베커Robert Becker는 뼈가 가진 고유의 양자파동장을 발생하는 장치를 개발했으며 그는 뼈가 골절되었을 때 이 장치를 이용해 골절 부위에 쏘여주면 골절이 빨리 치유된다고 했다.
- 슬로베니아의 과학자 파페즈B. J. Papez는 통증을 호소하는 여러 분야의 운동선수 24명을 대상으로 12명에 대해서는 초음파 치료 및 전기자극치료 등과 같이 기존의 치료법으로 치료했고, 나머지 12명은 정상 조직이 가지고 있는 양자파동장을 통증 부위에 조사해 두 그룹의 치료 효과를 비교했다. 그 결과 그림 33에서 보듯이 양자파동장을 조사한 경우는 치료 횟수가 48회로 기존의 치료군의 120회에 비해 단축

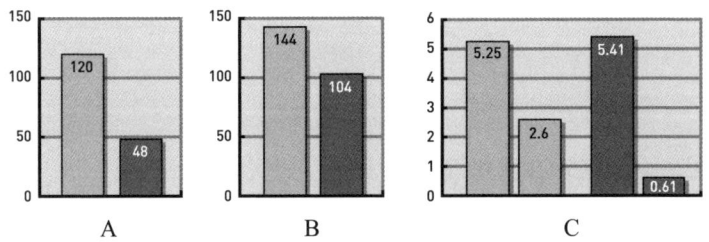

그림 33 조직의 양자파동장 치료(실험군과 대조군의 비교) A: 치료 횟수, B: 치료 기간, C: 치료 효과 ※흐린 색 막대(대조군), 짙은 색 막대(치료군)

되었고, 치료 기간도 104회로 기존의 치료군의 140회보다 짧았으며, 치료 효과도 기존의 치료군에 비해 유의하게 호전되었다고 했다.

- 우크라이나의 리W. J. Rea와 레진츠키G. Lednyiczky 등은 조직이 가지고 있는 양자파동장을 이용해 질병을 치료할 수 있다고 했으며 이때 반송파로 저주파low frequency wave를 사용하거나 10Hz~150kHz 대역의 주파수를 사용할 수 있다고 했다.
- 구소련의 카즈나체예프는 인체 조직 및 장기의 양자파동장을 측정할 수 있는 장치를 개발했으며 이 측정장치를 이용하면 질병 유무에 대한 정보를 수집할 수 있고 또한 손상된 정보를 정상 세포의 정보로 바꾸어줌으로써 암의 치료도 가능하고 에이즈 치료도 가능하다고 했다.

장기의 양자파동장

독일의 내과 의사 게르하르트I. Gerhard는 만성 간염 환자 28명을 대상으로 14명에게는 통상적인 내과적 치료를 했고, 나머지 14명에게는 양자파동장을 이용한 치료(생물학적 컴퓨터BICOM을 이용한 치료)를 했다. 여기서 양자파동장을 이용한 치료란 간기능이 정상인 사람으로부터 간의 양자파동장을 채취해 이 양자파동장을 간염 환자에게 조사하는 방법이었다. 그 결과 통상적 내과치료를 한 그룹에서는 치료 전과 치료 후에 간기능 검사 소견에 큰 차이를 보이지 않았으나 양자파동장으로 치료한 경우에는 GOT 및 GPT 등의 간기능 검사 소견상 간수치가 각각 42%와

50% 감소하는 좋은 결과를 얻을 수 있었다고 했다(표 3).

| 표 3 | 치료법에 따른 간수치 감소율 비교

간기능 검사 종류	BICOM 치료	대조군
GOT	42%	4%
GPT	50%	5%
Gamma GT	38%	7%

- 우크라이나의 사카로프D. Sakharov는 방사선에 노출되어 흉선, 림프선, 비장 등에 조직 파괴의 소견을 보이는 생쥐를 대상으로 흉선, 림프선, 비장 등의 정상 양자파동장을 조사한 결과, 이들 장기들의 조직 파괴가 정상 조직으로 회복되었다고 했다.
- 미국의 의사 웨인스탁Ronald J. Weinstock은 인체의 모든 세포, 조직 및 장기가 가지고 있는 양자파동장을 해석하는 데 성공했으며 이를 컴퓨터에 데이터베이스화함으로써 이상이 생긴 조직 및 장기 별로 정상적인 정보를 제공함으로써 질병을 치료할 수 있다고 했다. 그는 이 장치를 자기공명분석기magnetic resonance analyzer라고 했다.

개체의 양자파동장

- 러시아의 의사이며 물리학자인 칸젠Tszyan Kanzhen은 개체의 양자파동장을 송신하는 장치를 개발했으며 이 기구를 사용해 암을 가진 쥐에게

정상 쥐의 양자파동장을 조사함으로써 그중 70%를 치료할 수 있다고 했다. 또 이미 생식 기능을 잃어버린 늙은 쥐에 젊은 쥐의 양자파동장을 조사함으로써 쥐의 생식능력을 회복시킬 수 있다고도 했다. 이뿐만 아니라 사람에서도 이 장치를 이용하면 탈모, 암, 피부병, 당뇨병 및 노화 등을 치료할 수 있다고 했다.

양자파동장의 조사

(1) 파동 치료

미국의 과학자 클로 워즈워스는 실제로 존재하는 모든 것은 양자파동장을 가지고 있다고 했으며, 최근 컴퓨터 기술의 발달과 파동 공학의 발달로 모든 존재하는 것을 양자파동장의 주파수로 환원할 수 있다고 했다. 심지어 개인의 의식, 성격 혹은 감정도 주파수로 분석할 수 있다고 했다. 예를 들면, 정상인에게 다중인격장애 환자의 의식 주파수를 조사하면 정상인이 실제로 다중인격장애 환자가 된다고 했다. 또한 주파수 1100MHz는 DNA와 공명을 일으키며, 주파수 400~450MHz는 사람의 의식과 공명을 일으키고, 사랑의 감정을 주파수로 분석하면 DNA와 공명하는 주파수가 된다고 했다. 따라서 사랑의 감정을 오래 지속하면 DNA의 돌연변이가 감소되고 건강이 증진된다고 했다.

이와 같이 인간의 육체적인 것, 정신적인 것 그리고 감정적인 것을 모두 파동으로 처리하고 파동으로 치료하는 방법을 파동 치료법vibration therapy이라고 했다.

(2) 음악 치료

인체 주위를 감싸고 있는 양자파동장, 즉 오라는 파동의 형태로 존재하며 이 파동은 1분에 10사이클 미만의 매우 느린 파동으로 알려져 있다. 따라서 사람의 오라 주파수와 비슷한 음악의 주파수는 인체의 오라와 공명을 일으킬 수 있고 이로 인하여 질병의 치료가 가능한데 이것을 음악 치료music therapy라고 부른다. 음악치료는 ① 급성통증, 산모의 진통, 치과 환자의 통증, 화상 환자의 통증 및 말기 암 환자의 통증 등 통증 치료에 효과가 있으며, ② 마취하기 전 음악치료를 하면 마취제의 사용량을 줄일 수 있고, ③ 불안을 억제하는 효과가 있으며, ④ 신생아의 체중이 증가하며, ⑤ 뇌성마비 환자에서 신경학적 합병증을 줄일 수 있고, ⑥ 뇌졸중이나 파킨슨병 환자의 걸음걸이를 정상화하는 데 도움이 된다.

(3) 소리 치료

환자의 목소리, 자연의 소리 혹은 인공적인 소리 등은 파동의 정보들이며 따라서 이러한 파동들이 인체의 양자파동장과 공명을 일으킬 수 있고 이로 인해 질병의 치료가 가능한데 이것을 소리 치료sound therapy라고 부른다. 소리 치료에서 중요한 것은 '페리에 진동법칙'이다. 이것은 주파수의 역수, 즉 $1/f$에 비례하는 파동을 들려주면 생명체는 기능이 활성화되고 편안함과 쾌감을 주며, 반대로 동요 파동, 즉 $1/f$ 제곱에 비례하는 소리(쇳소리 또는 사이렌 소리) 등을 들려주면 오히려 인체에 마이너스 효과를 일으킨다.

- 미국의 과학자 가필드는 사람의 목소리를 분석하면 그 사람이 갖고 있는 모든 양자파동장을 해석할 수 있다고 했다. 다시 말하면 사람의 목소리를 푸리에 변환에 의해 디지털 정보로 바꾸면 목소리는 컴퓨터에서 파동 형태로 볼 수 있고 이것을 분석하면 사람의 목소리로부터 병을 진단할 수 있고 또한 이것을 기초로 하여 소리를 들여줌으로써 치료할 수 있다고 했다.
- 미국의 에드워드 Sharry Edward는 지문이 사람마다 다르듯이 사람의 음성도 서로 다르기 때문에 사람의 음성을 분석하면 인체가 갖고 있는 모든 양자파동장을 얻을 수 있고 따라서 음성 분석에 의해 병을 진단할 수 있고 또한 병을 치료할 수 있다고 했다.

(4) 색깔 치료

최근 컴퓨터 기술의 발달과 파동공학의 발달로 실로 존재하는 모든 것은 주파수로 환원할 수 있으며 따라서 색깔도 주파수로 환원할 수 있고 색깔의 주파수가 인체의 양자파동장과 공명을 일으킬 수 있으며 이를 응용하여 질병을 치료할 수 있는데 이것을 색깔 치료 color therapy라고 부른다.

(5) 광선 치료

광선의 주파수가 인체의 양자파동장과 공명을 일으킬 수 있고 이로 인하여 질병을 치료할 수 있는데 이것을 광선 치료phototherapy라고 부른다. 여기에는 ① 가시광선을 사용하여 치료하는 오토Otto 요법, ② 질병별로 다른 색깔의 빛을 사용해 치료하는 딘샤Dinshah 요법, ③ 탄소봉을 전기 방전하여 발생하는 강력한 빛을 사용해 치료하는 탄소광선 요법, ④ 특수한 램프에서 발생하는 자외선을 사용해 암을 치료하는 방법, ⑤ 인간의 세포가 초당 500억 회 진동한다는 점을 이용해 50GHz의 주파수에 해당하는 마이크로파를 이용하는 마이크로파 요법 등이 있다.

- 독일의 과학자 포프는 발암물질들은 공통적으로 380nm의 자외선만을 흡수한다고 했다. 포프에 따르면 발암물질이 인체에 들어오게 되면 발암물질들은 인체에 존재하는 380nm의 파장대를 흡수하게 되고 이로 인해 인체는 이 파장대가 부족하게 된다고 했다. 따라서 인체에서 380nm의 파장대가 부족하면 암이 생길 수 있다고 했으며 반대로 이 파장대의 광선을 보충하면 암을 치료할 수 있다고 했다.

(6) 향기 요법

존재하는 모든 것은 컴퓨터 처리에 의해 주파수로 환원할 수 있으며 따라서 냄새도 주파수로 환원할 수 있으며 냄새의 주파수가 인체의 양자파동장과 공명을 일으킬 수 있고 이를 응용하여 질병을 치료할 수 있는데 이것을 향기 요법aromatherapy이라고 부른다.

(7) 미각 요법

존재하는 모든 것은 컴퓨터 처리에 의해 주파수로 환원할 수 있으며 따라서 미각도 주파수로 환원할 수 있으며 미각의 주파수가 인체의 양자파동장과 공명을 일으킬 수 있고 이를 응용하여 질병을 치료할 수 있는데 이것을 미각 요법taste medicine이라고 부른다.

(8) 고유 주파수에 대한 이해

시스켄B. F. Sisken은 인체의 조직 및 장기의 양자파동장은 고유의 주파수를 가지고 있기 때문에 파동치료를 할 때는 조직 및 장기의 고유 주파수를 이해하는 것이 중요하다고 했다. 예를 들면, 신경세포는 2Hz, 뼈는 7Hz, 인대는 10Hz, 피부는 15Hz · 20Hz · 72Hz 등에 공명을 잘 일으킨다고 했다.

양자파동장의 분석과 교정

(1) BICOM을 이용한 치료

독일의 물리학자 브뤼그만H. Brüggeman은 인체를 구성하는 모든 분자, 세포, 조직 및 장기의 양자파동장을 분석해 진단도 할 수 있고, 또 이 분석을 통해 치료도 할 수 있는 장치를 개발했는데 그는 이것을 '생물학적 컴퓨터Biological Computer; BICOM'라고 불렀다. 이 장치를 간략하게 소개하면 다음과 같다.

환자는 양쪽 손에 탐침probe을 쥐게 하고 기계를 작동하면 7가우스 미만의 매우 미세한 전류가 흐르게 되는데(냉장고의 문을 열었을 때 100가우스의 전류가 방사되는 것을 감안하면 7가우스는 매우 미약한 것이다), 양자의학의 비국소성 원리에 의해 환자의 손바닥으로부터 환자의 전체적인 양자파동장을 얻게 된다.

BICOM은 환자로부터 채취한 양자파동장을 조직 및 장기별로 자동으로 분해한다. 환자의 분해된 양자파동장의 정보는 내장된 인공지능에 의해 BICOM에 저장된 데이터베이스화된 정보, 즉 인체의 정상적인 분자, 세포, 조직 및 장기에 관한 양자파동장과 비교한다. 이때 정상과 비정상을 구별하기 위해 환자의 침자리인 '소상혈'에 탐침을 접촉해 공명과 비공명을 구별하는 방법으로 진단을 한다.

BICOM을 이용해 치료할 때는 2가지 원칙을 이용한다. 하나는 유해물질이 무엇이든 혹은 병명이 무엇이든 신경 쓰지 않고 총체적으로 치료하는 방법이고, 다른 하나는 유해물질을 하나하나 찾거나 혹은 병명을 확인한 다음 치료하는 방법이다.

유해물질이나 병명에 신경 쓰지 않고 총체적으로 치료하는 방법이란 2단계로 구성되어 있는데, 첫 번째 단계는 비정상파가 발견되면 반전파를 보내서 제로파zero wave로 만드는 단계이고, 두 번째 단계는 정상파를 주어서 보충하는 단계이다. 이렇게 하면 면역세포 및 모든 세포의 기능을 강화하게 되어 인체의 자연치유력이 발휘됨으로써 스스로 질병을 처리하게 된다.

그러나 BICOM은 다음과 같은 단점이 있기 때문에 주의가 필요하다. 즉, ① 탐침을 누르는 힘과 시간에 따라, ② 탐침을 누르는 각도에 따라, ③ 경혈점의 피부의 조건(피부의 두께, 수분량, 땀의 양, 찰과상 유무 등)에 따라, ④ 환자의 감정 상태 및 환경의 상태에 따라서 공명과 비공명을 구별하지 못할 수 있다.

BICOM을 이용한 임상 사례를 소개하면 다음과 같다.

- 독일 소아과 의사 슈마허Peter Schumacher는 BICOM을 이용해 200명의 피부 알레르기 환자를 대상으로 치료한 결과, 83%에서는 성공적으로 치료되었고 11%는 상당히 호전되었으며, 4.5%는 전혀 치료 효과가 없었다.
- 독일의 의사 헤네케J. Hennecke는 BICOM을 이용해 정통 의학으로 치료가 잘 되지 않는 피부 알레르기, 알레르기성 호흡기 질환 및 알레르기성 안과 질환 등을 가진 200명을 대상으로 치료한 결과, 50.4%는 성공적으로 치료되었고, 34.1%는 증상이 상당히 호전되었으며, 13.3%는 전혀 치료 효과가 없었다.
- 멕시코의 뉴호프 클리닉에서는 BICOM을 이용한 암 환자의 치료에서 좋은 치료 성적을 얻을 수 있었다.
- 독일 BICOM 연구소에 따르면 BICOM은 피부 알레르기, 급성 염증성 질환, 기관지 천식, 자가면역 질환, 만성 장 질환, 류머티즘, 월경통, 무월경, 월경불순, 면역결핍증, 긴장성 두통, 타박상, 수술후 통증, 바이러스 감염 등에 효과가 있다고 했다.

(2) SCIO를 이용한 치료

미국의 과학자 넬슨William Nelson은 인체를 구성하는 모든 분자, 세포, 조직 및 장기의 양자파동장을 분석해 진단도 할 수 있고, 또 이 분석을 통해 치료도 할 수 있는 장치를 개발했는데 그는 이것을 '양자-의식 교류시스템Scientific Consciousness Interface Operations System; SCIO'이라고 불렀다. 이 장치를 간략하게 소개하면 다음과 같다.

환자의 인체 중 다섯 군데, 즉 이마, 양쪽 팔목 그리고 양쪽 발목 등에 감지기를 붙이고 이들 부위로부터 환자의 양자파동장을 채취하는데 이와 같은 환자의 양자파동장은 파동 형태의 아날로그 정보이다. 이 아날로그 정보는 전선을 통해 상자와 연결되는데 상자 속에는 디지털/아날로그 변환기가 들어 있어 아날로그 정보가 디지털 정보로 변환된다. 디지털 정보로 전환된 환자의 정보는 전선을 통해 컴퓨터의 소프트웨어에 전송된다.

SCIO는 환자로부터 채취한 양자파동장을 분자, 세포, 조직 및 장기별로 자동으로 분해한다. 이렇게 분해된 정보는 내장된 인공지능에 의해 SCIO에 저장된 데이터베이스화된 정보, 즉 인체의 정상적인 분자, 세포, 조직 및 장기에 관한 양자파동장과 비교한다. 비교한 결과를 점수score로 표시해주는데, 정상이면 '50~99' 사이의 수치로, 결핍의 정도가 가벼우면 '100 이상'의 수치로, 결핍의 정도가 심하면 '50 미만'의 수치로 표시해준다.

진단이 끝나면 치료를 하는데 SCIO의 치료 방법에는 2가지가 있다. 첫째, 병명을 알고 있는 경우에는 SCIO에 내장된 '질병사전Disease Dictionary'에서 병명을 찾아 SCIO의 지시대로 차례로 치료하면 된다. 둘째, 병명을 모르는 경우에는 육체 수준에서의 치료Biomedicine, 에너지 수준에서의 치료Energy medicine, 마음 수준에서의 치료Mind-body medicine 등 3가지 수준에서 치료를 해야 한다. 이때 육체 수준에서의 치료는 영양요법, 약초 요법, 해독 요법 등을 실행하며, 에너지 수준에서의 치료는 침술, 라이프Rife 치료, 공명치료, 동종요법, 카이로프랙틱, 색깔 치료 등을 실행하고, 마음 수준에서의 치료는 스트레스 감소, 최면요법, 명상요법 등을 실행한다.

이 장치는 다음과 같은 장점이 있는 것으로 알려져 있다. ① 환자의 영양상태를 진단할 수 있고 또 영양치료를 할 수 있다. 예를 들면, 모든 종류의 비타민, 단백질, 탄수화물, 지방질, 효소, 무기물 그리고 필수 아미노산 등을 검사하고 부족함이 발견되면 보충할 수 있다. ② 인체의 유독 물질을 검사할 수 있고 제거할 수 있다. ③ 인체 모든 부위의 이상을 알 수 있고 이를 치료할 수 있다. ④ 박테리아, 바이러스, 곰팡이, 프리온prion 등의 유무를 알 수 있고 이를 치료할 수 있다. ⑤ 동종요법의 약제들이 정보로 저장되어 있어 이를 치료에 활용할 수 있다. ⑥ 노화 방지, 비만 관리, 호르몬대사 조절, 스포츠 선수 관리, 미용 관리, 혈관 청소, 면역기능 강화 등의 치료가 가능하다. ⑦ 인체의 에너지 시스템의 강약을 분석하고 기氣의 정체 유무를 확인할 수 있고 치료할 수 있다. ⑧ 스트레스 및 정신적 질환의 원인을 알 수 있고 치료할 수 있다.

생체광자의 공급

세계적인 생체광자bio photon 전문가인 독일의 포프는 생체광자를 입자라기보다는 광자의 파동장으로 생각했으며 이러한 생체광자가 과잉상태가 되거나 혹은 결핍상태가 되면 여러 가지 질병을 일으킬 수 있다고 했다. 그래서 생체광자가 결핍인 상태에서 생긴 질병은 생체광자를 보충함으로써 치료할 수 있다고 했다. 생체광자를 보충하는 방법에는 다음과 같이 여러 가지 방법이 있다.

(1) 광양자 치료

광양자 치료bio-photonic therapy 장치는 빛의 광자photon를 이용하는 치료 방법인데, 자외선-C 영역인 253.7nm에서 발생하는 광자를 환자의 혈액에 쪼이는 방법이다. 즉, 환자의 정맥으로부터 60cc의 혈액을 멸균된 진공상태의 채혈병으로 뽑아낸 다음에 그 혈액을 253.7nm 대역의 광자를 쪼이면서 다시 수혈하는 방법이다. 이때 자외선에서 발생하는 광자가 혈액 속의 여러 가지 성분들에게 에너지를 공급하고 그 에너지를 공급받은 성분들이 다시 인체에 고루 분산됨으로써 인체에 여러 가지 유익한 치료작용을 하게 된다.

(2) 광수정 요법

광선을 수정에 쪼이면 광선은 수정의 격자에서 굴절되기도 하고 혹은 반사되기도 하여 동조성 광자coherent photon를 얻을 수 있는데 이것을 눈을 통해 자극함으로써 치료 효과를 얻을 수 있다. 이것을 광수정요법opto-crystal therapy이라고 부른다.

(3) 겨우살이 요법

포프는 암이 생체광자의 부족에 의해서 발생하는 것이며 따라서 생체광자를 보충하면 암이 회복될 수 있다고 했다. 그래서 그는 암 치료에 좋다고 알려진 많은 물질을 대상으로 실험을 시작했는데 그 결과, 겨우살이mistletoe라는 식물의 추출물이 암의 치료에 효과가 있음을 발견했다. 그래서 포프는 유방암을 가진 30대 여성에게 겨우살이 추출물로 치료했는데 놀랍게도 환자는 1년 만에 완쾌되었다.

전자의 공급

병의 원인을 다양한 측면에서 규명할 수 있지만 가장 궁극적인 차원에서 병의 원인, 즉 모든 병의 원인을 하나로 지목할 수 있는 것이 '전자electron의 결핍'이라 할 수 있다. 따라서 전자를 공급하면 많은 병을 치료할 수 있다는 이론이 있다. 다음에서 전자를 공급하는 방법에 관해 살펴보기로 하자.

(1) 채식

독일의 과학자 포프는 식물에 대한 광자 방출에 관한 많은 연구를 토대로 우리가 먹는 식물성 음식이란 바로 전자를 섭취하는 과정이라고 설명했다. 예를 들어 브로콜리는 탄산가스와 물 그리고 태양의 빛광자을 이용해 광합성 작용을 거치면서 최종적으로 전자가 브로콜리에 저장된다. 브로콜리에 저장된 전자는 우리가 섭취해서 분해하는 과정에서 최종적으로 전자가 방사되는 것이다. 포프는 이 전자가 우리 몸 속의 모든 분자들의 추진력을 제공해 몸에 필요한 화학반응을 일으킨다고 설명했다. 따라서 채식을 하는 것은 전자를 보충하는 치료가 될 수 있다고 했다.

(2) 네거티브 수소이온 공급

보통 수소는 원자핵 속에 양성자 하나가 있고 그리고 전자 하나가 회전하고 있다. 그런데 그림 34에서 보듯이 양성자는 하나인데 전자가 하나 더 추가되어 2개의 전자가 존재하는 수소를 만들 수 있는데 이를 '네거티브 수소이온(H^-)'이라 부른다. 이 네거티브 수소이온은 미국의 의사

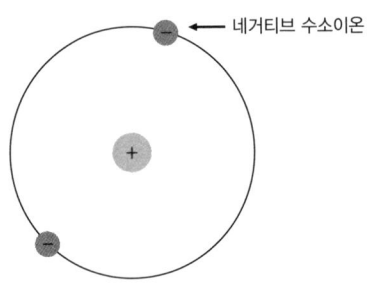

| 그림 34 추가적인 전자를 갖고 있는 네거티브 수소이온

인 플라나갠Patrick Flanagan이 15년간의 연구 끝에 개발했다. 즉, 규소silicon를 특수처리하고 여기에 네거티브 수소이온을 부착했는데 이것이 인체로 흡수되면 물과 결합해 여분의 전자를 다량 방출하는 것으로 알려져 있다. 인체에서 여분의 전자는 항산화제로 작용하기 때문에 치료 효과를 기대할 수 있다는 것이다. 최근 일본에서는 규소 대신에 산호칼슘coral calcium에 네거티브 수소이온을 부착하는 방식으로 전자공급체를 만들어 항산화제로 사용하고 있다.

(3) 네거티브 산소이온 공급

최근 네거티브 산소이온(O_2^-)을 공급하는 치료법이 개발되었는데 이것을 무선미세전류자극wireless microcurrent stimulation; WMCS 치료법이라고 한다. 간단히 소개하면 이렇다.

궤양이나 화상과 같은 피부 상처가 있을 때 WMCS 치료기를 상처로부터 일정한 거리에서 조사하면, 치료기와 상처 부위 사이의 공기 중 보통 산소(O_2)가 네거티브 산소이온(O_2^-)으로 전환되고 이 네거티브 산소이온(O_2^-)이 상처조직에 침투해 전자를 공급하는 것으로 설명하고 있다. 전자를 공급받은 상처조직의 세포들은 아데노신 3인산ATP이 증가할 뿐만 아니라 자연치유력이 회복되어 좋은 치료 결과를 나타내는 것으로 알려지고 있다.

초양자파동장 발생장치

초양자장을 이용해 질병을 치료하는 방법에는 두 가지가 있다. 하나는 준결정quasicrystal을 이용하는 방법이고, 다른 하나는 초양자파동장 발생장치를 만들어 치료하는 방법이다.

(1) 준결정을 이용하는 방법

준결정에 관해서는 이미 제3장에서 설명한 바 있다. 준결정은 우리들의 눈으로 볼 수 있는 거대분자이지만 양자와 같은 거동을 한다. 즉, 상온에서도 고도의 양자 결맞음을 유지하기 때문에 공간 에너지와 쉽게 공명할 수 있다. 따라서 우리가 준결정 물질을 섭취한다면 이것이 인체에 공간 에너지를 보충하는 역할을 해 치료 효과를 기대할 수 있다.

(2) 초양자파동장 발생장치를 이용하는 방법

초양자파동장 발생장치는 인체의 많은 질병을 치료할 수 있는 것으로 알려져 있다. 봄의 양자이론에서 설명한 바 있지만 우주의 진공을 충만하고 있는 에너지는 초양자파동장(일반적으로는 영점장으로 많이 알려져 있음)이라고 했다. 이 초양자파동장은 고도의 질서를 가진 파동이기 때문에 초양자파동장 발생장치를 이용해 초양자파동장을 인체에 쪼여주면 마치 에너지가 높은 데에서 낮은 데로 흐르듯이 고밀도의 초양자파동장이 병이 있는 곳으로 흐르게 되어 질병의 종류에 관계없이 질병을 치료할 수 있는 것으로 알려져 있다. 이것은 마치 영구자석이 자신보다 강한 자장을 만나면 그 극성이 바뀌는 이치와 같다.

초양자파동장 발생장치의 유형은 다음과 같이 여러 가지 유형이 있는데 여기서는 간단히 소개만 하고, 자세한 내용은 뒤의 25장에서 설명하기로 하겠다.

- 초양자파동장 발생장치의 효시라 할 수 있는 테슬라 코일Tesla coil을 이용하는 방법
- 테슬라 코일을 변형한 뫼비우스 코일Moebius coil 혹은 카두시우스 코일Caduceus coil을 이용하는 방법
- 뫼비우스 코일에 주파수 발생장치를 결합하는 방법
- 플라즈마파plasma wave 발생장치를 이용하는 방법(예: 프리오르 기계 Priore machine)
- 플라즈마파 발생장치에 주파수 발생장치를 결합하는 방법(예: 라이프 기계Rife machine)
- 정전기를 이용해 전기적 쌍극자dipole을 만드는 방법
- 소용돌이장torsion field 발생장치를 이용하는 방법

양자파동장 정체의 해소

- 라이히 요법Reichian therapy: 독일의 의사 라이히Wilhelm Reich는 인체의

양자파동장이 흐르지 않고 정체가 생기면 바로 그 부위의 근육이 굳어지고 질병이 생긴다고 했다. 그래서 그 굳어진 근육을 풀어주면 양자파동장의 흐름이 원활하게 되고 동시에 질병이 치료된다고 했다.

- 물 요법hydrotherapy: 미국의 내과의사 로젠펠드Isodore Rosenfeld는 인체의 양자파동장의 정체는 질병을 일으키며 따라서 인체의 양자파동장의 흐름을 촉진하기 위해 광천수에서 목욕을 하면 만성 피로 증후군, 에이즈, 비만, 당뇨병, 요로감염, 류머티즘 등을 치료할 수 있다고 했다.

- 온열 치료hyperthermia: 로젠필드는 또 인체의 양자파동장의 흐름을 촉진하기 위해 섭씨 40~41도의 뜨거운 담요, 팩pack, 스팀방, 사우나 등을 이용하거나 혹은 냉온교대로 하면 항체 및 인터페론의 생산이 증가되고 질병을 치료할 수 있다고 했다.

- 광선 요법: 로젠필드는 이뿐만 아니라 인체의 어느 부위의 양자파동장이 병적인 주파수로 나타나면 그 부위에 질병이 있음을 의미한다고 했으며 이때 광선을 이용해 해당 부위에 정상 주파수를 투여하면 치료가 가능하다고 했다.

- 자기 요법: 독일의 생물물리학 연구소 소장 루드비히는 특별히 고안된 자기磁氣 발생장치를 몸 전체에 조사하면 인체의 양자파동장의 정체를 치료할 수 있다고 했다. 그는 이 방법을 이용하면 부작용이 전혀 없이 골절치료, 스트레스, 암, 혈관 질환의 치료가 가능하다고 했다.

- 치료적 접촉therapeutic touch: 뉴욕 대학교 간호학 교수인 크리거Dolores Krieger는 치료적 접촉이라는 기법으로 몸 전체의 양자파동장의 막힌

곳을 감지할 수 있고 또한 손으로 그것을 조절함으로써 여러 종류의 질병을 치료할 수 있다고 했다. 이 치료법은 현재 미국이나 유럽 등지에서 간호사에 의해서 임상에 많이 응용되고 있으며, 스트레스 감소·전반적인 건강과 활력 증진 등과 같은 일반적인 효과, 염증·부종·급만성 통증 치료·혈색소와 T-세포수의 증가·상처 및 골절 치유·마취 등과 같은 생물학적 효과, 식욕, 소화 기능, 수면 형태의 증진 등과 같은 생리적 효과, 불안·슬픔·우울증·자신감·공포증 등과 같은 감정적인 효과, 섭식장애(거식증)·다식증·과민성 대장 증세·월경전 증후군·외상성 스트레스 증후군·만성 편두통 등과 같은 심인성 질환의 치료 그리고 분만통과 암의 통증 등과 같은 통증 치료 등에 효과가 있는 것으로 알려져 있다.

- 기공 장수체조 Qigong Longevity: 일정한 동작을 호흡과 정신 집중과 함께 반복하면서 동작 하나하나에 의미를 부여하고 실제로 그 동작에 따라 어떤 부위의 양자파동장이 움직이는 것을 연상하면 양자파동장의 흐름이 촉진된다.
- 운동 요가: 신체의 어느 부위를 어떤 동작으로 움직이면 신체의 어떤 장기의 양자파동장이 정체로부터 해소되며 따라서 질병을 치료할 수 있다고 했다.

침술을 이용한 양자파동장의 정체 및 교란 교정

중국의 한의학에서 침술은 5,000년 이상 사용되어왔으며, 중국의 침술은 20세기 초 독일의 과학자 볼Reinhold Voll에 의해 근대의학과 결합되었다. 1972년 미국의 닉슨 대통령이 중국을 방문함으로써 중국의 침술이 미국에 소개되었으며, 1997년 미국의 식품의약청은 침술의 치료효과가 있음을 국가적으로 인정했고 또한 세계보건기구는 일부 중요한 경락의 국제 표준 명칭과 코드를 제정했다. 그동안 침술에 관한 과학적 연구의 내용을 간략하게 소개하면 다음과 같다.

- 1998년 미국 캘리포니아 어바인 대학의 교수였던 조장희 박사는 기능성 자기공명영상촬영술fMRI를 이용해 경혈에 관한 연구를 발표했다. 즉 침술에서는 새끼발가락의 바깥쪽(VA1, VA2, VA3, VA8)을 침으로 찌르면 눈을 자극하는 것으로 알려져 있다. 그래서 실제로 눈을 자극했을 때의 fMRI와 새끼발가락 바깥쪽을 침으로 자극했을 때의 fMRI 그리고 전혀 다른 부위를 침으로 찔렀을 때의 fMRI를 서로 비교했다. 그 결과, 실제로 눈을 자극한 다음 fMRI를 촬영하면 뇌의 시각중추가 활성화되었다. 침술에서 눈을 자극하는 부위로 알려진 새끼발가락의 바깥쪽을 침으로 찌르고 fMRI를 찍으면 역시 동일한 시각중추가 활성화되었다. 그러나 전혀 다른 부위에 침을 놓으면 시각중추에서는 아무런 반응도 보이지 않았다.
- 조장희 박사의 연구가 발표된 이후 fMRI 및 양전자방전단층촬영술PET

등과 같은 뇌영상촬영술을 이용해 침술에 관한 많은 연구가 발표되었다. 몇 가지 예를 들면, 침술이 위약 효과에 의한 것이 아니라는 사실이 이러한 뇌영상촬영술에 의해 밝혀졌다. 즉 경락을 손으로 누르거나 혹은 2~100Hz의 전기로 자극하면 뇌의 항상 일정한 부위에서 활성이 나타나지만 다른 신체 부위를 침으로 자극하면 뇌에서 아무런 활성화 부위가 나타나지 않는다.

- 손으로 혹은 2Hz 전기로 ST-36(족삼리足三理)라는 경혈을 자극한 후 fMRI를 촬영하면 항상 편도amygdale 및 해마anterior hippocampus 부위의 신호가 감소한다. 그러나 대조군으로 피부자극을 한 경우에는 이러한 소견이 관찰되지 않는다.

- 섭씨 50도의 물에 손가락을 담궈 통증을 유발하면 fMRI에서 전방대상피질anterior cingulate cortex 부위의 활성이 증가한다. 그리고 침으로 자극하면 전방대상피질의 활성이 감소한다. 그러나 대조군으로 가짜 침술sham acupuncture, 즉 전혀 관계가 없는 부위에 침으로 자극하면 전두대피질의 증가된 활성이 변하지 않는다.

- 경락 부위만 정확하다면, 반드시 침을 사용하지 않더라도 침술의 치료 효과는 동일한 것으로 알려져 있다. 즉, 손가락으로 지압을 하거나, 심지어 연필이나 볼펜으로 누르거나, 전자파를 사용하거나 혹은 콜드레이저cold laser를 사용해도 치료 효과는 동일하다.

이와 같이 세계적으로 보편화되어 있는 침술은 인체의 양자파동장을 활성화하는 방법으로 알려져 있다. 침술이 어떻게 인체의 양자파동장을 활성화하는지에 대해서는 다음과 같은 몇 가지 가설이 있다.

- **침술은 인체 결체조직의 초전도성을 이용한다** 이 가설을 주장한 영국의 양자생리학자 호M. W. Ho는 인체에 늘리 분포하고 있는 결체조직connective tissue은 생명이 있는 인체에서는 액정 상태를 유지하고 있으며 액정 상태는 초전도성을 보인다고 했다. 그래서 침술은 인체에 널리 분포하고 있는 이 액정을 자극함으로써 양자파동장을 자극하게 되는 것이라고 했다. 다시 말하면 결체조직의 양자파동장은 인체의 모든 조직 및 장기의 양자파동장과 연결되어 있으며 따라서 결체조직의 국소 부위를 침으로 자극함으로써 양자파동장의 교란이 교정되면서 인체의 많은 병을 치료할 수 있다고 했다.

- **침술은 압전성을 유도한다** 이 가설을 주장한 레인Glen Rein 및 베커Robert Becker 등은 인체에는 콜라겐을 위시하여 세포와 세포 사이를 연결하는 간질물질extracellular matrix이 많이 존재하는데 이들은 피부 마사지 혹은 침술과 같은 압력을 받으면 전기를 발생하는 압전성piezoelectric을 보인다고 했고 이 압전성에 의해 양자파동장의 흐름이 촉진된다고 했다.

- **침술은 생체광자를 발생시킨다** 이는 포프의 생체광자 가설로, 경혈이라는 국소 부위에 침을 찔러 자극하면 그 부위의 분자에서 일종의 생체광자가 발생하고 이것이 경락을 따라서 깊은 곳의 장기로 전달되면서 광에너지를 보충한다거나 광에너지의 막힘을 풀어준다. 여기서 생체광자는 양자파동장의 일종이다.

- 침술은 양자파동장이 아니라 유체의 흐름을 촉진한다 즉, 요도 방사성 물질을 이용해 기의 속도를 측정하면 0.1~0.6mm/s로 매우 느리게 전달되기 때문에 경락의 실체는 체액의 흐름으로 보아야 하며 따라서 침술은 인체의 유체의 흐름을 촉진하여 치료 효과를 유도한다는 가설이다.

인체 국소 부위의 치료

인체의 국소 부위를 치료함으로써 인체의 모든 부위의 질병을 치료할 수 있다. 그 방법으로는 정골 요법, 두미골 요법, 척추교정 요법, 극성 요법, 지압 요법, 반사 요법, 응용 기생리학, 홍채 요법, 이침 요법이 있는데, 이와 관련해서는 제15장의 '국소 촉진' 항에 자세히 소개했으므로 여기서는 생략하기로 한다.

▍17
마음을 이용한 질병 진단

정의

양자의학에서 마음을 이용한 질병의 진단이란 크게 두 가지로 나눌 수 있다. 하나는 환자의 마음 상태를 측정하여 질병을 진단하는 방법이고, 다른 하나는 환자의 마음 혹은 의사의 마음 속에는 무한한 능력이 있는 집합무의식이 내재하고 있는데 이 집합무의식의 무한한 능력을 이용해 질병을 진단하는 방식이다.

환자의 마음 상태를 측정하는 간접 방법

환자의 마음 상태는 수시로 변하지만 근본적인 마음 상태는 일정한 패턴으로 고정되어 있어 '좋은 마음사랑, 감사, 기쁨 등'의 상태인가 혹은 '나쁜 마음슬픔, 불안, 공포, 분노 등'의 상태인가를 구별할 수 있는데 다음과 같은 간접적인 방법으로 구별할 수 있다. 여기서 '나쁜 마음'은 흔히 말하는 스트레스와 같은 의미이다.

- 뇌파를 측정하여 뇌파의 모양을 보고 마음의 상태를 진단할 수 있다.
- 동공을 측정하는 방법이 있는데 특히 만성 스트레스를 받는 사람은 동공 반사가 느리고 동공이 확장되어 있다.
- 모발 미네랄 검사Hair Mineral Analysis를 통해 나트륨Na과 칼륨K의 비율이 1:1이 정상인데, 만약 1이상이면 급성 스트레스를 의미하고 1미만이면 만성 스트레스를 의미한다.
- 피부 전도력skin conductance을 측정하여 만약 피부 전도력이 높으면 스트레스를 의미한다. 이것은 스트레스가 높으면 피부에 땀이 많아지고 땀이 많아지면 피부 전도력이 높아지기 때문이다.
- 심박동변이Heart Rate Variability; HRV 측정에 의해 스트레스를 측정할 수 있다. 심박동변이란 시간에 따른 주기적인 심박동의 미세한 변화를 말한다.

환자의 마음 상태를 측정하는 직접 방법

가스방전 시각화장치gas discharge visualization를 통해 오라aura의 전체

적인 모양을 보고 정상인 마음의 상태인지, 교란된 마음의 상태인지를 진단할 수 있다.

다층대조간섭사진술Polycontrast Interference Photography; PIP 측정을 통해 정상적인 마음의 상태와 교란된 마음의 상태를 진단할 수 있다. 정상인에서는 오라의 색조가 노랑색으로 나타나는데 교란된 마음의 상태는 오라가 청색 혹은 검은색으로 나타난다.

미국의 하트매스 연구소는 심전도를 이용해 사람의 감정을 측정하는 장치를 개발했는데 이 장치의 원리를 자세히 보면, 심장박동을 카오스 프로그램으로 분석한 다음 심장의 양자파동장을 재해석하는 방법을 사용했다. 사람이 분노를 느낄 때 마음의 파동을 보면 그림 35의 A에서 보는 바와 같이 매우 불규칙적인 파형을 보인다. 반대로 사랑의 감정을 가질 때의 마음의 파동은 그림 35의 B에서 보는 바와 같이 깨끗한 사인파sine wave를 보인다.

양자-의식 교류시스템Scientific Consciousness Interface Operations System; SCIO을 이용해 마음을 측정하면 사랑·감사·기쁨 등과 같은 좋은 마음은 깨끗한 사인파로 나타나고, 반대로 슬픔·불안·공포·분노 등

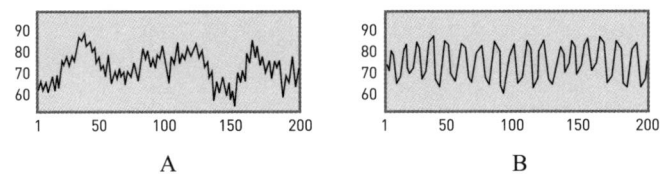

| 그림 35 마음의 파동 A: 분노, B: 사랑

과 같은 나쁜 마음은 매우 불규칙적인 파형으로 나타난다.

마음의 집합무의식을 이용한 질병 진단

양자의학에서 사람의 마음은 3층 구조를 하고 있다. 즉 마음은 표면의식, 개인무의식, 집합무의식 등으로 구성되어 있다. 그런데 마음 중에서 가장 심층 부위에 있는 집합무의식은 무한한 능력이 있다. 사람은 누구나 마음 깊은 곳에 집합무의식을 가지고 있고, 이 집합무의식은 전 인류가 가지고 있는 모든 의식이 저장되어 있는 정보의 거대한 데이터베이스라는 사실이 밝혀져 있다. 따라서 인간의 집합무의식은 시간과 공간을 초월하는 무한한 능력을 갖고 있다.

의사도 집합무의식을 지니고 있기 때문에 이러한 마음의 무한한 능력을 이용하면 질병을 진단할 수 있다. 다시 말하면 의사의 '직관력'을 이용한 진단이 가능하다는 뜻이다. 다음은 몇 가지 사례를 소개한 것이다.

- 미국에서의 연구에 따르면 의사들에게 직관력을 훈련시킨 다음에 이미 진단이 확인된 환자를 원거리에서 알아맞힐 수 있는지를 실험했는데 그 결과 93%에서 정확하게 알아맞힐 수 있었다고 했다.
- 의사가 충분히 연습만 한다면 환자의 양자파동장을 직관으로 느끼고 진단하는 것이 가능한 것으로 밝혀졌다. 즉, 환자의 양자파동장의 느

슨한 응집상태, 양자파동장의 심한 응집상태, 양자파동장의 부족함 혹은 양자파동장의 불균형 등을 진단할 수 있으며 이러한 양자파동장의 상태를 제대로 교정만 해도 좋은 치료가 될 수 있다고 했다.

오-링 테스트를 이용한 질병 진단

오-링 테스트란, 환자의 집합무의식의 무한한 능력을 이용한 질병의 진단법이다. 예를 들어, 환자의 간에 병이 있나 없나를 진단하기 위해 자신의 간이 있는 부위에 왼손을 대고 오른쪽 손의 엄지와 제2지를 붙여서 둥글게 고리(O-링) 모양을 만들게 하고, 의사는 환자가 만든 오-링을 벌리는 테스트이다. "이제 당신의 오-링을 벌릴 테니 당신은 온 힘을 다하여 손가락이 벌어지지 않도록 저항하세요"라고 환자에게 이른다. 의사는 환자의 오-링을 고른 힘으로 확실하고 빨리 벌린다. 그래서 환자의 근육이 의사의 미치는 힘에 저항하여 오-링이 벌어지는지의 여부를 알아본다. 만약 오-링이 열리면 환자의 간 상태가 좋지 않다는 뜻이 된다.

오-링 테스트의 원리를 표로 설명하면 그림 36에서 보는 바와 같다.

가끔 오-링 테스트를 믿지 않는 사람 중에는 의도적으로 이 검사를 방해하는 사람이 있다. 이런 경우에는 간접적인 오-링 테스트를 해야 한다. 이 외에 어린 아이 또는 성인이라도 너무 쇠약한 사람인 경우에는 간접적 오-링 테스트를 해야 한다.

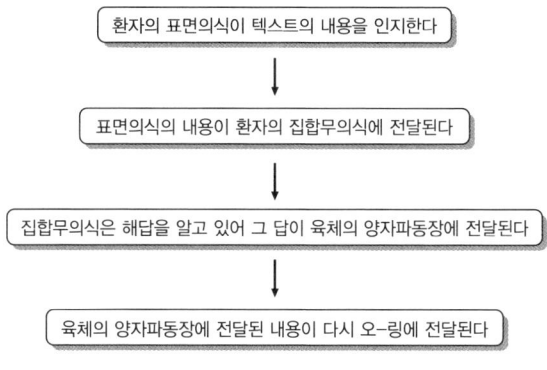

그림 36 오-링 테스트의 원리

간접적 오-링 테스트를 하는 방법은 간호사가 환자의 환부에 왼손을 대고 간호사의 오른쪽 손의 엄지와 제2지를 붙여서 둥글게 고리(O-링) 모양을 만들게 하고, 의사는 간호사가 만든 오-링을 벌리는 테스트를 한다.

혼자서 오-링 테스트를 할 수 있다. 환자는 자신의 왼쪽 손의 엄지와 제2지를 붙여서 둥글게 오-링을 만들고 자신의 오른쪽 손의 손가락으로 오-링을 벌리는 테스트를 할 수 있다. 환자는 마음 속으로 '나의 간에는 병이 있다'라고 계속해서 상상한다. 오른손의 손가락으로 자신의 왼손의 오-링을 고른 힘으로 확실하고 빨리 벌린다. 그래서 왼손의 근육이 오른손의 미치는 힘에 저항하여 오-링이 벌어지는지의 여부를 본다. 간에 병이 있으면 오-링이 열리고, 간에 병이 없으면 열리지 않는다. 만약 병이 있다는 사인으로 오-링이 열리면 다음에는 '간의 병은 암이다'라는 질문을 하고 오-링 테스트를 다시 한다. 간의 병이 암이면 오-링이 열리고, 암이 아니면 오-링은 열리지 않는다.

　오-링 테스트와 비슷한 것으로 근력검사muscle test 혹은 근역학 반사검사kinesiology test가 있다. 이 검사법은 모든 사람에게 예외 없이 두루 적용할 수 있고 또 충분히 보편성과 재현성이 있는 것으로 밝혀져 있다.

　환자를 세운 후 왼팔은 내리고 오른팔은 팔꿈치를 쭉 펴서 바닥과 평형의 상태를 유지한다. 이때 왼팔과 오른팔은 바꿔도 상관없다. 의사는 환자를 마주 보고 오른팔을 환자의 오른쪽 어깨에 놓아 안정을 시킨 후 왼손을 환자가 올린 오른쪽 손목 위에 놓는다. 환자에게 마음 속으로 '나의 간肝에 이상이 있다'를 계속해서 상상하라고 주문한다. '이제 당신의 오른팔을 누를 테니 당신은 온 힘을 다하여 누르는 힘에 저항하세요'라고 이른다. 의사는 환자의 오른팔을 고른 힘으로 확실하고 빨리 누른다. 그래서 환자의 근육이 의사의 미치는 힘에 저항하여 오른팔을 어깨의 관절에 고정시킬 수 있는지의 여부를 본다. 만약 간에 이상이 있으면 환자의 오른쪽 근육의 저항력은 떨어진다. 만약 간에 이상이 있는 결과를 보이면 환자에게 마음 속으로 '간의 병은 암이다'를 계속해서 상상하라고 주문하고 동일한 테스트를 한다. 만약 암이면 환자의 오른쪽 근육의 저항력은 떨어진다.

　혼자서 근력검사를 할 수 있다. 즉 주머니에 끈을 매달고 주머니 속에 적당한 것을 넣어 무게가 3~10kg 정도 되게 한다. 준비가 되었으면 왼손은 자신의 환부에 대고 오른손에 추를 매단다. 만약 환부에 아무런 문제가 없다면 추를 쉽게 들어올릴 수 있겠지만, 환부에 문제가 있으면 오른손의 추는 들리지 않게 된다.

18
환자의 마음을 이용한 질병 치료

정의

앞의 제13장에서 이미 살펴본 바와 같이 몸과 마음은 긴밀하게 연결되어 있다. 나쁜 마음(슬픔, 불안, 공포, 분노 등)은 육체에 나쁜 영향을 미쳐 병을 일으킬 수 있고, 반대로 좋은 마음(사랑, 기쁨, 감사 등)은 육체에 좋은 영향을 주어 병을 치료할 수 있다. 따라서 환자의 나쁜 마음(스트레스)을 제거하거나 혹은 좋은 마음을 배양하면 육체적 질병까지도 치료가 가능하다.

무의식의 나쁜 기억을 제거

우리가 가지고 있는 나쁜 기억에는 태어나는 순간부터 지금까지 살아오면서 개인무의식에 저장된 것이 있는가 하면, 인간이 단세포에서 인간으로 진화하는 과정에서 집합무의식에 저장된 것도 있다. 그런데 이런 무의식에 저장된 기억들은 수시로 표면의식으로 표출되어 육체적 질병을 일으킬 수 있기 때문에 이들 기억을 제거해야 질병을 치료할 수 있다. 무의식의 나쁜 기억을 제거하는 방법에 대해 간략하게 살펴보자.

- 리세르그산 디에틸아미드LSD: 이 약물을 환자에게 투여하면 무의식 속에 저장되었던 기억들을 표면의식으로 끌어올릴 수 있고, 끌어올린 나쁜 기억들을 소화시켜줌으로써 완전히 문제를 해결할 수 있다. 이와 같이 마음의 문제가 해결되면 육체적 질병도 치료된다는 연구보고가 있다. 이것을 홀로트로픽 요법holotropic therapy이라고 부른다.
- 케타민ketamine: 이 약물을 환자에게 투여하면 무의식 속에 저장되었던 기억들을 표면의식으로 끌어올려 나쁜 기억들을 소화시킴으로써 많은 종류의 질병을 치료할 수 있다는 연구보고가 있다.
- 최면: 최면을 통해 무의식 속에 저장되었던 기억들을 제거함으로써 많은 종류의 질병을 치료할 수 있다는 연구보고가 있다.

나쁜 마음을 해소

앞의 14장에서 살펴본 바와 같이 스트레스는 많은 병의 주범이기 때문에 스트레스를 해소하는 일은 질병을 예방하거나 혹은 질병을 치료하는 데 매우 중요하다. 스트레스를 해소하는 방법에 대해서 살펴보자.

스트레스를 해소하기 위해서 먼저 스트레스가 발생하는 과정을 살펴보는 것이 중요하다. 결론부터 말하면, 스트레스의 주범은 '내 생각'임을 인식하는 것이 중요하다. 사실 불편이나 괴로움을 느끼고 인식하는 것은 순전히 '나'의 관점 때문에 생기는 것이다. '나'에게 괴로움을 준 사람이나 혹은 주변 상황은 그저 하나의 상황에 불과하다. 그런데 그 사람 혹은 그 상황을 나쁘다, 괴롭다, 좋다 혹은 즐겁다라고 보는 것은 순전히 '내 생각'이 그렇게 만든 것이다. 다시 말하면 '내'가 자발적으로 그 사람 혹은 그 상황을 나쁘다, 괴롭다, 좋다 혹은 즐겁다라고 받아들이는 것이지 그 사람 혹은 그 상황이 '나'에게 그렇게 하라고 강요하는 것은 결코 아니다. 그래서 스트레스의 주범은 '내 생각'이다.

그런데 우리는 '내'가 왜 불편이나 고통을 느끼는가 그리고 '내'가 어떻게 달라져야 하는가를 생각하기보다는 그 사람 혹은 그 상황만을 탓하게 된다. 마치 외부 조건만 달라지면 아무 문제가 없을 것처럼 사람이나 환경만을 바꾸려고 한다. 그러나 어떤 상황에서든 '내'가 남이나 외부 조건을 탓하는 한, '나'는 근본적으로 그 상황을 벗어나지 못한다. 다행히 남들이나 주변 상황이 변해줄 수 있는 경우라면 참 좋겠지만 그렇지 못한 경우가 사실 더 많다. 또 설령 스트레스를 유발하던 요인들이 없어질 수 있다 해도 그런 상황에 대처하는 '나'의 태도가 달라지지 않는 한, 비슷한 조건이 갖춰지면 스트레스는 다른 형태로 언제든지 다시 나타날 수 있다. 이와 같이 어떤 문제가 스트레스가 될 것이냐 아니냐는 스트레스 유발자극 그 자체가 아니라 '내'가 그 문제를 어떻게 바라보고 어떻게 다루어 가느냐에 달려 있다. 즉 '내 생각'에 달려 있다는 뜻이다. 따라서 스트레스에 대한 가장 확실한 해소법은 '내'가 처한 상황을 '나'의 변화를 요구하는 것으로 이해하고 '내'가 먼저 변하는 것이다.

그러면 어떻게 '내'가 먼저 변할 수 있는가? 좋고 나쁜 것을 구별하지 않고 순간적으로 인식을 중단하는 것이 그중 한 가지 방법이다.

- 스트레스가 생기면 그 스트레스 상황을 좋은 쪽으로 생각하는 것이 스트레스를 해소하는 방법이라는 연구보고가 있다. 예를 들면, 부모가 세상을 떠났을 때, '모든 사람은 죽게 마련이다. 아버지도 세상에 태어났으니까 돌아가시는 것은 당연하다'라고 생각해야 한다. 뼈가 부러졌을 때도, '살다보면 다치기도 하고, 다치면 아픈 게 당연하지'라고 생각해야 한다. 입학시험에 떨어졌을 때, '어떤 의미가 있겠지, 나를 가르쳐주기 위한 어떤 신호일 수도 있을 것이다'라고 생각해야 한다. 자동차 사고가 났을 때, '누구나 차를 타면 사고를 당할 수 있어, 당연한 일이다', 또는 '중상이 아닌 것만 해도 다행이지', 또는 '정신 차리라는 하늘의 경고이겠지'라는 식으로 생각해야 한다.
- 스트레스를 일으킨 상황을 제3자의 입장에서 물끄러미 지켜보는 것도 하나의 방법이라는 연구보고가 있다. 예를 들면, 화가 날 때 나의 몸에서 일어나는 모든 변화와 반응을 인식하는 것이다. '스트레스 상황이군. 그래서 심장이 빨리 뛰고 호흡이 빨라지는군', 또는 '지금 스트레스 상황이니 이제 호흡에 초점을 맞추고 나의 중심을 잡을 시간이

군'이라는 식으로 생각하는 것이다. 이 방법을 실제로 적용하기 위해서는 평소에 호흡명상을 연습해 두는 것이 좋다.

- 세계적인 정신의학자 칼 융은 자기의 집합무의식에 '피레몽'이라는 이름을 붙이고 '피레몽'과 항상 대화를 함으로써 스트레스를 해결했다고 했다. 그래서 누구든지 사람은 집합무의식이라는 무한한 능력을 가지고 있으므로 그 집합무의식에 적당한 이름('SELF' 또는 '주인공'과 같은)을 붙이고, 스트레스가 생길 때마다. "SELF, 네가 해결할 수 있으니 해결해!"라고 하면 된다고 했다.

- 남을 용서할 줄 알게 되면 스트레스가 생기지 않는다는 연구보고가 있다. 그래서 나를 가슴 아프게 했거나, 화나게 했거나, 혹은 나로 하여금 원한을 갖게 했던 사람을 마음속으로 천천히 떠올리면서 그 사람에게 '당신을 용서합니다'라고 조용히 말하면서 웃으면 된다고 했다.

- 남에 대한 원한을 풀면 스트레스는 생기지 않는다는 연구보고가 있다. 그래서 원한을 가진 사람을 마음속으로 떠올리고 '그 사람과 함께 즐거움을 느낄 수 있도록 해달라' 그리고 '그 사람이 잘되게 해달라'고 기원하면서 실제로 그 사람에 대한 사랑의 감정을 느껴보면 된다고 했다.

- 남에 대한 화를 풀면 스트레스는 생기지 않는다는 연구보고가 있다. 그래서 나에게 화나게 했던 사람을 마음속으로 천천히 떠올린 다음, 마음속의 그 사람에게 '지난날 당신은 나에게 행동으로, 말로, 생각으로 고통을 주었지만 이제 당신을 용서합니다'라고 조용히 말하면서 이때 절반쯤 미소를 지으면 된다고 했다.

- 남에 대한 미움을 풀면 스트레스는 생기지 않는다는 연구보고가 있다. 그래서 누구누구를 미워했던 일을 종이에 적고, 누구누구는 나쁜 놈이다 하면서 욕도 적은 다음, 이 종이를 불에 태우면서 '나는 모든 사람과 화해했으니 어느 누구도 미워하지 않는다, 천지의 모든 것과 화해한다. 천지의 모든 것을 사랑한다'라고 자기 암시를 주면 된다고 했다.

- 화를 내지 않는 방법으로, 평소에 만나는 모든 사람을 좋게 생각하는 버릇을 들이고, 일어나는 모든 일을 긍정적으로 생각하는 버릇을 가지면 화를 내지 않게 되며, 가능한 한 폭력영화나 살인영화는 보지 않는 것도 화를 내지 않게 하는 방법이라는 연구보고가 있다.

- 어릴 때부터 지금까지 남에게 말 못할 원한이나 나에게 정신적 충격을 주었던 모든 사건들을 매일 15분씩 연속 4일 동안 노트에 기록하면 이것만으로도 6개월 동안 환자들이 병원을 찾는 일이 줄어들고, 면역력이 증가하며, 직장에서의 작업 능률이 향상된다는 연구보고가 있다.

- 바이러스에 감염된 57명의 대학생을 3군으로 나누어, 제1군은 가슴속에 숨겨진 원한을 1주에 3회씩 4주 동안 글로 쓰게 했고, 제2군은 그것을 녹음하도록 했으며, 제3군은 대조군으로 옷장 속의 내용물에 대해(의미없는 것들에 대해) 쓰게 한 후, 4주가 지나고 나서 바이러스에 대한 항체 역가를 측정한 결과, 원한을 말로 녹음한 제2군에서 항체 역가가 가장 많이 떨어졌고, 다음은 글로 쓴 제1군이었으며, 대조군인 제3군에서는 아무런 변화가 없었다고 했다. 따라서 원한을 말로 내뱉는 것이 좋은 방법이라는 연구보고가 있다.

- 바이오피드백 장치를 이용해 원한을 해결할 수 있다는 연구보고가 있

다. 이 바이오피드백 장치는 센서를 몸에 부착한 다음에 마음을 깊이 이완시키고 뇌파에서 알파파가 나타나면 모니터에서 신호음이 울리게 되어 있다. 그런데 바로 이 신호음이 울리는 순간에 원한의 대상이 되는 사람의 목소리가 녹음기로부터 흘러나온다. 처음에는 원한 관계에 있는 사람의 목소리를 듣게 되므로 자연히 알파파가 사라지면서 신호음도 끊기게 된다. 그러나 반복적으로 원한을 극복하는 연습을 계속하다 보면 그 사람의 목소리가 들려도 알파파는 없어지지 않게 되고 원한 관계를 해결할 수 있다고 했다.

- '사고장 치료법thought field therapy'이라는 것이 있다. 이 방법은 스트레스를 불러일으키는 기억을 떠올리고 그것을 계속 생각한 다음, 손가락 2개를 사용하여 다음 순서대로 다섯 번씩 강하게 두드리는데 이때 두드리는 순서가 중요하다. 맨 처음 이마를 두드리고, 다음은 눈 밑, 다음은 팔 밑 그리고 쇄골의 순서로 두드린다. 이렇게 하면 웬만한 스트레스는 해결할 수 있다고 했다.

좋은 마음을 지님

마음은 육체의 구석구석과 연결되어 있기 때문에 좋은 마음 즉, 사랑, 기쁨, 감사 등은 육체적 질병을 치료할 수 있다. 그래서 '사랑은 병을 고친다', '사랑은 의사'라는 말도 있다.

(1) 사랑하는 마음

1) 사랑의 생물학

- 버니 시겔의 《사랑은 의사》라는 책에 여명이 1년밖에 남지 않은 35세의 말기 난소암 환자가 소개되어 있다. 이 환자는 '죽을 때까지 좋은 일이나 하고 죽자'라는 결심을 하고 고아원과 양로원을 다니면서 정말로 '조건 없는 사랑'을 베풀었다. 그런데 1년이 지나도 죽지 않고, 2년이 지나도 죽지 않아 이를 이상하게 생각해 병원에 가서 종합진단을 받은 결과 '암이 완전히 사라졌다'는 판정을 받았다. 이것은 '조건 없는 사랑'이 ① 암세포를 죽이는 자연살해세포의 기능을 높이고, ② 면역세포의 강력한 자극제가 되는 혈중의 면역글로불린을 증가시키기 때문이다.

- 상당히 많은 환자들이 인생에 있어 가장 어려운 시기에 다른 사람으로부터 사랑받은 일이 없기 때문에 자기 자신도 사랑하지 못하는 사람들이라는 연구보고가 있다. 그래서 사랑은 모든 것을 치유하므로 환자들에게 사랑하는 법을 가르치면 병이 치유된다고 하면서 모든 치유의 핵심은 자기에 대한 사랑이라고 했다. 이와 같이 사랑을 하나의 생리학 차원에서 다루는 분야를 '사랑의 생물학 biology of love'이라 부른다. 그러므로 사랑의 첫 번째 대상은 자기 자신이어야 하며 자기를 사랑할 줄 알아야 다른 사람을 사랑할 수 있다. 자기를 사랑해야 살려는 의지도 나오고 질병과 싸울 의욕도 생기는 것이며 자기를 사랑할 때 면역계의 활동이 강화되어 병이 치유의 방향으로 나가는 것이다.

- '사랑에 능한 사람은 병에 잘 걸리지 않는다'라는 말이 있다. 테레사

수녀 및 같이 봉사하는 간호사들은 매일 몇 백 명의 전염병 환자들 속에서 일을 하면서도 전염병에 걸리지 않았다고 한다. 결국 사랑은 '둘이 아니고 하나가 되는 우주의 진리'이기 때문에 세균도 하나로 보고 적으로 간주하지 않았기 때문이다.

- 건강을 유지하는 모범적인 53명을 인터뷰한 결과, 물질적 여유, 건강식, 운동습관만으로는 건강을 보장할 수 없으며 남에게 베풀고 '조건 없는 사랑'을 실천하는 것이 건강 유지에 가장 중요하다는 연구보고가 있다.

- '조건 없는 사랑'은 치료 효과가 있다는 연구보고가 있다. 즉, 초조심과 적개심으로 가득 차 있는 환자를 타인에 대한 배려와 사랑의 기분으로 전환시키면 심장경색의 재발률이 적어진다는 것이다.

- 사랑의 주파수는 신神의 주파수와 동일하기 때문에 사랑의 마음을 내면 신의 마음과 공명할 수 있으며, 따라서 일을 사랑하든, 남을 사랑하든, 사랑은 나쁜 마음을 소멸할 뿐만 아니라 혈액 속의 독소도 제거해 병을 낫게 한다는 연구보고가 있다.

- 즐거움을 추구하고 남을 사랑할 줄 아는 사람은 병에 잘 걸리지 않는다는 연구보고가 있다.

- 사랑이나 감사의 감정은 심장을 이롭게 한다는 연구보고가 있다. 즉 사랑의 감정은 심장 박동이 매우 규칙적으로 뛰게 하며, 사랑에 집중하면 심박동변이HRV가 결맞음 상태coherent state가 되며 이런 상태에서는 비커를 손에 쥐는 것만으로 그 안에 있는 DNA의 구조를 정상으로 변형시킬 수 있다고 했다.

- 사랑의 감정을 품으면 온몸의 세포들이 하나가 되는 것과 같은 반응을 한다는 연구보고가 있다. 예를 들면, 심장세포들이 보통 때는 느슨하게 연결되어 있다가 사랑의 감정을 품으면 하나처럼 움직이며 그래서 심장박동의 파형을 보면 금방 알 수 있다고 했다. 그래서 분노나 좌절의 감정은 심장리듬의 정합성이 불규칙하게 나타나기 때문에 결과적으로 교감신경이 우세해지고 전신에 안 좋게 작용하게 된다고 했다. 반대로 사랑이나 감사의 감정은 심장리듬의 정합성이 증가하여 결과적으로 부교감신경계 우세해지고 나아가 다른 장기도 정합성이 증가하여 건강에 유익하게 된다고 했다. 이것은 우리가 알고 있는 뇌의 부교감신경계가 심장에 영향을 주는 방식이 아니라 오히려 심장의 상태가 곧바로 뇌의 부교감신경계에 영향을 준다는 것을 의미한다.

- 심장수술을 받은 환자 92명을 대상으로 생존율을 조사한 결과, 애완동물을 기르면 그렇지 않는 경우보다 수술 후 사망률이 훨씬 낮고, 노인들이 애완 동물을 기르는 것만으로도 질병의 발병률이 낮다는 연구보고가 있다. 이것을 응용한 치료법을 애완동물 보조요법animal-assisted therapy이라고 부른다.

- 부부가 금실이 좋으면, 즉 항상 부부간에 사랑을 유지하고 있으면 병에 잘 걸리지 않는다는 연구보고가 있다. 로맨틱한 사랑을 하고 있는 사람은 ① 혈액 중의 유산치가 감소하기 때문에 피로를 모르게 되며, ② 엔돌핀이라는 호르몬이 증가하기 때문에 통증을 덜 느끼고, ③ 백혈구의 활성이 증가하기 때문에 감기도 잘 걸리지 않는다고 했다.

- 어린 시절에 부모로부터 사랑을 많이 받으면 성인이 되었을 때 병에

잘 걸리지 않는다는 연구보고가 있다. 또 20대 때 자신의 부모를 사랑했던 사람들은 나중에 나이가 들어 중년이 되었을 때 병에 걸릴 확률이 25%인 데 비해 자신의 부모를 사랑하지 않았던 사람들은 병에 걸릴 확률이 85%나 된다는 연구보고가 있다.

- 사랑을 받을 기회를 갖지 못한 아이들은 위생과 영양 면에서 최고의 조건을 갖추어 주어도 점차 쇠약해지다가 사망하는 경우가 많고, 또 고아원에서 자란 아이들 중에는 아무리 좋은 음식을 먹여도 키가 크지 않는 아이들이 있는데 이때 사랑으로 보살펴주면 키의 성장이 정상으로 회복된다는 연구보고가 있다.

- 사랑을 주제로 한 영화를 보기만 해도 감기나 다른 감염에 대항해 이겨내는 역할을 하는 침 속의 면역글로불린이 증가한다는 연구보고가 있다. 특히 테레사 수녀의 다큐멘터리 영화를 보여주면 면역글로불린의 생산이 급격히 증가한다. 이것을 '테레사 효과'라고 부른다. 반대로 나치의 선전용 영화를 보여주면 면역글로불린이 감소하고 스트레스 호르몬이 증가한다.

- 협심증을 가진 1만 명의 남성을 대상으로 심리검사를 한 결과, '당신의 아내는 애정표현을 잘 합니까?'라고 물었을 때 '아니오'라고 대답한 사람 중에서 협심증 발작, 즉 흉통이 잘 일어나며, 아침에 아내가 '다녀오세요' 하고 키스를 해주는 부부에서는 그렇지 않은 남편보다 자동차 사고율이 감소되고, 수명이 평균 5년을 더 산다는 연구보고가 있다.

- 토끼에 대량의 콜레스테롤을 주입하여 동맥경화증과 심장발작을 일으

킨 다음에 '상냥하고 애정 깊은 보살핌'을 주면 심장발작을 50%나 감소시킬 수 있고, 원숭이의 실험에서 어린 원숭이를 엄마 원숭이와 떼어놓으면 사랑의 결핍증 때문에 면역세포의 활동이 억제된다는 연구보고가 있다. 즉, 사랑을 받지 못하고 자란 원숭이는 성장하면 성격이 포악하게 되고 동족을 물어 죽이기까지 한다. 쥐의 실험에서 사람의 사랑을 받는 쥐는 오래 살지만 그렇지 못한 쥐는 오래 살지 못한다. 즉, 쥐는 약 7백 50일을 사는데, 사람의 사랑을 받은 쥐는 9백 50일을 살 수 있다. 이때 사랑을 받은 쥐와 받지 못한 쥐들의 뇌조직을 관찰하면 사랑을 받은 쥐는 뇌세포가 양적으로 더 많다. 이것은 사랑이라는 감정이 뇌세포 성장을 촉진한 것이다.

- 미국의 하트매스 연구소는 심박동변이HRV라는 검사법을 이용해 수술이나 방사선치료 등으로 치료가 끝난 암 환자의 감정을 검사했는데 많은 암 환자들이 불규칙적인 파형을 보였다. 그래서 이런 암 환자를 대상으로 '사랑의 감정'을 갖도록 교육을 시켰다. 그 결과, 이러한 연습에 의해 정말로 마음의 파동이 '사랑의 파동'과 같은 '규칙적인 사인파'로 변하면 그 환자는 암으로부터 회복될 확률이 높았고, 반대로 아무리 연습을 해도 '사랑의 파동'과 같은 '규칙적인 사인파'로 변하지 않으면 그 환자는 암으로부터 회복될 수 없었다고 했다. 그래서 사랑의 감정을 주고받는 데 능숙해지면 암도 치료할 수 있다고 주장했다.

- 미국의 하트매스 연구소는 '사랑의 감정'을 연습하면 다음과 같은 여러 가지 좋은 생리현상이 나타난다고 보고했다. ① 스트레스 호르몬이 감소한다. ② 고혈압 환자에서 혈압이 하강한다. ③ 면역력이 증강된다.

즉, 5분 동안 사랑의 감정에 집중한 사람은 6시간 동안 면역글로불린 IgA의 분비가 증가하고 반면에 5분간 분노에 집중한 사람은 5시간 동안 면역글로불린의 분비가 떨어진다. ④ 노화가 지연된다. 즉, 노화의 지표가 되는 DHEA가 감소한다. ⑤ 초등학생의 학업 성적이 향상된다. ⑥ 회사원의 작업 능률이 향상된다.

- 사랑의 감정에 집중한 다음 배양 중인 암세포를 향해 '암세포야, 정상으로 돌아가라!'라고 하면서 암세포에 마음을 보내면 실제로 암세포가 정상세포가 된다는 연구보고가 있다. 이것은 방송국에서 아나운서의 목소리를 방송하는 원리와 동일하다. 즉, 방송국에서 아나운서의 목소리를 고주파에 변조시키듯이 '고주파' 대신에 '초양자파동장'에 '사랑의 주파수'를 변조시키는 것과 같은 것이다. 또 사랑의 감정만 집중하고 있으면 사랑의 에너지가 스스로 알아서 자기조직하는 능력에 의해 '넘치는 것은 낮추고', '모자라는 것은 보태며', '비틀어진 것은 바로잡아 준다'는 연구보고도 있다.

2) 사랑의 물리학

미국의 하트매스 연구소는 심전도를 이용해 사람의 감정을 측정하는 장치를 개발했다. 이 장치를 이용하면 사람이 분노를 느낄 때 마음의 파동은 매우 불규칙적인 파형을 보이고 반대로 사랑의 감정을 가질 때의 마음의 파동은 깨끗한 사인파를 보인다고 했다. 하트매스 연구소는 사랑을 물리학 차원에서 연구한 결과, 사랑, 감사, 만족 등과 같은 감정을 느낄 때 심장의 박동에서는 소리 에너지, 전기 에너지, 자기 에너지

등 많은 종류의 에너지가 발생함과 동시에 초양자파동장(일반적 용어로는 영점장에너지)이라는 특수한 에너지가 발생한다고 했다.

　이 초양자파동장은 모래시계 모양을 하며, 6차원적인 구조를 하고, 이 에너지는 시공간을 초월하여 이동할 수 있으며, 그래서 우리가 누군가를 사랑하면 이 에너지는 시공간을 초월하여 상대에게 전달된다고 했다. 이 에너지는 몸 밖으로는 우주공간의 고차원 에너지와 연결하는 역할을 하며 따라서 심장은 우주의 고차원 에너지를 육체에 끌어들이는 안테나 역할을 해 인체가 사용 가능한 에너지로 변환시킨다고 했다. 이 에너지는 몸 안에서 조직 및 장기의 세포 속에 있는 DNA에 전달되어 나쁜 정보를 좋은 정보로 바꾸는 역할을 한다고 했다. 그래서 그들은 사랑이 초양자포텐셜을 발생시킨다는 의미에서 '사랑의 물리학physics of love'이라는 용어를 사용했다.

(3) 기뻐하는 마음

- 웃으면 암세포를 죽이는 자연살해세포의 활성이 증가한다는 연구보고가 있다. 일반인 18명을 대상으로 웃음 후에 암세포를 죽이는 자연살해세포의 활성을 조사했는데 18명 중 13명에서 자연살해세포 활성이 3~4배 증가했다.
- 건강한 남성에게 코미디 비디오를 1시간 동안 보여주면 자연살해세포, B-림프구, 인터페론-감마 등이 증가하며, 심지어 웃는 표정만 지어도 자연살해세포 활성이 증가한다는 연구보고가 있다. 즉, 대학원생 6명을 대상으로 2시간 동안 웃는 표정만 짓게 한 후 자연살해세포

활성을 측정했더니 6명 중 4명에서 자연살해세포의 활성이 증가했다.

- 중증 만성 류머티즘 환자 26명을 대상으로 만담가를 불러서 한 시간 동안 마음껏 웃게 했더니 ① 26명 중 20명에서 통증이 감소했고, ② 류머티즘의 지표가 되는 인터루킨-6의 수치도 놀라울 정도로 개선(26명 중 22명에서)되었다는 연구보고가 있다.

- 현대의학에서 치료 방법이 전혀 없는 강직성 척추염을 앓는 환자가 통증이 있을 때마다 10분간 통쾌한 웃음을 웃음으로써 2시간 동안 아프지 않았으며, 그래서 입원실에서 코미디 프로그램을 자주 보거나 간호원에게 부탁하여 유머 책을 읽어줄 것을 부탁하는 방법으로 기적적으로 강직성 척추염이라는 불치의 병을 회복할 수 있었다는 연구보고가 있다.

- 일생을 살아오면서 가장 기뻤던 일, 가장 기분 좋았던 일을 오랫동안 상상하는 것은 건강을 위해서나 치유를 위해서나 매우 좋으며, 또한 기분 좋은 음악을 듣는다든지, 아름다운 그림 속으로 들어가 거기서 평화와 안식을 만끽한다든지, 마음이 맞는 친구를 자주 만나서 기쁜 마음을 확장하는 것 등도 자연치유력을 증강시킬 수 있다는 연구보고가 있다.

- 60분짜리 유머 비디오를 보게 한 후 바이러스와 싸우는 인터페론을 측정하면 그 수치가 증가하고, T-세포, 자연살해세포, B-세포 등이 증가하며, 항체 기능을 가진 면역글로불린도 증가하고, 엔돌핀의 분비가 촉진되며, 스트레스 호르몬이 감소하고, 치유작용이 촉진된다는 연구보고가 있다.

- 기쁜 마음이 확장되면 엔돌핀의 분비가 촉진되어 건강에 도움이 된다는 연구보고가 있다.

이와 같이 많이 웃으면 치료에 도움이 된다는 사실이 알려지면서 웃음을 이용한 치료법이 등장했는데 이것을 유머 요법humor therapy이라고 부른다. 최근 미국에서는 유머 요법을 응용하는 의료센터가 많아졌고, 병원에서 유머 도서실을 별도로 운영하는 병원도 생겼으며, 코미디 이동문고를 운용하는 병원도 생겼다. 미국 듀크 대학병원 암센터에서는 자원봉사자들이 '웃음 수레'를 운반해 와서 입원 중인 사람들과 함께 웃음으로써 즐거운 시간을 보낸다. 또 메릴랜드 대학 의료센터 소아암 병동에서는 자원봉사하는 요술사들이 환아에게 웃음을 선사하기도 하고, 또 뉴욕 슬로완 케터링 암센터의 소아암 병동에서는 피에로로 변장한 남녀 2명이 어린이 사이를 돌아다니면서 아이들을 웃긴다. 캐나다 및 영국의 병원에서는 유쾌한 책이 전시된 코미디 숍을 병원 안에 개설하고 병실 TV에 코미디 전용 채널을 만들어 환자들에게 보여준다.

(4) 감사하는 마음

- 감사하는 마음은 치유에 도움이 되고, 일상생활에서 모든 일에 깊이 감사하면 절대로 병에 걸리는 일이 없다는 연구보고가 있다. 그러면서 다음과 같은 것에 감사하는 것이 좋다고 했다. ① 식사를 할 때마다 굶지 않고 하루 세 끼 먹을 수 있다는 사실에 감사한다. ② 아침에 잠자리에서 눈을 뜨면 푹 자게 되어 감사한다. ③ 부모님을 만나면 나

를 낳고 길러주신 것에 감사한다. ④ 선생님을 만나면 나를 가르쳐주신 것에 감사한다. ⑤ 매일 아침에 일어나면 새로운 아침을 맞이했다는 뜻에서 감사한다. ⑥ 눈이 있어 볼 수 있다는 사실에 감사한다. ⑦ 두 다리가 있어 걸을 수 있다는 사실에 감사한다.
- 감사해야 할 일들의 목록을 작성해서 수시로 감사하는 연습하는 것이 건강에 매우 유익하다는 연구보고가 있다.

(5) 희망하는 마음

- 환자에게 병이 나을 수 있다는 희망을 준다는 것 자체가 바로 치료의 한 방편이 될 수 있다. 의사는 어떠한 질환도 먼저 환자가 희망과 기대감을 갖도록 조성하며 그렇게 함으로써 병이 발생했던 반대 방향으로 면역 체계가 움직이게 되고 따라서 병으로부터 회복할 수 있다는 연구보고가 있다. 이것을 '희망 요법 hope therapy'이라고 부른다.
- 의사가 비록 보잘것없는 정도일지라도 환자의 마음에 희망의 불길이 타오르도록 할 수 있다면 치료는 이미 시작된 것이나 마찬가지라는 연구보고가 있다.
- 암 환자가 암을 치료할 수 있다는 희망을 갖게 되면 면역 체계에 다시 생명력이 붙어 암세포의 생성이 줄어든다는 연구보고가 있다.

19
의사의 마음을 이용한 질병 치료

정의

의사도 마음을 갖고 있고 그 마음 속의 집합무의식은 예외적인 능력, 즉 예지력, 염력, 텔레파시, 투시력 등을 가지고 있기 때문에 의사의 집합무의식을 개발하면 환자의 질병을 치료할 수 있다. 여기에는 근거리 치료, 원거리 치료(원격 치료), 심령치료, 치료적 접촉, 기공氣孔 등이 있다.

심령치료

심령치료spiritual healing란, 마음은 에너지이고 에너지는 전파될 수 있다는 성질을 이용해 의사의 마음으로 환자의 질병을 치료하는 방법이다. 심령치료에 대해서 간략하게 살펴보기로 하자.

- 쥐에서 갑상선종을 유발한 다음, 의사의 마음을 이용해 심령치료를 한 결과, 대조군에 비해 심령치료를 한 그룹에서는 갑상선 종양의 성장 속도가 유의하게 감소했다는 연구보고가 있다.
- 300마리의 쥐에 상처를 입힌 다음 이중맹검법으로 의사의 마음을 이용해 심령치료에 의한 상처 회복에 관한 실험을 했다. 즉 쥐를 세 그룹으로 나누었는데, 첫 번째 그룹은 아무것도 하지 않은 대조군, 두 번째 그룹은 치유법을 모르는 학생들이 치유 흉내를 내게 했고, 세 번째 그룹은 의사 자신이 한 번에 15분씩 하루 두 번 심령치료를 했다. 2주일 후 상처의 크기를 비교했더니 세 번째 그룹에서 상처의 치유가 유의하게 빨랐다는 연구보고가 있다.
- 보리의 성장을 억제하는 효과가 있는 1% 농도의 소금물에 보리를 담가 두었다 꺼내어 수일 동안 말린 후 재배를 하는데, 이때 한쪽은 심령치유법으로 발아를 촉진하게 하고 다른 한쪽은 대조군으로 삼은 결과, 심령치유를 한 그룹에서 보리의 발아와 성장이 유의하게 빨랐다는 연구보고가 있다.
- 소금물에 심령치유사의 손으로 처리한 다음 적외선 분광분석기로 물을 분석한 결과, 대조군의 소금물에서는 적외선 통과량이 80%인 데 비해 심령치유사가 처리한 소금물에서는 63%가 된다고 했다. 이것은 물의 구조에서 원자 결합 각도가 약간 변한 것을 의미하며 물분자 간의 수소 결합력이 약해졌다는 것을 의미한다는 연구보고가 있다.

- 소화효소인 트립신trypsin을 시험관에 넣고 심령치유사로 하여금 손으로 처리하게 한 다음 분광분석기를 이용해 효소의 활성을 측정한 결과, 처리 시간에 비례해 활성이 증가하고 반대로 심령치유사가 활성을 억제하는 마음을 먹으면 효소의 활성은 억제된다는 연구보고가 있다.

치료적 접촉

치료적 접촉therapeutic touch은 뉴욕대학교 간호학과 교수 크리거Dolores Krieger가 개발한 치료법이다. 이 치료는 몇 가지 단계로 나누어 진행되는데, 첫 번째 단계에서는 주의를 집중하고, 두 번째 단계에서는 환자의 에너지장(양자파동장)을 진단하며, 세 번째 단계에서는 환자의 문제가 되는 부위의 에너지장을 교정해주고, 네 번째 단계에서는 환자의 에너지장을 전체적으로 원활하게 해준다. 치료적 접촉에 대해 간략하게 살펴보자.

- 치료적 접촉이 환자의 헤모글로빈에 미치는 영향을 관찰하기 위해서 46명은 실험군으로 정하고 29명은 대조군으로 정해 치료적 접촉이 끝난 4시간 후에 환자의 헤모글로빈 수치를 측정했다. 그 결과, 실험군에서 1.2g/% 증가하여 대조군에 비해 유의하게 증가했다는 연구보고가 있다.
- 사랑하는 사람을 잃고 슬픔에 빠진 환자 4명을 대상으로 일주일 동

안 하루에 40분씩 치료적 접촉을 시행한 후 혈액에서 항체 생성을 억제하는 역할을 하는 T-억제세포의 수를 측정한 결과, 4명 모두에서 18%나 감소한다는 연구보고가 있다. 이것은 치료적 접촉에 의해 면역력이 증가했음을 의미하는 것이다.
- 44명의 대학생을 대상으로 팔에 작은 외상을 입힌 다음 두 집단으로 나누어 한 집단은 매일 5분씩 치료적 접촉을 받게 하고 다른 집단은 치유 흉내만 내도록 한 다음에 8일 후에 외상을 관찰했다. 그 결과, 대조군에서는 67.3%만이 아무는 데 비해 실험군에서는 93.5%나 아물었다는 연구보고가 있다.

기공

제10장에서 설명한 바 있지만 기공氣功을 할 때 기공사의 손바닥에서 적외선이 검출되는데 이때 적외선은 그 자체가 치료 효과를 일으키는 것이 아니라 적외선은 단지 반송파carrier wave로서 운반 역할만 하고 거기에 기공사의 마음이 변조되어 환자에게 전달되는 것이다. 이와 같은 기공은 다음과 같은 치료 효과가 있는 것으로 알려져 있다.

- 통증 감소, 우울증 감소, 근심 감소, 성격 개선 등의 효과가 있다.
- 만성 신부전증 환자를 대상으로 내과치료를 병행하면 크레아티닌 수치가 15.1mg% 감소한다.

- 고혈압 환자에서 혈압을 떨어뜨린다.
- 폐종양, 대장 폴립, 대장 종양, 자궁근종 등에 효과가 있다.
- 시력을 개선하는 효과가 있다.
- 온열효과가 있다.
- 심근기능이 활성화되고 심장 혈류가 빨라진다.
- 면역력을 증가시킨다.
- 암세포의 증식을 억제한다.

원격치료

원격치료란 의사가 원거리에 위치하고 있는 환자를 대상으로 치료하는 방법을 말한다. 이때 거리의 멀고 가까움과 관계 없이 치료 효과는 동일하다. 원격치료의 기전을 이해하기 위해서는 약간의 설명이 필요하다. 우주의 공간은 데이비드 봄의 용어로는 초양자파동장(집합무의식)과 동질의 것으로 가득 차 있고, 사람은 누구나 치료사이든 환자이든 집합무의식을 가지고 있다. 따라서 치료사가 자신의 집합무의식에 치료 정보를 실어서 환자에게 보내면 치료 정보는 시공간의 초양자파동장을 통해 환자의 집합무의식에 전달될 수 있다. 원격치유가 가능한지를 입증하기 위해서 몇 가지 실험을 할 수 있다. 예를 들면, 원격 치유사와 환자에게 각각 뇌파 측정기를 부착한 다음 원격치유를 시작하면 두 사람의 뇌파는 동조현상이 생기는데 이때 거리는 무관하며 심지어 1,600km 떨어진 곳에서도 두 사람의 동조현상이 나타난다. 뇌파뿐만 아니라 심전도 혹은 피부저항 등도 거리에 관계없이 치료사와 환자 사이에 동조현상이 나타나는 것으로 알려져 있다. 이와 같이 원격치료는 공간적 거리는 문제가 되지 않으며 대상 또한 인체, 동물, 식물, 박테리아, 이스트 세포, DNA와도 관계없이 작용하는 것으로 알려져 있다. 원격치료에 대해서 간략하게 살펴보기로 하자.

- 15쌍의 쥐를 에테르로 마취한 다음 두 그룹으로 나눈다. 한쪽에만 치유사가 원격치료로 빨리 깨어나도록 하면 그 쥐들은 대조군에 비해 유의하게 빨리 깨어난다는 연구보고가 있다.
- 960km 떨어진 원거리에서 원격치유사가 호밀의 성장속도가 빨라지도록 마음을 보내면 그 성장속도가 8배나 증가한다는 연구보고가 있다.
- 치유사가 원거리에서 환자의 혈압을 강하하라는 마음을 보내면 대조군의 혈압은 8% 감소하나, 실험군의 혈압은 13.8% 감소하여 유의한 차이를 보인다는 연구보고가 있다.
- 960km 떨어진 곳에 소립자를 탐색하는 데 쓰이는 안개상자를 놓고 치유사로 하여금 안개상자에 정신을 집중하게 하면 치유사의 마음의 상태에 따라 파동이 관찰되고 그 파동의 양상이 바뀐다는 연구보고가 있다.
- 치유사가 원거리에서 살모넬라균의 성장을 억제하는 마음을 보내면 대조군에 비해 억제 효과가 10배 높아진다는 연구보고가 있다.

- 최소 5년 이상의 치유 경력이 있는 원격치유사를 고용해 117명의 에이즈 환자의 이름과 사진을 준 상태에서 이들에게 10개월 동안 원격치료를 하게 하고 대조군과 비교한 연구보고가 있다. 연구 결과, 치료군에서는 새로운 증상의 발현 빈도가 감소하고, 병원 입원 일자도 줄었으며, 기분도 좋아졌다. 게다가 더욱 중요한 사실은 치료군에서는 사망 환자가 한 명도 없으나 대조군에서는 40%가 사망했다는 점이다.

20
좋은 마음을 유도하는 방법들

정의

앞에서 설명한 바와 같이 '좋은 마음'을 이용하면 많은 질병을 치료할 수 있기 때문에 '좋은 마음'을 유도하는 것이 중요하다. 좋은 마음을 유도하는 방법에는 여러 가지가 있는데, 명상을 이용하는 방법, 호흡법을 이용하는 방법, 가짜 약을 이용하는 방법, 가상현실을 이용하는 방법, 기도를 이용하는 방법, 바이오피드백을 이용하는 방법, 신념을 이용하는 방법, 대화를 이용하는 방법, 최면을 이용하는 방법, 전신마취를 이용하는 방법, 자율훈련을 이용하는 방법, 상상이미지를 이용하는 방법, 운동 이미지를 이용하는 방법 등이 있다.

이들의 공통점은 모두 집합무의식과 관련이 있다는 점이다. 다시 말하면 집합무의식은 무한한 능력이 있기 때문에 이상에서 말한 여러 가지 기법을 통해 집합무의식과 연결이 이루어져야 치료 효과를 얻을 수 있다는 뜻이다. 집합무의식과의 연결을 위해서는 상당한 노력과 연습이 필요하다.

전통적 명상법

명상Meditation이란, 마음을 비우든 혹은 마음을 집중하든 '마음'에 초점을 맞추는 과정인데 이렇게 마음에 초점을 맞추는 연습을 반복하면 우리의 표면의식은 사라지고 드디어 집합무의식이 열리게 되며 따라서 무한한 능력을 가진 집합무의식이 치료 효과를 나타낼 수 있게 된다.

명상을 체계적으로 연구한 사람 중에 미국 하버드의대 심장내과 의사인 벤슨Herbert Benson이 있다. 그는 1967년 명상 수행자 36명을 대상으로 명상 전후에 혈압, 심박수, 체온 등 생리현상의 변화를 측정했는데 예상 밖의 결과를 관찰하게 되었다. 이 결과에 감명을 받은 벤슨은 이후 평생에 걸쳐 명상에 관한 많은 연구를 시행했다.

벤슨은 명상에서 볼 수 있는 '각성Breakout'이라는 현상의 실체를 밝혀냈다. 즉, 2003년 4월 벤슨은 《각성 원리Breakout Principle》라는 저서를 통해 명상이완반응에 의해 뇌파가 세타파theta wave에 진입하게 되면 '각성'이라는 현상이 나타나는데, 이때 뇌에서 산화질소가 생성되고 이것이 각성과 관련된 여러 가지 생리현상을 유도한다고 했다.

(1) 생리현상의 증강

명상은 다음은 같은 여러 가지 생리현상을 증강시킨다는 사실이 알려져 있다.

- 뇌혈류량을 증가시키고, 대학생들의 지능지수IQ를 높이며 기억력을 높인다.
- 인지능력을 향상시키고, 학교 성적을 높이며, 창조력을 높인다.
- 뇌의 숨은 능력을 발굴하며, 뇌파에서 결맞음을 높이고, 마음의 안정성을 높인다.
- 내구력을 높이고, 불면증을 해소하며, 불안을 감소시킨다.
- 우울증을 해소하고, 깊은 휴식을 유도하며, 직업의 만족도를 높인다.
- 직업의 숙련도를 높이고, 실현력을 높이고, 직장에서 건강을 증진한다.
- 상습적 범행을 줄이고, 도시 전체의 범죄율을 줄이고, 병원의 방문 횟수 및 입원 기간을 줄인다.
- 의료비 지출을 줄이고, 국제적인 갈등을 줄인다.
- 기억과 학습을 증진한다.
- 도파민과 엔돌핀과 같은 신경전달물질의 방출을 촉진한다.
- 뇌혈류를 촉진하여 중풍을 예방하고 산소 부족을 치료한다.
- 에스트로겐을 투여한 것과 같은 호르몬 효과가 나타나며 그래서 폐경 여성의 우울증을 치료한다.
- 혈관을 확장시키며 그래서 심장의 혈행을 개선한다.

- 남성의 발기부전을 개선한다.
- 면역계통을 강화한다.
- 스트레스 때문에 분비되는 노르에피네프린과 교감신경계의 반응성을 낮춘다.
- 과거로부터 지속해온 정신적 또는 정서적 타성이 파괴된다. 또 정신적 질환이 사라질 수 있다.

(2) 뇌촬영술에서 변화 유발

최근에는 뇌영상촬영술이 발달함에 따라서 다음에서 보는 바와 같이 명상 중에 뇌영상을 촬영한 연구가 많이 보고되고 있다.

- 명상은 뇌세포 재생을 유도한다는 연구보고가 있다. 즉, 고승을 대상으로 '자비명상compassion meditation'을 하게 한 다음 기능성 자기공명촬영술fMRI을 촬영했다. 그 결과, 좌측 전전두엽left prefrontal lobe의 활성이 증가했고, 이러한 전전두엽의 활성 증가는 명상의 수련기간에 비례해 증가했으며, 이러한 현상은 뇌세포재생neurogenesis 때문이라고 설명했다. 여기서 잠깐 뇌세포재생에 관해서 살펴보자. 지금까지의 뇌과학에서는 '뇌는 소아기를 지나면 뇌세포는 재생이 되지 않는다'는 고정관념이 있었다. 그런데 최근 뇌영상촬영술을 이용해 뇌를 자세히 관찰한 결과, 뇌세포가 재생한다는 사실을 발견했다. 그래서 최근에는 뇌세포도 재생할 수 있지만, 사용하지 않으면 뇌세포의 재생이 일어나지 않는다는 개념이 뇌과학계에 정착하게 되었다.

- 고승이 자비명상을 하게 한 다음, 고감도 뇌파장치를 이용해 뇌파를 분석하면, 좌측의 전전두엽에서 감마파gamma wave가 강력하게 나타나고, 명상의 시간이 경과함 따라서 이 감마파는 뇌 전체로 파급되어 뇌 전체가 동조현상을 일으키며, 이뿐만 아니라 고승의 경우는 명상을 하지 않은 평상시에도 대조군에 비해 전전두엽의 활성이 유의하게 증가한다는 연구보고가 있다. 이와 같이 좌측 전전두엽에서 감마파가 나타나는 현상은 이 부위에서 뇌세포 재생이 촉진되어 뇌세포의 숫자가 많아지기 때문이라고 했다.
- 명상 중 양전자방출단층촬영술PET을 촬영하면 전두엽에서 포도당 대사가 증가한다는 연구보고가 있다.
- 명상 중 양전자방출단층촬영술을 촬영하면 산소대사가 휴식 시보다 증가한다는 연구보고가 있다.
- 명상 중 기능성 자기공명촬영술fMRI을 촬영하면 뇌 전체의 혈류 속도는 느려지지만 감정과 기억 등을 관장하는 변연계limbic system에서 예외적으로 혈액 흐름이 활성화된다는 연구보고가 있다.
- 명상 중 단일광자단층촬영술SPECT을 촬영하면 전두엽의 활성은 증가하고 측두엽의 활성은 감소한다는 연구보고가 있다.

(3) 질병 치료

명상을 치료 목적으로 사용하면 다음과 같은 좋은 효과들이 만히 나타나는 것으로 알려져 있다.

- 동맥경화증을 치료할 수 있다.
- 고지혈증을 치료할 수 있다.
- 노화를 지연시킬 수 있다.
- 약물 중독이나 알코올 중독증을 치료할 수 있다.
- 예방접종 후에 항체 생산을 높인다.
- 에이즈 환자의 면역세포의 활성을 증가시킨다.
- 유방암 환자에서 스트레스 호르몬인 코티솔의 수치를 떨어뜨린다.
- 흑색종 환자에서 재발률 및 사망률을 줄인다.
- 산모의 조기진통을 치료한다.
- 임신중독증 환자의 혈압을 낮춘다.
- 불임환자를 치료할 수 있다.
- 갱년기 증상을 완화할 수 있다.
- 수술 후에 진통제 양을 줄일 수 있고 통증을 완화할 수 있으며 불안을 줄일 수 있다.

과학화된 명상법

앞에서 살펴본 바와 같이 명상 그 자체를 임상적으로 많이 활용되고 있지만 또 다른 과학자들은 기계를 이용해 명상의 과학화를 시도하고 있다. 그 이유는 전통적 명상법은 그 결과가 불완전하고, 명상의 깊이를 예측할 수 없으며, 거의 모든 사람들에게 동일한 결과에 도달하기 어려워 만족할 만한 결과를 얻기 위해서는 엄청난 양의 훈련과 수련이 필요하기 때문이다. 그래서 과학자들은 더 쉬운 명상법을 개발하기 위해 사람의 뇌파(베타파, 알파파, 세타파, 델타파)에 관해 많이 연구했다. 먼저 뇌파에 대해 살펴보기로 하자.

- 베타파: 가장 빠른 뇌파로서 초당 약 14~100Hz 이상까지의 주파수 범위를 말한다. 일반적으로 외부세계에 대해 깨어 있거나 눈을 뜨고 집중하는 상태에서 나타나며, 두뇌에서 가장 지배적이고 강력하게 활동하는 뇌파이다. 구체적이고 특별한 문제를 다루고 있을 때의 베타파는 14~40Hz 사이이며, 민첩성·각성·집중·인식력과 관련되어 있고, 만약 베타파가 과도하면 불안을 유발한다.
- 알파파: 약 8~13Hz의 주파수 범위를 말한다. 눈을 감고 이완된 상태, 수동적, 그리고 집중하고 있지 않은 상태일 때 나타난다. 만약 아주 이완되고 정신적으로 비집중 상태에 있다면, 알파파는 즐거운 느낌과 고요함을 만들어내면서 전 두뇌를 지배하게 된다. 알파 상태는 두뇌의 '중립' 또는 한가한 상태이다. 건강하고 스트레스에 지배되지 않은 사람들은 많은 양의 알파파를 만들어낸다. 만약 알파파가 현저하게 결핍되면 불안, 스트레스, 뇌 손상, 또는 질병을 유발할 수 있다.
- 세타파: 약 4~8Hz의 주파수의 범위를 말한다. 고요함과 이완이 더 깊어져 몽롱한 상태에 이르게 될 때 나타난다. 세타파는 수면과 깨어 있는 상태 중간이라 해서 '여명상태twilight(꾸벅꾸벅 조는 상태)'라고도 한

다. 세타파는 종종 비예측적이고 꿈 같은 정신적 이미지와 동반된다. 이때 나타나는 이미지는 생생한 기억, 특히 어린 시절의 기억들과 동반되곤 한다. 무의식적 침전, 환상, 자유연상, 갑작스러운 통찰, 창의적 아이디어를 제공한다. 세타파는 신비하고 미묘한 것이어서 오랫동안 실험자들은 이에 대해 연구하기가 어려웠다. 왜냐하면 대부분의 사람들은 세타파가 만들어지면 곧 수면에 빠지게 되어 세타파 상태에서 의식을 오래 유지하기 어렵기 때문이다.

- 델타파: 세타파보다 더 느린 4Hz 범위 이하의 주파수를 말한다. 깊은 수면에 빠질 때 지배적인 뇌파이다. 대부분의 사람들은 델타파 상태에 있을 때, 수면 또는 무의식 상태에 있게 된다. 하지만 델타파가 지배하고 있는 동안 의식을 유지할 수 있다는 증거가 속출하고 있다. 이것은 어떤 깊은 황홀경 같은 상태와 관련이 있는 것으로 알려져 있다. 델타파 상태에 있는 동안 두뇌는 많은 양의 성장호르몬을 분비한다.

명상에 관한 초기 연구에서는 명상을 하면 알파파가 우세하는 것으로 생각했으나 최근에는 알파파보다는 세타파가 더 관계가 많은 것으로 알려져 있다. 다시 말하면 명상을 오래 하면 뇌파에서 세타파가 더 많이 나타난다는 것이다. 그래서 이 방면의 과학자들은 기계장치를 이용해 세타파를 유도하면 명상의 깊은 경지에 자연스럽게 도달할 수 있을 것으로 믿게 되었다. 여기에 이용되는 도구로는 소리를 이용하거나 혹은 빛이나 색깔을 이용한다. 기계장치에 의한 명상은 아직은 초보단계에 있지만 완성도가 높아진다면 이러한 기계명상장치를 이용하면 다음과 같은 분야에 사용할 수 있을 것으로 예측하고 있다.

- 원치 않는 분노가 사무실의 업무를 방해한다면 기계명상장치에서 평화롭고 안정된 두뇌상태 프로그램을 선택할 수 있다.
- 성적 불감증이 있다면 기계명상장치에서 에로틱한 힘과 감각적인 자극을 주는 프로그램을 선택할 수 있다.
- 집중이 잘 안 되어 고시에 매번 불합격하는 사람은 기계명상장치에서 집중 프로그램을 선택하여 고시에 합격할 수 있다.
- 치통이 있거나 치아에 문제가 있으면 기계명상장치에서 치아프로그램을 사용하여 치료할 수 있다.
- 간질발작이 있으면 기계명상장치에서 간질치료 프로그램을 선택하여 치료할 수 있다.
- 기계명상장치를 이용해 자폐아 및 정신박약아의 치료도 가능하다.
- 감기 기운이 있다면 기계명상장치에서 면역기능을 활성화시키는 프로그램을 선택할 수 있다.
- 오래 살고 싶다면 기계명상장치에서 회춘 프로그램을 선택할 수 있다.
- 암이 발생했다면 기계명상장치에서 DNA 손상을 회복시켜주는 프로그램을 선택할 수 있다.

이러한 명상의 기계장치들이 높은 수준으로 개발된다면 '마음의 원격전달'도 가능할 것이다. 예를 들면, 극저주파 발생장치ELF Generators를 이용해 1~36Hz까지의 주파수를 만들어 이를 반송파로 이용하고 여기에 뇌파에서 유익한 치료 주파수를 변조하면 될 것이다.

호흡법

호흡법이란 호흡을 할 때마다 공기가 우리 몸을 들고나는 것에 마음을 집중하는 방법인데 이렇게 호흡법을 반복함으로써 표면의식이 사라지고 무한한 능력을 가진 집합무의식이 열리게 되어 결국 치료 효과를 나타낼 수 있는 것이다.

동양에서는 전통적으로 복식호흡이나 단전호흡 등이 유행했다. 그러나 최근 서양에서는 호흡법의 원리를 이용해 기계장치의 도움을 받아 호흡하는 장치가 개발되었다. 즉 보통 호흡의 경우에는 1분에 13회 정도의 호흡을 하게 되는데 1분에 5회로 줄이면 동양의 복식호흡이나 단전호흡과 같은 생리적 현상을 유도할 수 있다. 그래서 이러한 원리를 이용해 미국에서 '레스퍼레이트Resperate'라고 부르는 명상호흡장치가 개발되었다. 이 장치를 이용하면 중추신경계의 기능 및 심혈관계의 기능이 호흡 기능과 동조화 현상을 일으켜 스트레스, 불면증, 공황장애, 편두통, 천식, 고혈압, 수면 중 무호흡증 및 심부전증 등과 같은 여러 가지 질병을 치료할 수 있는 것으로 알려져 있다.

가짜 약

'위약 효과placebo effect'란 의사가 설탕을 진짜 약처럼 만들어 관절염 환자에게 주면서 '이 약은 관절염에 잘 듣는 특효약이다'라고 하면서 투여하면 실제로 치료 효과가 나타나는 현상을 말한다. 이와 같이 실제로는 치료 약제가 아닌 가짜 약인데도 치료 효과가 나타나는 것은 환자의 믿음 때문이다. 다시 말하면 환자가 '이 약은 나를 치료해줄 것이다'라고 강하게 믿게 되면 이 정보가 결국 환자의 무한한 능력을 가진 집합무의식에 전달되어 치료 효과가 나타나게 되는 것이다. 반대로 실제로 치료 효과가 있는 약인데 환자가 약의 치료 효과를 믿지 않는다면 치료 효과가 나타나지 않는 경우도 있는데, 이것을 '역위약 효과nocebo effect'라고 부른다.

최근에는 뇌촬영기술이 발달해 '위약 효과'를 알아보기 위해 뇌영상을 이용한 연구가 발표되고 있다. 예를 들면, 우울증 환자에게 '프로작'이라는 진짜 치료약을 주고 양전자방출단층촬영PET을 찍은 경우와 우울증 환자에게 '프로작'이라고 하면서 가짜 약을 주고 양전자방출단층촬영을 한 경우를 비교하면, 가짜 약을 준 경우에도 진짜 약을 준 경우와 동일한 부위에서 동일한 패턴으로 뇌의 활성이 증가한다는 사실이 밝혀졌다. 또 '가짜 진통제'를 주면서 마약이라고 설명하면서 투여하는 경우는 실제로 마약을 주었을 때와 동일한 부위에서 뇌의 활성이 나타나는 것으로 밝혀져 있다. 따라서 다음에서 보는 바와 같이 위약 효과, 즉 '약을 믿는 마음'을 잘 이용하면 육체의 질병을 치료할 수 있다.

- 위약 효과에 관해서는 '라이트 씨Mr. Wright의 이야기'라는 유명한 일화가 있다. 1957년 미국에서 있었던 일이다. 라이트 씨는 림프종을 앓고 있었는데 어떤 약에도 효과가 없어 절망 상태에 있었다. 바로 그때 림프종에 경이의 치료약이 개발되었다는 소식이 텔레비전에서 발표되었고 그 약을 주사함으로써 라이트 씨의 병은 놀라울 정도로 호전되었다. 그러나 얼마 지나서 텔레비전에서는 그 경이의 약은 사실이 아니라는 보도가 있었고 그러자 2개월 후 라이트 씨의 병은 다시 악화되었다. 담당 의사는 더 이상 좋은 치료법이 없는 상황이었기 때문에 더 강력한 신개발 약이라고 소개하면서 증류수를 주사했다. 증류수 치료를 계속 받은 라이트 씨는 더 이상 병이 진행되지 않고 소강 상태를 유지하다가 한참 후에 다른 원인으로 사망했다. 이때 증류수는 위약으로 사용한 것이다.
- 지난 50년 동안 위약 효과에 관한 전 세계적인 문헌을 통해 광범위하게 연구한 결과, 위약은 질병을 치료하는 효과가 35%나 되고, 진통을 없애주는 효과가 54%나 된다는 연구보고가 있다.
- 위약이 어떻게 통증을 치료할 수 있는지를 연구한 결과, 마음이 뇌로 하여금 엔돌핀과 엔케팔린과 같은 진통제의 합성을 유도하기 때문이라는 연구보고가 있다.
- 위약 효과는 협심증, 편두통, 구토증, 배멀미, 위궤양, 열병, 감기, 여드름, 천식, 사마귀, 다양한 통증, 우울증, 초조, 류머티즘, 퇴행성 관절염, 당뇨병, 방사선 구토, 파킨스 병, 다발성 경화증, 암 등을 치료하는 데 도움이 된다는 연구보고가 있다.

- 전 세계적으로 거머리에서부터 도마뱀의 피에 이르기까지 다양한 종류의 치료제가 알려지고 있는데 이런 것들이 어느 정도의 치료 효과가 있는 것은 그것을 먹으면 나을 것이라고 믿는 마음, 즉 위약 효과 때문이라는 연구보고가 있다.
- 현행 모든 요법의 75%는 충분한 과학적 검증을 거치지 않은 것이며 이는 의사들이 자신도 모르는 사이에 위약을 처방하고 있는 것과 같다는 연구보고가 있다.
- 20명의 실험 대상을 10명씩 두 그룹으로 나누고 10명의 A그룹은 한방에 넣고 이 중 9명은 각성제인 암페타민을, 그리고 나머지 1명은 수면제를 투여했다. 또 다른 10명의 B그룹은 다른 방에 넣고 이 중 9명은 수면제를, 그리고 나머지 1명은 각성제를 투여했다. 이 결과, A그룹은 10명 모두 각성 상태를 보였고, B그룹 역시 10명 모두 수면에 빠졌다는 연구보고가 있다.
- 각성제인 카페인에 예민한 사람에게 수면제를 주사한다고 하면서 카페인을 주사하면 환자가 수면에 빠진다는 연구보고가 있다.
- 의사가 약의 내용을 잘 알기 때문에 약의 효과에 대해 환자에게 자세히 설명하면서 처방하는 경우와 의사가 처방하는 약의 내용을 모르기 때문에 별반 설명 없이 약을 처방하는 경우에 그 약의 치료 효과는 매우 다르다는 연구보고가 있다.
- 출혈성 위궤양 환자를 대상으로 새로 개발된 약을 환자에게 주면서 '이 약은 확실히 치료 효과가 있다'고 하면서 투여하면 70%에서 치료 효과가 나타나는 반면, '이 약의 치료 효과는 미지수다'라고 하면서 투

여하면 25%에서만 치료 효과가 나타난다는 연구보고가 있다.
- 위약은 다양한 신체 질환에 대해 커다란 효과를 나타낼 수 있고, 심지어 암도 치료할 수도 있다는 연구보고가 있다.
- 수술 부위의 통증, 배멀미, 두통, 기침, 불안 등은 위약에 의해 35%가 호전된다는 연구보고가 있다.
- 가짜 수술sham operation에 의해서도 위약 효과가 나타난다는 연구보고가 있다. 1950년대에는 외과 의사들은 심한 가슴통증을 느끼는 협심증 환자를 치료할 때 심장수술을 많이 권했다. 이 수술은 흉부에 있는 동맥을 묶어버려 그쪽으로 피가 흐르지 않도록 하는 수술이었다. 당시에는 의사들이 이런 수술을 하면 피의 흐름을 바꾸어 심장으로 가는 관상동맥으로의 혈액순환을 증진시키고 그 결과 통증을 덜 수 있다고 믿었다. 이 수술을 받은 환자 중 4분의 3에서 증세가 호전되었는데 특이한 현상은 단순히 피부를 절개하는 가짜 수술을 받은 환자들도 절반가량은 증상이 호전되었다는 사실이다. 가짜 수술이 위약 효과를 일으킨 경우이다.
- 최근 미국에서 발표한 가짜 수술에 관한 연구는 매우 흥미롭다. 심한 통증을 호소하는 류머티스 관절염 환자들을 세 그룹으로 나누었다. 첫 번째 그룹은 무릎에 1cm 미만의 작은 구멍을 내고 이를 통해 관절경을 삽입한 후 파괴된 무릎뼈를 잘라내고 혼탁한 관절액도 깨끗하게 해주는 수술을 했다. 두 번째 그룹은 역시 무릎에 1cm 미만의 작은 구멍을 내고 이를 통해 관절경을 삽입한 후 뼈는 손대지 않고 단지 혼탁한 관절액만 깨끗하게 해주는 수술을 했다. 그리고 세 번째 그룹은 무릎

에 1cm 미만의 작은 절개를 한 다음 그것을 다시 봉합하는 것 외에는 아무런 치료도 하지 않았다. 그리고 수술 후 6개월 동안 세 그룹에서 통증완화를 관찰했는데 세 번째 그룹의 환자들이 통증을 가장 덜 호소했다. 이것은 가짜 수술이 효과가 있음을 의미하는 것이다.

가상현실

가상현실은 몰입 효과가 매우 뛰어나다. 그래서 진짜로 손을 들어올릴 때 기능성 자기공명촬영술fMRI을 촬영했을 때 뇌의 활성화가 나타나는 부위와 가상현실에서 손을 들어올릴 때 뇌의 활성화되는 부위가 같다. 다시 말하면, 가상현실은 몰입 효과가 매우 뛰어나기 때문에 사람은 실제 상황과 구별을 하지 못한다는 뜻이다. 그래서 가상현실에서 치료 정보를 환자에게 부여하면 그 정보가 그대로 무한한 능력을 가진 환자의 집합무의식에게 전달되어 치료 효과를 나타내는 것이다. 그래서 이것을 '가상현실 치료Virtual Reality Therapy'라고 부른다. 그러나 이 방법은 효과적인 치료법이지만 현재로서는 설치비용이 많이 든다는 단점이 있다. 다음에 가상현실 치료에 관해 간략하게 소개하고자 한다.

- 가상현실이라는 환경에서 질병이 치유되는 과정을 반복해서 학습하게 되면 그 정보가 그대로 집합무의식에 전달되어 실제로 치료 효과가 나타날 수 있으며 그래서 가상현실은 공포증, 정서장애, 식이장애

및 자폐증 등과 같은 정신과적 질환의 치료에 효과적이라는 연구보고가 있다.

- 가상현실은 암 환자의 치료에 사용할 수 있다는 연구보고가 있다. 이 경우 첫째, 암 환자를 우울증과 절망에서 벗어나게 할 수 있다. 둘째, 암에 대항해서 살아나가는 활동적인 모습을 가상현실에서 보여줌으로써 내분비 및 면역 기능을 강화시킬 수 있고 때로는 자연치유로까지 발전할 수 있다. 셋째, 항암치료를 받기 전에 오심 및 구토를 제거하는 가상현실을 만들어줌으로써 이와 같은 부작용을 방지할 수 있다. 넷째, 장기간 입원해야 하는 암환자를 위해서는 숲속을 거닌다든지, 바람소리, 시냇물 소리를 가상현실로 만들어줌으로써 입원의 지루함을 달래줄 수 있다. 다섯째, 가상현실을 통해 실제로 암을 공격하는 프로그램을 만들어 암을 치료하는 수단으로 사용할 수 있다.
- 화상 환자의 환부를 치료하는 동안에 가상현실에 몰입하게 하면 모르핀과 같은 마약을 주사해 얻는 통증완화 효과보다 더 효과적으로 통증을 제거할 수 있다는 연구보고가 있다.
- 가상현실 요법은 신경성 무식욕anorexia nervosa, 거식증bulimia nervosa 등과 같은 식이장애 환자의 치료에 효과적이라는 연구보고가 있다.
- 가상현실 요법은 뇌손상 후 기억력 회복에 효과적이라는 보고가 있다.
- 가상현실 요법은 뇌졸중stroke 후 운동장애의 재활에 효과적이라는 연구보고가 있다.

가상현실은 의학적 목적 이외에 교육적 목적으로도 많이 활용될 수 있다.

- 외국어를 잘하고 싶으면 외국어를 매우 잘 구사하는 가상현실을 만들어주어 반복해서 가상현실에 접하게 하면 실제로 어떠한 외국어라도 잘 구사할 수 있게 된다.
- 수학을 잘하고 싶으면 수학을 잘하는 가상현실을 만들어주어 반복해서 가상현실에 접하게 하면 실제로 수학의 천재가 될 수 있다.
- 운동경기를 잘하고 싶으면 운동을 잘하는 가상현실을 만들어주어 반복해서 이 가상현실에 접하게 하면 실제로 어떠한 운동이라도 잘 할 수 있게 된다.
- 음악이나 미술의 천재가 되고 싶으면 음악이나 미술을 잘하는 가상현실을 만들어주어 반복해서 가상현실에 접하게 하면 실제로 음악이나 미술의 천재가 될 수 있다.

기도

기도를 이용한 질병치료란 기도를 열심히 반복해서 하다 보면 나중에는 기도의 내용이 무한한 능력을 가진 환자의 집합무의식에 전달됨으로써 치료 효과가 나타날 수 있다는 것이다. 이것을 기도 치료prayer therapy, faith therapy라고 부른다. 이것을 간단히 설명하면 그림 37과 같다.

기도 치료에는 두 가지 형태가 있는데, 하나는 자기 자신을 위한 기

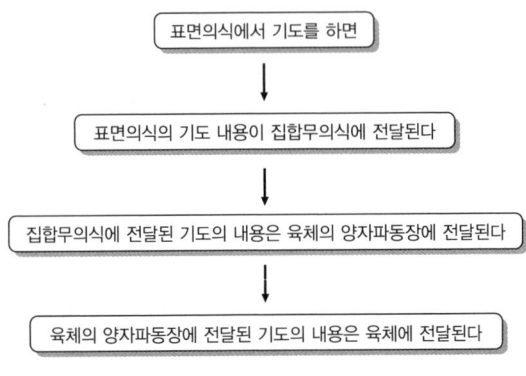

| 그림 37 기도 치료의 원리

도 치료이고, 다른 하나는 타인을 위한 기도 치료이다. 자기를 위한 기도 치료란 예수, 마리아, 부처, 어떤 성인 혹은 신 등에 의지해 자기 자신의 치유가 이루어지기를 간절히 기원하는 방법이고, 타인을 위한 기도 치료는 역시 예수, 마리아, 부처, 어떤 성인 혹은 신 등에 의지하여 다른 사람이 치유되기를 기원하면서 기도하는 방법인데 이 방법은 원격치료에 속한다. 원격치료에 대해서는 다음에 설명하기로 하고 여기서는 자신을 위한 기도 치료에 대해서 좀 더 살펴보기로 하자.

- 과거 2세기 동안 발표된 기도 치료에 관한 160종의 문헌을 조사한 결과, 통계 처리에 전혀 문제가 없는 문헌들 중 3분의 2가 기도 치료는 치료 효과가 통계학적으로 유의하며, 따라서 기도 치료를 임상에 적극적으로 응용할 수 있다는 연구보고가 있다.
- 19세기 이후부터 지금까지 기도 치료에 관한 문헌 250예를 분석한 결

과, 기도 치료는 암, 심혈관 질환, 고혈압 그리고 장염 등에 치료 효과가 있다는 연구보고가 있다. 현재 미국 국립보건원은 기도 치료를 연구하는 과학자에 대해 많은 연구비를 지원하고 있다.

- 기도 치료는 응급실을 통해 입원하는 관상동맥 질환 환자에 적용했을 때, 항생제를 적게 사용할 수 있고, 폐부종과 같은 합병증을 줄이며, 사망률도 줄인다는 연구보고가 있다.

- 과거 150년 동안에 종교활동과 질병과의 관계에 관한 250편 이상의 논문을 검토한 결과, 종교활동에 참여하거나 주관적 신앙이 있는 사람은 심혈관계 질환, 고혈압, 뇌졸중, 자궁암, 장염, 간염과 전체적인 사망률이 그렇지 않는 사람들에 비해 적다는 연구보고가 있다.

- 미국의 주요한 두 종류의 정신의학 잡지를 통한 문헌 조사에서 기도를 하고 신과의 관계를 갖는 환자들의 정신 질환이 92% 호전되었다는 연구보고가 있다.

- 가정의학 잡지에 발표된 문헌을 조사한 결과, 종교활동에 참가한 사람들의 신체적 건강이 83%에서 호전되었고 17%는 변화가 없었으며 아무도 악화되지는 않았다는 연구보고가 있다.

- 교회에 다니는 빈도와 혈압과의 관계를 연구한 결과, 교회에 규칙적으로 다니는 사람은 고혈압의 발생 빈도가 낮다는 연구보고가 있다.

- 심장병 때문에 개심술을 받은 250명을 대상으로 신앙의 유무와 수술 후 사망률을 비교한 결과, 신앙인의 경우 사망률이 12배 적었다는 연구보고가 있다.

- 기도 치료가 에이즈 환자에 대해 비록 면역세포 CD4+의 수에서는 유의한 증가를 일으키지 않으나 병원의 방문 횟수를 감소시키고, 입원 일수를 감소시키며, 정서 고양 등에서 유효하다는 연구보고가 있다.
- 원격 기도 치료는 불안, 우울증 치료에 효과가 있다는 연구보고가 있다.
- 기도 치료는 알코올 중독을 치료하는 데 효과가 있고, 골절이 철야 기도에 의해 빨리 완쾌되기도 하므로 신앙이 바로 의학이라는 연구보고가 있다.
- 10,000명의 시민을 대상으로 과거 26년간 정통 예수교를 믿었던 신앙인과 비신앙인 사이의 심혈관 질환에 의한 사망률을 비교한 결과, 신앙인에서 훨씬 적었다는 연구보고가 있다.
- 우울증으로 입원한 1,000명을 대상으로 기도를 하는지 혹은 신앙을 갖고 있는지에 따라 입원 기간을 비교했는데 신앙을 갖는 경우 입원 기간이 짧았다는 연구보고가 있다.
- 의대 학생을 대상으로 신앙과 혈압과의 관계를 30년간 조사했는데, 신앙은 고혈압을 예방하는 효과가 있다는 연구보고가 있다.
- 평소에 기도를 많이 하는 사람은 심장병에 걸려도 기도를 하지 않은 사람에 비해 사망률이 낮고, 기도와 평균수명과의 관계를 보면, 기도를 오래한 사람일수록 평균수명이 정비례하여 연장된다는 연구보고가 있다.
- 기도 중에 기능성 자기공명촬영술을 촬영하면 기도를 보내는 사람과 기도를 받는 사람에서 같은 뇌 부위에서 동일한 형태의 활성이 나타난

다는 연구보고가 있다.

바이오피드백

손바닥에 체온을 감지하는 센서를 부착한 다음, '손바닥이 뜨거워져라'라는 자기 암시를 하면 실제로 손바닥의 체온이 올라가게 되고 따라서 손바닥에 부착된 체온감지 센서는 이를 인식해서 전자장치 속의 신호음 울리게 한다. 이 신호음을 듣고 환자는 자신의 손바닥의 체온이 올라갔음을 인지하게 되는 것이다. 이것을 바이오피드백biofeedback이라고 부른다. 바이오피드백의 과정을 분석해보면, '손바닥이 뜨거워져라'라는 표면의식의 내용이 무한한 능력을 가진 집합무의식에 전달되었고 집합무의식의 내용이 결국 손바닥에 전달되었음을 의미한다. 이것은 바이오피드백 장치는 무한한 능력을 가진 집합무의식과 연결시킬 수 있는 장치임을 의미하는 것이다.

바이오피드백에 관한 연구가 진척되면서 체온 이외에 뇌파, 심장박동, 불수의근육의 움직임, 직장 괄약근, 방광 괄약근, 식도의 운동성 및 위의 산도 등도 우리의 의도대로 조질할 수 있다는 사실을 밝혀냈다. 바이오피드백에는 의학적으로 매우 큰 의미가 있는데, 그것은 바이오피드백 장치를 통해서 마음과 육체가 연결된다는 사실을 환자에게 직접 보여줄 수 있어 환자에게 자신의 질병을 마음으로 조절할 수 있다는 자심감을 불어넣어줄 수 있기 때문이다.

따라서 바이오피드백 장치를 이용한 치료법이 많이 개발되었는데 이것을 바이오피드백 요법이라고 부르며 이 요법은 기관지천식, 약물 및 알코올 남용, 불안증, 긴장성 두통, 편두통, 부정맥, 고혈압, 레이노 증후군raynaud's phenomenon 대변 및 요실금, 과민성 대장염, 근육의 재교육, 과잉 행동성 및 주의부족, 간질, 폐경기 증상, 만성통증, 항암 치료 후의 오심 및 구토 등의 치료에 효과가 있는 것으로 알려져 있다.

신념

미국의 내과의사 도시Larry Dossey는 신앙과 관계가 없이 '자신은 나을 수 있다'라는 신념만 가져도 치료가 가능하며 이것을 '신념 치료belief therapy'라고 했다. 미국의 의과대학 교수 브루스 립튼Bruce Lipton은 신념은 인체의 생리 및 병리현상에 매우 중요하게 작용한다는 내용의 《신념의 생물학Biology of Belief》이라는 책을 출판하기도 했다. 강력한 신념을 가지면 결국 무한한 능력을 가진 집합무의식에 전달되어 치료 효과가 나타나게 된다. 신념 치료에 대해서 좀 더 살펴보기로 하자.

- 살 수 있다고 믿는 신념을 가진 에이즈 환자는 수동적인 에이즈 환자보다 더 오래 산다는 연구보고가 있다.
- 살 수 있다고 믿는 신념을 가진 암 환자는 투병 의지가 없는 환자보다 더 오래 산다는 연구보고가 있다.

- 1925년부터 1978년 사이 미국, 영국, 그리스, 루마니아 등에서 발표한 문헌 조사에서 정신박약이나 정서장애자에서 백혈병으로 진단받은 사람은 한 사람도 없었다고 했으며 이와 같이 정신박약이나 정서장애자에서 암 발생률이 적은 이유는 그들이 암이 일종의 사망 선고임을 모르며 절망이나 실망 그 자체를 모르기 때문이라는 연구보고가 있다.
- 말기 암에 기적적으로 살아 남는 경우가 종종 있는데 말기 암이 기적적으로 살아남은 사람들의 공통점은 암에 걸려도 비관하지 않고 전향적으로 살아가는 사람이라는 연구보고가 있다.
- 과거 14년 동안 진행 암임에도 5년 이상 생존한 69명을 분석한 결과, 이들은 모두 절망이나 실망을 극복한 결과라는 연구보고가 있다.
- 유방암 환자를 수술한 후 환자의 심리 상태와 5년 생존율을 조사한 결과, '단호히 암과 싸우겠다'는 의지를 가진 그룹은 10명 중 9명이 생존했으나, '이제 내 인생은 끝장이다'라고 생각하는 그룹에서는 5명 중에 4명이 사망했다는 연구보고가 있다.
- 사회적인 신념통념은 병을 치료하는 데 매우 중요하게 작용한다는 연구보고가 있다. 즉 어떤 사회가 암은 모두 죽는 병으로 통념화되어 있으면 그 사회의 많은 암 환자는 결국 죽게 된다고 했다. 그 이유는 마음의 파장이 한 집단 및 한 사회 전체로 확산되기 때문이라고 했다. 그래서 암의 치료에 있어서 암에 대한 이러한 통념을 바꾸는 것이 매우 중요하다고 했다.
- 협심증을 치료하는 방법에는 시대별로 수많은 처방이 부침했지만 그 당시에는 성공률이 늘 높았으며 그 이유는 그 처방을 믿는 환자의 신

념이 있었기 때문이라는 연구보고가 있다.
- 《신념의 생물학》에서는 말기암 환자가 기적적으로 살아남는 경우가 과거에 비해 많아졌다고 하는데, 이들의 공통점은 암에 걸려도 비관하지 않고 신념을 가지고 전향적으로 살아가기 때문이라고 했다. 그래서 신념이 곧 치료약이 된다고 말하고 있다.
- '신념은 치료약이다'라는 사실을 뇌영상촬영에 의해 증명할 수 있다는 연구보고가 있다. 즉, 자신의 병이 낫게 된다는 확고한 신념을 지닌 사람들은 항상 신념과 관련이 있는 뇌의 일정한 부위에서만 활성화로 나타난다고 했다.

집합무의식과의 대화

집합무의식은 무한한 능력을 갖고 있으므로 집합무의식과 대화를 시도함으로써 질병을 치료할 수 있는데 다음에서 간략하게 살펴보기로 하자.

- 폐암 환자가 하루에 4~5차례 눈을 감고 앉아서 5분가량 되풀이해서 자신에게 '나는 낫는다, 완전히 낫는다'라고 반복했는데 3년 후 폐암이 흔적도 없이 말끔히 사라졌다는 연구보고가 있다. 이때 진정으로 집합무의식에 의지하는 태도로 대화를 하는 것이 중요하다.
- 19세기 프랑스의 에밀 쿠에Emile Coue라는 정신과 의사는 다른 어떠한

치료도 하지 않고 오로지 '날이 갈수록 나는 모든 면에서 점점 좋아지고 있다'라는 말을 하루에 스무 번씩 두 차례 환자로 하여금 실행케 함으로써 류머티즘, 심한 두통, 천식, 수족마비, 말더듬이, 결핵, 종양, 암 등을 치료할 수 있었다고 했다. 이것이 오늘날 신경언어프로그램 neuro-linguistic program; NLP 치료법의 모태이다.

- 칼 융은 자기 마음 속에 무한한 능력을 가진 집합무의식에 이름을 부여했다. 즉 집합무의식을 마치 하나의 인격체인 것처럼 생각하고 '피레몽'이라는 이름을 붙이고 자신에게 질병이 생기면 이 '피레몽'에게 치유를 부탁하는 말을 전함으로써 치료할 수 있었다고 했다.

- 칼 사이먼턴 Karl Simonton 은 사람의 마음 속에 누구나 갖고 있고 또한 무한한 능력 있는 집합무의식에 '헬퍼 helper'라는 이름을 부여했다. 즉 전신의 긴장을 풀고, 눈을 감고, 마음속에서 어떤 사람 모습을 떠올리는 연습을 하다 보면 나중에는 동일한 모습의 사람이 반복해서 나타난다고 했다. 이 사람에게 '헬퍼'라는 이름을 붙이고 이 '헬퍼'에게 치유를 부탁하는 말을 건넴으로써 건강상의 모든 문제를 해결할 수 있다고 했다.

- '나는 모든 병을 고치는 의사와 함께 있다'라는 말로 녹음 테이프를 만든 다음, 이 테이프를 반복해서 들으면 치료 효과를 얻을 수 있다는 연구보고가 있다.

- 환자가 아픈 증세를 종이에 기록하는 것만으로도 치료가 된다는 연구보고가 있다.

자신을 관함

'자신을 관(觀)한다'라는 말은 자신의 육체나 마음을 마치 제3자의 입장이 된 것처럼 물끄러미 바라본다는 뜻이다. 이와 같이 마음을 비우고 오로지 자신만을 바라보면 나중에는 자신의 집합무의식에 도달하게 되는 것이다. 자신을 관함으로써 질병을 치료하는 방법에 대해서 살펴보기로 하자.

- 몸의 어디가 아프면 그 아픈 곳을 마음의 눈을 이용해 관해 보라는 연구보고가 있다. 즉 이 아픔이 과연 육체가 아파하고 있는 것일까? 육체는 물질이니 아프다고 느낄 수가 없다. 그렇다면 이 아프다고 느끼고 있는 것은 마음이지 않은가? 이와 같이 마음의 눈을 이용해 몸을 관하다 보면 처음엔 그 아픔을 자기의 아픔이라고 생각하고 있었는데 점점 그것이 떨어져 보이게 되면서 아픔이 사라진다고 했다.
- 우리 몸의 내부에는 자연치유력이 있다는 것을 매일 생각하고 관하면 사소한 질병이건 심각한 질병이건 건강을 잃었을 때 대처할 능력이 자신 속에 내재하고 있다는 확신을 가질 수 있게 되고 따라서 질병은 치유될 수 있다는 연구보고가 있다.
- 특별한 생각 없이 마음으로 호흡 사이클에 정신을 집중하고 호흡을 관찰하고 관하면, 마음은 육체의 자연치유력과 연결될 수 있다는 연구보고가 있다. 즉 호흡은 표면의식과 집합무의식의 연결고리를 작동시키는 마스터 키 역할을 하기 때문이라고 했다. 만약 이때 숨을 쉴 때마

다 우주를 들이마시고, 숨을 내쉴 때는 나쁜 에너지를 뱉어낸다고 생각하면서 호흡을 하면 더욱 효과적이라고 했다.

- 발끝에서부터 머리끝까지 몸의 구석구석을 관한 다음, 특히 통증이 있는 부분을 집중적으로 관하면 아픔이 사라진다는 연구보고가 있다.
- 하루 종일 건강하고, 평화와 행복하게 살아가는 자신을 관하고 또한 내가 몸담고 있는 가정, 직장, 사회가 모두 건강하고 평화스러운 것을 관하면 병의 치유에 도움이 된다는 연구보고가 있다.

최면

최면에는 자기최면과 타인최면의 두 가지가 있는데, 타인최면이란 의사가 환자의 표면의식을 잠재우고 무한한 능력을 가진 집합무의식의 문을 개방하는 방법이다. 최면을 이용한 질병의 치료는 그 역사가 오래되었으며 다양한 질병을 치료하는 것으로 알려져 있다. 최면치료는 최근에 뇌촬영기술에 의해 과학적인 치료법이라는 사실이 알려져 있고, 그뿐만 아니라 최면치료는 현대의학이 해결하지 못하는 부분까지 치료할 수 있어 주목할 필요가 있다.

- 18세기말 빈 출신의 프랑스의 의사인 메스머 Franz A. Mesmer는 최면을 통해 많은 환자를 치료했고, 프랑스의 신경학자 샤르코 Jean M. Charcot도 최면을 통해 많은 환자를 치료했다.

- 금연, 약물중독, 통증 및 비행공포 등은 최면으로 치료할 수 있다는 연구보고가 있다.
- 최면 치료에 관한 지난 40년간의 연구를 분석한 결과, 최면은 혈우병 환자의 출혈을 감소시키고, 건초열과 천식의 증상을 완화시키며, 유방의 크기도 증대시키고, 사마귀를 없애며, 피부의 물집이나 출혈반점을 없애고, 옻나무나 어떤 음식물 내의 알레르기 항원에 대한 반응도 조절할 수 있다는 연구보고가 있다.
- 전신에 악취성 무사마귀 딱지로 뒤덮이는 유전적이면서도 치료가 불가능한 피부병인 선천성 어린증congenital ichthyosis에 대해 피부이식수술은 실패했으나 최면으로 치료를 함으로써 10일 이내에 극적으로 치료가 되었다는 연구보고가 있다.
- 86명의 말기 유방암 환자를 대상으로 표준 치료만 한 경우와 표준 치료와 더불어 최면 치료를 병행한 경우를 비교한 결과, 표준 치료와 최면 치료를 병행한 경우에서 생존율이 18개월 더 연장되었다는 연구보고가 있다.
- 배 속의 태아의 위치가 거꾸로 있는 둔위의 산모 100명을 대상으로 최면 치료를 했는데 그 결과, 최면 치료가 태아의 위치를 정상 위치로 바꾸는 데에 효과가 있었다는 연구보고가 있다.
- 복부개복수술을 받는 환자에게 수술을 받고 나면 가스를 빨리 배출할 수 있다는 최면 치료를 하면, 수술 후에 가스가 빨리 배출되고 따라서 입원기간이 1.5일 단축되며 입원 치료비가 1,200달러 절감된다는 연구보고가 있다.

- 최면은 사마귀를 제거하는 데 효과적인 치료법이라는 연구보고가 있다. 사마귀는 바이러스가 일으키는 질환이고 바이러스가 일으키는 질환은 현대의학에서는 별반 좋은 치료법이 없는 실정인데 최면이 바이러스 질환을 치료할 수 있다는 사실은 매우 의미가 크다.
- 14명의 사마귀를 가진 어린이에게 최면에 의한 치료를 하면 5주 후에 사마귀를 없앨 수 있다는 연구보고가 있다.
- 화상 후 최면 치료를 시행하면 피부에 흉터가 생기는 것을 방지할 수 있다는 연구보고가 있다.
- 19~54세 사이의 22명을 대상으로 최면에 의해 유방 확장이 가능한지를 시험했는데 그 결과, 4분의 1에서 성공했다는 연구보고가 있다.
- 몸과 마음을 이완한 다음, 뇌파가 알파파로 유도되면 최면에 의한 치료가 매우 효과적이 될 수 있다는 연구보고가 있다.
- 실명된 어린이에게 피부를 통해 문자를 읽을 수 있다고 반복해서 최면 암시를 줌으로써 마침내 실명된 어린이가 피부를 통해 문자를 읽을 수 있게 되었다는 연구보고가 있다.

전신마취

미국의 마취과 의사 베네트H. L. Bennett는 수술 환자가 마취상태에 들어간 직후에 환자의 귀에 대고 수술 내용을 설명하고 수술 중 혈액의 공급이 수술 부위로부터 적어졌다가 수술이 끝나면 다시 많아져 수술 상처가 빨리 아물 수 있다는 말을 속삭여주는 것만으로도 수술 중 출혈의 양이 감소하고, 수술 후 진통제의 수가 감소하며, 수술 부위의 치유가 빠르고, 수술 후 빨리 퇴원할 수 있다고 했다. 심지어 이렇게 함으로써 피를 구할 수 없어 죽어가는 생명까지 살린 사례가 있다고 했는데, 베네트는 이것을 '행동요법 마취behavioral anesthesia'라고 불렀다.

자율훈련

자율훈련autogenic training은 독일의 정신과 의사 요하네스 슐츠Johannes Schultz가 개발한 치료법인데 내용은 매우 간단한 자기암시법으로 구성되어 있다. 즉, 다음의 순서대로 자신에게 암시를 준다. ① '내 마음은 완전히 평온하다', ② '내 오른쪽 손은 무거워진다', ③ '내 오른쪽 손은 따뜻해진다', ④ '내 심장은 규칙적이고 조용히 뛰고 있다', ⑤ '나는 편하게 호흡을 하고 있다', ⑥ '나의 복부가 따뜻해진다', ⑦ '나의 이마가 시원해진다' 등이다. 이와 같은 자기암시를 주는 것은 표면의식이 집합무의식을 통하는 문을 여는 과정이라고 할 수 있다. 따라서 집합무의식의 문이 열린 상태에서 표면의식을 통해 치유에 대한 정보를 집합무의식 쪽으로 전달하면 원하는 치유가 이루어지게 된다. 이렇게 간단한 방법으로 심혈관계 질환, 호흡기 질환, 소화기 질환, 비뇨생식기 질환, 근골격계 질환, 내분비 질환, 정신과 질환 등을 치료할 수 있는 것으로 알려져 있다.

상상 이미지

상상 이미지imagination란 눈을 감고 마음의 스크린을 만든다. 이 마음의 스크린에 치료되기를 바라는 내용을 이미지로 그림을 그리는 방법이다. 이때 이미지 하나하나는 해당되는 의미가 있고 그 이미지를 반복함으로써 그 이미지에 해당되는 정보가 무한한 능력을 가진 집합무의식에 전달하게 되어 결국 치료 효과를 나타낼 수 있는 것이다. 이것을 이미지 요법imagination therapy이라고 부른다. 따라서 이미지 그림은 선명할수록 좋다. 예를 들어 암 환자가 암 치료를 위해 자기 스스로 이미지 요법을 실시하는 것을 예로 들면 다음과 같다.

① 먼저 암세포의 이미지 그림을 그리는데, 이때 암세포는 엉성한 것으로 묘사한다. ② 다음은 암세포를 잡아먹는 자연살해세포를 이미지 그림으로 그리고, 이때 자연살해세포는 먹성이 좋은 악어로 묘사한다. ③ 다음은 암세포를 발견한 자연살해세포가 암세포를 마구 잡아먹는 이미지를 그림으로 그린다. ④ 이 결과, 암 덩어리의 크기가 점점 줄게 된 이미지를 그리고, 마지막으로 암이 없어지는 이미지를 그린다. ⑤ 다음은 환자가 병원에 가서 진찰을 받고, X-선도 찍고, 컴퓨터단층촬영CT도 찍었는데 의사는 암이 완전히 없어졌다고 선언하는 이미지를 그린다. ⑥ 다음은 환자는 기분이 좋아서 날아갈 듯이 좋아하는 장면을 이미지화한다. ⑦ 다음은 환자가 집으로 돌아와서 가족들이 모인 가운데 병원에서 진찰을 받은 결과, 암이 없어졌다는 사실을 알리고, 이때 가족들은 일제히 박수를 치면서 환호하는 장면을 이미지화한다. ⑧ 다음

은 환자가 새로운 각오로 회사에 다시 출근하는 장면을 이미지화한다. 상상 이미지를 통한 질병의 치료에 대해 살펴보자.

- 미국의 방사선 치료의사인 칼 사이먼턴Carl Simonton은 생존할 확률이 5% 미만인 61세의 후두암 환자를 방사선 치료를 하면서 방사선 치료할 때마다 환자에게 색다른 주문을 했다. 즉, 방사선 치료를 수백 만의 에너지를 가진 탄환으로 상상하고 암세포를 명중하여 암세포들이 모조리 파괴되는 모습을 상상하도록 환자에게 주문했던 것이다. 그 결과는 극적이었으며 단 2개월 만에 암의 모든 징후가 사라졌다. 그는 여기서 힌트를 얻어 더 이상 치료법이 없는 159명의 말기 암 환자에게 이미지 요법을 시행했다. 그 결과, 첫째, 환자의 평균수명은 24.4개월로 대조군의 평균수명 12개월에 비해 2배 이상 연장되었다. 둘째, 암이 완전히 소실된 경우가 14명으로 전체의 22.2%나 되었다. 셋째, 가장 중요한 사실로서 51%의 암 환자들이 생활의 질을 높일 수 있었다.
- 상상을 하면 그것은 실제적인 힘을 발휘해 매우 구체적인 현실로 나타난다는 이론을 배경으로 대학생에게 이미지 요법을 시험해본 결과, 백혈구만 상상하면 백혈구가 증가하고 T-림프구만 상상하면 T-림프구만 증가한다는 연구보고가 있다.
- 이미지 요법을 시행하면 뇌피질의 혈류량이 증가한다는 것을 양전자단층촬영술PET을 이용해 실제로 확인할 수 있었다는 연구보고가 있다.
- 건선 피부병 환자를 두 그룹으로 나누어 한 그룹은 표준 치료법으로 알려진 자외선 치료를 하면서 이에 겸하여 자외선이 피부를 뚫고 들

어와 병든 세포를 분해하고 용해시켜 새로운 정상 세포가 자라는 이미지를 만들도록 주문했고, 나머지 그룹은 그냥 표준 치료법인 자외선 치료만 한 다음 두 그룹을 비교했다. 그 결과, 표준 치료와 이미지 치료를 겸한 13명 가운데 10명이 훨씬 빨리 깨끗하게 치료되었고, 반면에 표준치료만 받은 10명에서는 단지 2명만이 좋아졌다는 연구보고가 있다.

- 병은 마음의 이미지로 생기는 것이기 때문에 마음의 이미지는 암도 환자 스스로 치유할 수 있다는 연구보고가 있다.
- 질병이란 주로 그 사람이 평소에 지속적으로 갖고 있는 이미지에 의해 발병하기 때문에 이미지를 이용하면 질병이 치료되는 것은 당연하다는 연구보고가 있다.
- 농구선수들에게 세 그룹으로 나누어 A그룹은 실제로 자유투를 연습시키고, B그룹은 아무런 연습을 하지 않게 하고, C그룹은 이미지 기법으로 자유투를 연습하게 한 결과, A그룹은 24%의 실력 향상을 보였고, C그룹은 23%의 실력 향상을 보였다. 이로써 이미지 기법이 매우 효과적이라는 연구보고가 있다.
- 이미지 요법은 항암 치료를 받는 환자의 오심, 구토를 감소시키고, 암 환자의 스트레스를 해소하며, 암 환자의 체중을 증가하는 데 효과적이며 또한 만성 통증 치료에도 유용하고, 당뇨병을 비롯해 여러 질병의 보조치료로 효과적이고, 노인 환자의 면역력도 성공적으로 증가시킨다는 연구보고가 있다.
- 이미지 요법에서 감사의 상태를 이미지화하는 것이 좋은 것이라는 연

구보고가 있다. 즉 감사의 마음을 이미지화하면 마음의 결맞음 상태가 유도되며 이로 인해 심박동변이HRV가 일정하게 유지되며 파워 스펙트럼 밀도power spectral density가 제로에 가까워진다고 했다.
- 이미지 요법은 양전자단층촬영술에서 뇌피질의 혈류량을 증가시킨다는 연구보고가 있다.

집단지지 요법

의사가 아닌 일반인이 집단적으로 한 사람의 환자에게 관심과 사랑을 보내면 환자는 치료될 수 있는데 이것을 집단지지 요법Supportive-expressive group therapy이라 한다. 집단지지 요법에 대해 간략하게 살펴보기로 하자.

- 전이된 유방암 환자가 집단지지 요법을 받게 되면 그렇지 않은 대조군에 비해서 평균 18개월을 더 오래 살며 장기생존자는 전원이 집단지지 요법을 받은 환자들이었다는 연구보고가 있다.
- 관상동맥 질환으로 판명된 환자들에게 집단지지 요법과 더불어 심리학적 상담, 식이요법 및 운동을 추가하면 협심증의 증상이 신속히 감소되고 1년 후 관상동맥의 폐쇄 상태가 호전되었다는 연구보고가 있다.
- 노인들은 자식이 많고 적음과 관계없이 속마음을 터놓고 이야기할 수

있는 가까운 친구나 친척이 있으면 그렇지 않은 노인에 비해 질병이나 치매에 걸리는 일이 적다는 연구보고가 있다.

- 사회적 유대 관계가 좋은 사람은 비록 동맥경화증에 걸려 있다 하더라도 5년 이내 죽을 확률이 그렇지 않은 사람에 비해 3분의 1밖에 되지 않는다는 연구보고가 있다.
- 집단지지 그룹에 의해 유대관계가 커지면, 긍정적 마음이 확장되고 질병의 발생률이 낮아진다는 연구보고가 있다.
- 집단지지 요법은 심장병, 암, 천식, 뇌졸중 등 다양한 신체적 장애에 치료 효과가 있다는 연구보고가 있다.
- 건강에 안 좋은 습관을 가지고 있지만 주위 사람들과의 유대가 긴밀한 사람들은 건강에 좋은 습관을 가지고 있으면서 주위 사람들과의 유대가 안 좋은 사람들보다 더 오래 산다는 연구보고가 있다.
- 장수하는 사람들은 고차원의 영적 존재를 믿을 뿐만 아니라 공동체에 대한 소속감이 강하다는 연구보고가 있다.
- 유대관계가 없으면 심장병에 잘 걸리며, 부인의 지지와 사랑을 받는 경우는 그렇지 않는 경우에 비해 협심증이 덜 발병한다. 그리고 사랑에 의한 연대감이 면역력에 미치는 영향을 조사했을 때 사랑이 깊을수록 자연살해세포의 활성도가 높다는 연구보고가 있다.
- 질병을 앓거나 상처를 입은 아동들에게 동년배들의 지지와 사랑, 두려움에 대한 공유 등을 경험하게 하면 치유 효과를 높일 수 있으며 그래서 사랑은 최고의 치유사라는 연구보고가 있다.

- 심장병은 높은 콜레스테롤 수치보다 자신, 공동체 그리고 고차원의 영적 존재부터의 분리되는 것이 가장 큰 원인이라는 연구보고가 있다.

운동 이미지

운동 이미지란 운동하는 동작을 마치 육체적 언어라고 생각하는 방법이다. 따라서 동작 하나하나에는 해당되는 의미와 이미지가 있고, 그 동작을 반복함으로써 그 동작에 해당되는 정보가 무한한 능력을 가진 집합무의식에 전달하게 되어 결국 치료 효과를 나타낼 수 있는 것이다. 예를 들면, 몸을 가볍게 흔들면서 '나는 건강해진다', '온 몸의 나쁜 에너지는 모두 빠져나가고 새로운 에너지가 충만하다' 혹은 '간 속의 나쁜 에너지는 모두 빠져나간다'고 중얼거리면서 그 동작에 정신을 집중하면 치료 효과가 있는 것으로 알려지고 있다. 이러한 치료법 중에는 '육체 작업치료법body work', '무용 치료' 혹은 '운동 치료'가 있으며 이와 비슷한 것으로는 운동 요가, 합기도, 태극권 혹은 춤 요법 등과 같은 다양한 종류가 있다.

- 생체에너지 요법: 로원Alexander Lowen은 자신이 개발한 운동 이미지 요법은 질병의 치료에 효과가 있다고 했다.
- 알렉산더 요법: 알렉산더Fredrick Alexander는 자신이 개발한 운동 이미지 요법은 질병의 치료에 효과가 있다고 했다.

- **기능통합 요법:** 펠덴크라스Moshe Feldenkrais는 자신이 개발한 운동 이미지 요법은 질병의 치료에 효과가 있다고 했다.

- **구조통합 요법:** 롤프Ida Rolf는 자신이 개발한 운동 이미지 요법은 질병의 치료에 효과가 있다고 했다.

- **조직형태 요법:** 아스톤Judith Aston은 자신이 개발한 운동 이미지 요법은 질병의 치료에 효과가 있다고 했다.

- **요가 요법:** 인도에서 수천 년 동안 전해오는 것으로 운동 요가란 것이 있는데 이것이 서양에 전파되어 1980년대 이후 서구의 의료종사자들에 의해 연구되어 매년 수천 편의 논문이 발표되고 있으며 현재 운동 요가가 기본이 된 요가 요법은 많은 질병의 치료에 효과가 있는 것으로 알려지고 있다.

- **춤-운동 요법:** 평소에는 말을 잘 하지 못하는 환자들에게 말 대신에 춤 동작으로 의사를 표현하게 함으로써 자아개념을 강화시키며 자존심도 높이고 주의력을 강화하며, 우울증을 해소하고 공포와 불안을 줄이며, 분노를 표현하게 하고 고립감을 없앨 수 있는데 이것을 춤 요법 혹은 춤-운동 요법dance-movement therapy; D.M.T이라 부른다. 이 방법은 이 외에도 순환 및 호흡기의 기능을 항진시키고 자살충동을 억제하며 행복의 느낌을 강화하고 치유를 증진시키는 것으로 알려지고 있다.

제 V 부
양자의학 차원에서의 새로운 시작

21 새로운 건강관리

22 새로운 호스피스

23 새로운 태교

24 양자의학에 따른 새로운 개념들

25 새로운 의료장비의 개발

26 새로운 병원

21
새로운 건강관리

정의

지금까지 양자의학의 이론을 정립하고 이를 기초로 임상적 응용까지 설명했다. 그러나 양자의학은 여기서 끝날 일이 아니다. 왜냐하면 양자의학은 현대의학과는 많이 다르기 때문에 양자의학이라는 새로운 패러다임에 걸맞게 새로운 개인의 건강관리법이 필요하고, 지금까지 의학에 사용되는 많은 용어들을 재정의할 필요가 있으며, 새로운 의료장비들도 개발해야 하고, 또한 병원과 의사의 새로운 의식전환도 있어야 하기 때문이다. 이제 새로운 차원에서 새로운 시작이라는 관점에서 이와 관련한 것들을 차례대로 살펴보자.

후성유전학

최근에 후성유전학epigenetics이라는 새로운 유전학 분야가 출현했는데 후성유전학은 기존의 유전학과는 많이 다르다. 따라서 후성유전학에 관해 간략하게 살펴보고 후성유전학이 양자의학과 연관되어 있음을 살펴본 다음에 후성유전학과 양자의학적 차원에서 새로운 건강관리에 관해 살펴보기로 하자.

다윈의 진화론, 멘델의 유전법칙 그리고 왓슨과 크릭의 DNA 발견 등 일련의 중요한 사건들을 근거로 현대의학에는 '유전자 결정론'이 부동의 위치를 차지하게 되었다. 유전자 결정론은 수정되는 순간부터 죽는 순간까지 인간의 생각, 감정, 행동, 그리고 생리적 현상 등 한 인간에서 일어날 수 있는 모든 일들이 유전자에 이미 프로그램화되어 있다는 이론이다.

이러한 유전자 결정론에 입각해 과학자들은 유전자의 염기서열을 해석하기 위해 인간게놈 프로젝트를 시작했다. 하지만 12년에 걸친 인간게놈 연구가 2003년에 완성되었을 때, 그 결과에 과학자들은 크게 실망했다.

그 이유는 인간 유전자가 초파리나 생쥐의 유전자보다 그리 많지 않은 25,000개 정도로 나타났는데, 이 숫자는 인간의 생명현상의 다양성과 복잡성을 설명하기에는 너무나 적은 숫자였기 때문이다. 게다가 인간과 생쥐가 유전자의 99%를 공유하고 있고 오직 300개만이 서로 다른 것으로 드러났다.

그래서 생명현상을 다루는 과학자들은 유전자 염기서열 이외의 부분에서 유전자를 조절하는 '무엇'인가가 있다고 생각하게 되었고 그 '무엇'을 찾기 시작했는데, 그것이 후성유전학이다. 후성유전학은 1980년대부터 소수의 과학자들에 의해 명맥을 유지하고 있었을 뿐 주목을 받지 못했던 유전학의 한 분야인데, ① 히스톤의 변형histone modification, ② DNA 메틸화DNA methylation 등과 같이 유전자 그 자체가 아닌 유전자의 외부구조에서 유전자의 발현을 조절한다는 개념이다.

기존의 유전학에서는 유전자의 염기서열이 정상이면 건강을 유지하게 되고, 만약 유전자 돌연변이나 유전자 결손 등과 같이 구조에 변형이 생기면 질병이 발생하는 것으로 생각했다. 그러나 후성유전학에서는 유전자의 염기서열도 중요하지만 그보다는 유전자의 외부구조인 히스톤의 변형과 DNA 메틸화가 더 중요하다고 보는 것이다.

후성유전학은 기존의 유전학과는 많이 다르다. 그래서 과거에는 위암의 최고 권위자가 위암에 걸렸을 때 위암 유전자를 지니고 태어났기 때문에 어쩔 수 없이 위암에 걸릴 수밖에 없다는 변명이 가능했지만, 후성유전학이 출현한 이후에는 이런 변명이 통하지 않게 되었다. 그래서 위암의 최고 권위자가 위암에 걸렸다면 필경 그 사람은 위암에 대해 별로 아는 것이 없는 사람이 되는 것이다.

후성유전학에 따르면, 유전자의 염기서열은 이중으로 된 문 안에 갇혀 있는 것과 같다고 말한다. 첫 번째 문이 히스톤histone인데, 이 문에 메틸기methyl가 붙으면 문이 닫히고, 아세틸기acetyl나 인산기phosphoryl가 붙으면 문이 열린다. 이와 같이 히스톤에 의해서 첫 번째 문이 닫히고 열리는 현상을 '히스톤 변형'이라 부른다. 두 번째 문은 DNA 이중나선에 있는 문인데, 이 문은 메틸기가 붙으면 문이 닫히고, 메틸기가 제거되면 문이 열린다. 이와 같이 두 번째 문에 메틸기가 붙은 현상을 'DNA 메틸화'라고 부른다.

이 2개의 문이 모두 열려야 비로소 유전자의 염기서열이 노출되어 유전자의 발현이 가능하게 된다. 이때 2개의 문은 따로 열리기도 하고 동시에 열리기도 한다. 즉 2개의 열쇠가 있어야 열리는 경우도 있고, 하나의 열쇠로 2개의 문을 동시에 열 수도 있다는 뜻이다. 그래서 후성유전학에서는 '히스톤 변형인자' 및 'DNA 메틸화인자'를 후성유전자라고 부르기도 한다.

유전자의 이중 문을 여닫는 열쇠들을 보면, 첫 번째 문(히스톤)을 여는 데는 히스톤 아세틸라아제histone acetylase, 아세틸기, 인산기 등이 있고, 첫 번째 문을 열리지 않게 하는 데는 히스톤 탈아세틸라아제histone deacetylases; HDACs, 히스톤 메틸전이효소histone methyltransferase, 메틸기 등이 있다.

두 번째 문(DNA 메틸화)을 여는 데는 DNA 탈메틸전이효소DNA de-methyltransferases가 있고, 두 번째 문을 열리지 않게 하는 데는 DNA 메틸전이효소DNA methyltransferases; DNMTs, 메틸기 등이 있다.

그래서 유전자 염기서열의 외각에 있는 2개의 문이 어떻게 열리고 닫히느냐에 따라서 건강을 유지하기도 하고 암을 포함하여 여러 가지 질병이 발생하기도 한다. 예를 들면, '질병유발-유전자'가 위치하는 부위에서 첫 번째 히스톤 문에서 아세틸기가 붙어 문이 열림과 동시에 두 번째의 DNA 이중나선 문에서는 메틸기가 제거되어 문이 열리면 '질병유발-유전자'가 발현되어 질병을 유발하게 된다. 반대로 '건강유지-유전자'가 위치하는 부위에서 첫 번째의 히스톤 문에서 아세틸기가 붙어 문이 열림과 동시에 두 번째의 DNA 이중나선 문에서는 메틸기가 제거되어 문이 열리면 '건강유지-유전자'가 발현되어 건강을 유지하게 된다.

　이와 같이 유전자가 발현하는 데 관여하는 2개의 문은 건강을 유지하거나 혹은 질병 유발에 매주 중요한 요소가 되는데, 이것이 여러 가지 요인들에 의해 문이 열리기도 하고 닫히기도 한다. 다음은 2개의 문을 열고 닫는데 영향을 주는 요인들을 살펴본 것이다.

후성유전자에 영향을 주는 물질적인 요인

　후성유전자는 여러 가지 요인들에 영향을 받는데 엄마의 배 속에 있을 때는 엄마의 자궁내 환경, 엄마가 먹는 음식이나 영양소, 엄마의 음주 및 흡연 여부, 엄마의 감염 여부, 엄마가 받는 임신 중 스트레스, 엄마 주변의 환경오염, 엄마의 약물 또는 호르몬 복용 유무, 엄마의 운동 정도, 엄마가 겪는 사회환경 등 모든 것이 태아에게 영향을 미칠 수 있다. 이와 같은 많은 요인들은 태어나기 전부터 죽는 순간까지 지속적으로 후성유전자에 영향을 주는 요인들이며 그래서 후성유전자는 매우 역동적으로 변화하는 과정이라고 볼 수 있다. 그렇다면 후성유전자에 영향을 주는 물질적 요인들에는 어떤 것이 있는지 살펴보기로 하자.

- **정충과 난자의 요소**: 수정하는 순간 정충(정자)의 요소와 난자의 요소가 후성유전자에 영향을 미칠 수 있다.
- **배양조건**: 배아줄기세포의 배양에서 관찰된 사실에 따르면, 배양조건이 후성유전자에 영향을 주는 것으로 밝혀져 있다.
- **나이**: 생쥐에서 유전자 발현을 검사하면 나이에 따라 후성유전자가 다르게 작동하는 것을 관찰할 수 있다.
- **음식**: 아구티Agouti라는 생쥐가 있는데 이 생쥐는 '아구티-유전자'를 갖고 있다. 이 '아구티-유전자'는 생쥐의 털 색깔을 노랗게 하고, 몸집을 크게 하며, 암, 당뇨병 및 기타 병에 잘 걸리게 한다. 아구티 생쥐가 새끼를 뱄을 때 보통 먹이를 주면 태어나는 대부분의 새끼는 어미처럼 털색이 노랗고, 몸집이 크며, 암, 당뇨 및 기타 병에 잘 걸린다(그림 38의 A). 이 새끼들의 유전자를 검사하면 '아구티-유전자'에 메틸기가 붙어 있지 않다. 이번에는 아구티 생쥐가 새끼를 뱄을 때 비타민 B12, 엽산, 콜린choline, 베타인betaine 등과 같은 영양보충제를 보강한 먹이를 주면 태어나는 대부분의 새끼는 어미와는 달리 털 색깔이 갈색이며, 몸집이 작고, 암, 당뇨 및 기타 병에 잘 걸리지 않는다(그림 38의 B). 이 새끼들의 유전자 검사를 하면 '아구티-유전자'에 메틸기가 붙어 있다. 이러한 실험은 즉 먹이가 생쥐의 후성유전자에 영향을 미친다는 의미이다.
- **콩**: 아구티 생쥐가 새끼를 뱄을 때 콩을 많이 먹이면 콩 성분의 제니스테인genistein이 보강되어, 태어나는 대부분의 새끼는 어미와는 달리 털 색깔이 갈색이며, 몸집이 작고, 암, 당뇨 및 기타 병에 잘 걸리지

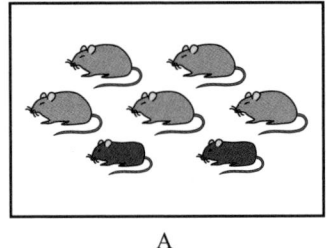 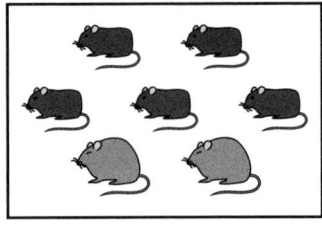

| 그림 38 임신 중 먹이에 따른 새끼의 표현형 A: 보통 먹이를 준 아구티 생쥐, B: 영양보충제를 추가해 먹이를 준 아구티 생쥐(흐린 색은 몸집이 큰 생쥐, 짙은 색은 몸집이 작은 생쥐)

않는다. 이 새끼들의 유전자 검사를 하면 '아구티-유전자'에 메틸기가 붙어 있다. 사람도 임신 중 음식이 후성유전자에 영향을 미친다는 사실이 많이 밝혀져 있다.

- 제니스테인: 식물성 에스트로겐인 제니스테인이 후성유전자에 영향을 미칠 수 있다는 또 다른 연구보고가 있다. 생쥐에 일반 먹이를 4주간 공급한 대조군과 제니스테인 먹이를 4주간 공급한 실험군에서 '4MC2-C8'라는 유전자의 메틸화를 관찰하면, 대조군에서는 저메틸화를 보이는 반면 실험군에서는 과메틸화를 보인다.

- 비스페놀 A: 임신 중 환경호르몬인 비스페놀 Abisphenol A는 후성유전자에 영향을 미칠 수 있다. 아구티 생쥐가 새끼를 뱄을 때 비스페놀 A를 먹이면 어미와 닮은 노란 털색의 새끼가 많이 태어난다. 그런데 아구티 생쥐가 새끼를 뱄을 때 먹이에 비스페놀 A의 길항제를 섞어 먹이면 길항제의 함량이 많을수록 생쥐의 털 색깔은 점점 노란색에서 갈색

으로 바뀐다. 이것은 비스페놀 A가 후성유전인자에 영향을 미치는 것을 의미한다.

- 운동: 미국 예일대학의 연구팀에 따르면 쥐를 운동시키면 유전자 33개가 활성화되는데 이 중에서 가장 많이 활성화되는 유전자는 'VGF'라는 유전자라고 했다. 이 유전자는 사람에서 우울증을 호전시키는 역할을 하기 때문에서 사람에서 운동을 하면 우울증을 예방할 수 있는 유전자로 알려져 있다. 또 미국 미주리 대학의 연구팀에 따르면 일정한 시간 동안 운동을 하고 나서 유전자의 발현 정도를 측정하면, 운동시작과 동시에 '스트레스 반응-유전자'가 발현하고 차츰 시간이 경과함에 따라서 '대사관계-유전자'가 출현한다고 했다.

- 알코올: 알코올(술)은 '질병유발-유전자'의 저메틸화를 일으키고 이로 인하여 '질병유발-유전자'가 발현함으로써 간질환, 소화기 질환 및 암 등을 일으킬 수 있다.

- 담배: 생쥐를 실험대상으로 담배연기에 의한 폐암을 일으킨 생쥐와 정상 쥐의 폐 조직에서 유전자의 메틸화를 검사하면, 정상조직에서는 'DAP kinase'라는 유전자의 저메틸화가 관찰되고 폐암 조직에서는 '암억제-유전자'의 과메틸화가 관찰된다.

- 약물: 생쥐에게 할로페리돌haloperidol이라는 정신분열증 치료제를 투여한 후 뇌의 선조체striatum를 구성하는 신경세포의 히스톤을 관찰하면 인산화와 아세틸화가 증가한다. 또 마약제인 코카인을 단기간 투여하면 히스톤의 아세틸화가 증가한다. 그러나 장기간 투여하면 오히려 반대현상이 일어난다. 생쥐를 빈클로조린이라는 살균제fungicide에 잠

시 노출시킨 다음 생쥐의 3세대에 걸친 정충 DNA의 유전자의 메틸화 정도를 검사하면 약물에 노출된 실험군은 약물에 노출되지 않은 대조군과 유전자 발현이 매우 다르게 나타나며 이로 인해 수컷의 임신 능력이 저하된다. 따라서 약물의 작용이란 종국적으로 후성유전자에 작용해 약리작용이 나타나는 것으로 생각할 수 있다.

- 환경오염(중금속): 환경오염 특히 니켈, 카드뮴, 비소 등과 같은 중금속 오염은 후성유전자에 영향을 준다. 특히 크롬chromium은 수컷 생쥐의 후성유전자의 저메틸화를 초래해 생식능력 감퇴와 암을 유발한다.

- 세균 및 바이러스 감염: 생쥐를 실험대상으로 하여 세균 감염을 일으킨 다음 태반조직의 메틸화 정도를 검사하면 세균 감염이 없는 대조군에 비해 실험군에서는 '감염억제-유전자'의 저메틸화를 관찰할 수 있다.

- 생활환경: 미국의 존스홉킨스 대학 연구팀은 600명의 지원자를 대상으로 1991년, 2002년, 2005년에 각각 111개의 유전자에 대해 DNA 메틸화를 측정했다. 그 결과 유전자의 약 3분의 1가량에서 메틸화가 시간이 지나면서 변하는 것이 관찰되었으며, 이는 주로 생활환경이 후성유전자에 미치는 영향 때문이라고 했다. 또 일란성 쌍둥이의 경우에 유전자 구조는 100% 일치하더라도 생활환경이 달라지면서 쌍둥이 자매 중 한쪽은 건강하고 다른 한쪽은 암에 걸렸고, 또 다른 쌍둥이 형제는 생활환경이 달라지면서 한쪽은 마른 체격이 되었고 다른 한쪽은 몸이 근육질이 되었다.

후성유전자에 영향을 주는 비물질적인 요인

최근 외국에서는 대체의학의 한 분야인 심신의학에서 행동, 문화, 스트레스, 기공 및 명상 등이 후성유전자에 미치는 영향에 관해 많이 연구하고 있다. 이 부분은 정통 유전학 분야에서는 거론하기를 꺼리는 부분이지만 심신의학에서는 오히려 더 활발하게 연구하고 있다. 이와 같이 눈에 보이지 않는 비물질적인 행동, 문화, 스트레스, 기공 및 명상 등이 눈에 보이는 후성유전자(히스톤의 변형 및 DNA 메틸화 등)에 영향을 주는 문제는 그 기전을 설명하기가 쉽지 않다. 그러나 양자의학의 개념을 이용하면 다음에서 보듯이 이 부분을 잘 설명할 수 있다.

후성유전자에 영향을 주는 비물질적인 요인들에는 다음과 같은 사례들이 있다.

(1) 행동

- 맥길 대학의 연구팀에 따르면, 어미가 새끼를 핥아주지 않거나 털을 쓰다듬어주지 않으면 새끼는 공포에 질린다고 한다. 이런 새끼 쥐들의 세포에서 후성유전자 중의 하나인 DNA의 메틸화를 측정하면 새끼를 많이 핥아주고, 털을 많이 쓰다듬어주는 어미에서 태어난 새끼와는 유전자 발현에서 전혀 다른 결과를 보인다. 이것은 행동이 후성유전자에 영향을 줄 수 있다는 것을 의미한다.

미국 하버드 대학의 저명한 심리학 교수였던 윌리엄 맥더걸은 쥐에게 물에 잠긴 꼬불꼬불한 미로에서 빠져나오는 법을 가르쳤다. 맨 처음 이 훈련에 참여했던 쥐들은 이 기술을 배우는 데 시간이 무척 오래 걸렸다. 출구를 제대로 못 찾고 엉뚱한 곳으로 가는 놈은 매번 전기쇼크를 가하여 제 길을 찾도록 유도했다. 어떤 쥐는 수백 번까지 실수를 되풀이했다. 맥더걸 교수는 이 쥐들을 교미시켜 새끼를 치게 한 후, 다음 세대의 쥐를 상대로 같은 실험을 되풀이했다. 이 훈련에서 새 세대의 쥐들은 앞 세대의 쥐들보다 길을 찾는 요령을 빨리 습득했다. 그리고 그다음 세대의 쥐들은 더 빨리 익히는 것을 확인했다. 이 실험은 22세대까지 계속했다. 첫 세대의 쥐들은 올바로 빠져나오는 길을 배우는 데 평균 250회 가량의 실수를 범해야 했다. 그런데 이 실험의 마지막 세대에 해당하는 쥐들, 즉 22번째 세대에 와서는 시행착오의 횟수가 평균 25회로 줄어들었다. 이것은 한 세대의 행동이 후성유전자를 통해 22세대까지 전달될 수 있음을 말하는 것이다.

(2) 문화

- 영국의 생물학자인 리처드 도킨스Richard Dawkins는 그의 저서 《이기적 유전자The Selfish Gene》에서 문화는 유전한다고 했으며 이 문화의 유전자를 담당하는 역할자를 '밈meme'이라고 불렀다. 여기서 '밈'은 후성유전자의 '기억장치'와 같은 것이다. 이 외에도 안장새의 울음소리가 다음 세대에 전달되고 원숭이를 포함한 많은 동물에서 다음 세대에까지 문화적 요소가 전달된다는 사실이 알려져 있다.

(3) 스트레스

- 생쥐에 스트레스를 주면서 키운 그룹과 좋은 환경에서 스트레스 없이 키운 그룹의 뇌조직을 비교하면 스트레스를 받은 그룹의 쥐의 뇌신경에서는 후성유전자 중 하나인 DNA에 메틸기가 붙는 패턴이 전혀 달라진다.

- 독일 막스 플랑크 정신의학연구소의 연구팀은 갓 태어난 생쥐 새끼들을 영양 공급은 제대로 해주지만 하루 3시간씩 열흘 동안 어미로부터 떼어놓는 방법으로 스트레스를 주면 새끼들은 버림받은 느낌을 받게 되며 이런 생쥐들은 이후 평생 동안 스트레스 상황에 잘 대처하지 못하며 기억력도 좋지 않다고 했다.

- 미국의 연구팀에 따르면 실험 생쥐를 공격적인 생쥐와 함께 두어 스트레스를 주면 스트레스를 받은 실험 생쥐는 해마 부위의 신경세포에서 후성유전자의 하나인 히스톤 메틸화가 증가하여 유전자 발현이 억제되었고 스트레스에 대처하는 능력이 매우 약했다고 한다. 그리고 이 실험 생쥐에 항우울제인 이미프라민imipramine을 장기 투여했더니 후성유전자의 하나인 '히스톤 아세틸화'가 증가하면서 스트레스에 대처하는 능력 또한 상승했다고 했다.

- 시카고의대 연구팀은 유방암에 걸리기 쉽도록 조작된 생쥐를 대상으로 어미에게서 젖을 떼게 한 직후 우리에 각각 혼자 있게 격리한 실험군과 무리를 지어 살게 한 대조군으로 나누었다. 본래 쥐들은 세 마리 혹은 네 마리씩 군생을 하는 습성이 있기 때문에 격리는 생쥐에게 대단한 스트레스를 준다. 그 결과 고립된 실험군의 쥐들이 군생을 한 대

조군의 쥐들보다 혈액의 스트레스 호르몬인 코티솔 농도가 높았고, 암 발생이 더 많았으며, 종양도 더 컸고, 후성유전자 중의 하나인 DNA 메틸화도 다르게 나타났다고 했다. 사람에서도 어릴 때 학대를 많이 받았던 사람의 사후의 뇌조직을 검사하면 다른 병으로 사망한 사람들의 뇌조직의 DNA 메틸기 패턴이 전혀 다르게 관찰된다.

(4) 기공이 후성유전자에 영향을 미치는 사례

미국 베일러 의과대학의 연구팀은 기공수련을 한 사람과 기공수련을 하지 않은 사람에서 각각 12,000개의 유전자 발현의 분석정도를 비교했는데 기공수련을 한 사람은 하지 않은 사람에 비해 300개의 유전자가 더 발현되었다고 했다. 이것은 기공이 후성유전자에 영향을 미친 것을 의미하는 것이다.

(5) 명상

- 2008년 미국 하버드대 심신의학 연구소의 허버트 벤슨 교수는 명상이 유전자 발현에 어떤 영향을 미칠 수 있는지를 연구하기 위해 연구대상을 세 그룹으로 나누었다. M그룹은 오랜 기간 동안 명상을 수련한 사람들이고, N2그룹은 8주 동안 단기 수련을 하게 한 그룹이며, N1그룹은 전혀 수련경험이 없는 사람들이었다. 이들의 유전자 발현 정도를 분석한 결과, M그룹은 N1그룹과 비교할 때 2,200개 이상의 유전자가 다르게 발현되었고, N2그룹은 N1그룹과 비교할 때 1,561개의 유전자가 다르게 발현되었다고 했다. 그리고 N2그룹과 M그룹은 433개의 유

전자가 다르게 발현되었다고 했다. 여기서 서로 다르게 발현된 유전자들은 세포대사, 세포자살, 염증, 산화적 인산화, 활성산소의 발생, 활성산소에 대한 반응력 등에 관여하는 유전자들로, 이는 명상이 이 같은 현상에 영향을 미칠 수 있다는 것을 암시하는 것이라고 했다.

비물질적인 것이
물질적인 후성유전자에 영향을 줄 수 있다

양자의학에서는 인체를 구성하는 원자, 분자, 세포, 조직 및 장기 등은 모두 물질적 구조와 파동적 구조의 이중구조로 되어 있다. 따라서 후성유전자도 고유의 파동을 지니고 있다.

그리고 양자의학에서는 마음은 몸과는 별개로 존재하고, 마음은 파동 에너지이기 때문에 에너지로서의 특성을 가지고 있다.

따라서 후성유전자의 파동과 마음의 파동은 '공명'의 원리에 의해 정보 교환이 가능하다. 그래서 비물질적인 것이 물질적인 후성유전자에 영향을 줄 수 있는 것이다.

후성유전학과 양자의학적 차원에서의
새로운 건강관리법

후성유전학의 양자의학적 설명에서 물질뿐만 아니라 마음도 후성유전자와 연결되어 있다는 매우 중요한 사실을 발견했다. 이것은 건강증진을 위해서 매우 중요한 사실이다.

(1) 병을 만드는 것도, 병을 낫게 하는 것도 바로 '나'

후성유전학을 이해함으로써 건강을 스스로 관리하는 법을 배우는 것은 매우 중요한 일이다. 지금까지의 유전학에서는 유전자의 구조적 이상, 즉 염기서열에 돌연변이가 생겨서 질병이 발생하거나 혹은 유전자의 구조적인 결실이 생겨서 질병이 발생한다고 생각했다. 그러나 후천유전학이 출현한 이후에는 유전자의 구조에 이상이 생겨서 질병이 발생하는 일은 20% 정도에 불과하고 나머지 80%는 유전자의 구조는 완벽하게 정상인데 유전자가 발현되느냐 발현되지 않느냐의 차이 때문에 질병이 생기는 것으로 생각하게 되었다.

다시 강조하지만, 후성유전학은 우리들에게 건강을 유지하는 데 매우 중요한 사실을 제시한다. 이를테면, 선천적으로 유전자 구조에 이상을 가지고 태어났지만 그 이상이 있는 부위의 유전자를 발현하지 못하도록 히스톤 변형이나 DNA 메틸화를 조절하면 건강상에 문제가 발생하지 않을 수 있을 것이고, 반대로 선천적으로 유전자 구조에 아무런 이상이 없다고 하더라도 히스톤 변형이나 DNA 메틸화를 잘못 조절하여 '질병억제-유전자'의 발현이 되지 않거나, '질병유발-유전자'의 발현을 촉진하게 되면 질병이 발생할 수 있게 된다. 이와 같이 히스톤 변형이나 DNA 메틸화를 조절하는 것은 우리가 어떤 음식을 먹느냐, 우리가 운동을 하느냐 안 하느냐, 혹은 우리의 마음이 스트레스로 가득 차 있느냐 그렇지 않느냐 등에 따라서 달라진다. 다시 말하면 우리의 생활습관에 따라서 병이 생길 수도 있고 병을 고칠 수도 있다는 뜻이다. 그러므로 병을 만드는 것도 '나'이고 병을 고치는 것도 '나'이다. 이 모든 것의 원인이 '나'의 생활습관인 것이다.

- 이제 '나'는 유전자라는 컴퓨터 앞에 앉았다고 가정하자. 이 컴퓨터를 어떻게 작동할지는 순전히 '나'의 생활습관에 달려 있다. 유전자는 백만 가지의 물질을 생성하는데 이것을 배후에서 조절하는 것은 '나'의 생활습관이다. 내 스스로가 먹고, 자고, 숨쉬고, 위산을 분비하고, 새로운 세포를 키우고, 손상된 오래된 세포를 고치며, 독성을 순화시키고, 호르몬 균형을 유지하고, 지방을 혈당으로 바꾸고 하는 이 모든 생리현상을 배후에서 조절하는 것이다.

- 늙은 세포는 교체되고 젊은 세포로 바뀐다. 그래서 지방세포는 3주마다, 위벽은 5일마다, 후각세포는 4주마다, 피부는 5주마다, 적혈구는 2~3개월마다, 머리뼈는 3개월마다 새롭게 교체된다. 그래서 해마다 몸 전체 원자수의 98%가 완전히 교체된다. 이것은 유전자에 의한 자연치유력에 따른 것인데 이러한 자연치유력을 배후에서 조절하는 것은 '나'의 생활습관이다.

- 모든 장기에는 줄기세포가 있고 심지어 암에도 줄기세포가 있다. 이 줄기세포를 성장세포로 분화시키는 역할을 하는 것이 유전자이다. 지금까지 뇌과학에서는 '소아기를 지나면 뇌신경은 재생되지 않는다'는 고정관념이 있었다. 그러나 뇌세포에도 줄기세포가 있어 재생한다는 사실이 밝혀졌다. 이와 같이 유전자는 뇌세포를 재생시킬 수 있는데 이것을 배후에서 조절하는 것은 '나'의 생활습관이다.

- 뇌세포가 재생하는 사실을 원숭이 실험을 통해서 확인할 수 있다. 원숭이의 좌측 뇌반구에서 오른쪽 팔을 지배하는 부위를 파괴한다. 그래서 원숭이는 오른팔은 마비되어 사용할 수 없고 왼팔만으로 먹이를 먹는다. 그다음 이번에는 원숭이의 왼팔을 밧줄로 묶어버린다. 원숭이는 먹지 못하고 며칠을 굶는다. 그런데 어느 날 마비되었던 오른팔을 움직여 음식을 집어먹기 시작한다. 이것은 좌반구의 뇌세포가 재생되었다는 것을 의미한다.

- 뇌세포가 재생하는 사실을 어느 중풍 환자의 이야기를 통해서 확인할 수 있다. 50대 중반에 중풍을 맞아 전신이 마비된 채 침대에 누워 생활하는 환자가 있었다. 몇 년간을 꼼짝없이 침대에 누워 살던 그의 유일한 소원은 자살이었다. 늘 침대에 누운 채 창 밖을 내다보며 '내가 저기까지 걸어갈 수만 있다면 뛰어내릴 텐데'라는 생각만 하며 살았다. 창문까지 가서 뛰어내릴 생각으로 가족들에게 벽에 못을 치고 긴 줄을 매어 달라고 했고 그날부터 누운 채 하루 종일 그 줄을 당기는 연습을 했다. 처음에는 한번 당기기도 힘들던 것이 시간이 흐르면서 점차 쉬워지더니 몸의 마비가 조금씩 풀리기 시작했다. 마비가 풀리는

것을 보고 이 환자는 죽는 대신 살아야겠다는 생각으로 마음이 바뀌게 되었으며 그래서 더욱 연습을 해서 나중에는 조금씩 걸어 다닐 수 있을 정도로까지 회복했다.

- 일반적으로 간경화증은 역전이 불가능으로 생각했으나 간경화증 환자가 완전히 정상 간으로 회복된 사례가 있다. 이것은 유전자 기능이 능히 그렇게 할 수 있기 때문이다. 이와 같이 유전자는 간세포를 재생시킬 수 있는데 이것을 배후에서 조절하는 것이 바로 '나'의 생활습관이다.

- 일반적으로 신부전증에 걸린 신장은 역전이 불가능한 것으로 생각했으나 신부전증 환자가 완전히 회복되어 정상으로 회복된 사례가 있다. 이것은 유전자 기능이 능히 그렇게 할 수 있기 때문이다. 이와 같이 유전자는 신장세포를 재생시킬 수 있는데 이것을 배후에서 조절하는 것은 '나'의 생활습관이다.

- 일반적으로 연골이 닳아 생기는 퇴행성 관절염은 역전이 불가능한 것으로 생각했으나 퇴행성 관절염 환자가 완전히 정상으로 회복된 사례가 있다. 이것은 유전자 기능이 능히 그렇게 할 수 있기 때문이다. 이와 같이 유전자는 연골세포를 재생시킬 수 있는데 이것을 배후에서 조절하는 것은 '나'의 생활습관이다.

- 병원에서 더 이상 치료 방법이 없다고 포기한 말기암 환자가 자연치유되는 사례가 증가하고 있다. 이것은 기능이 정지되었던 'P53'이라는 유전자가 다시 '종양억제물질 혹은 항암단백질'을 생산한다든지, DNA 회복요소DNA Repair Enzyme를 다시 생성한다든지 혹은 T-림프구나

자연살해세포의 유전자들이 다시 자연항암물질을 생성하기 때문이다. 이와 같이 유전자는 암을 치료할 수 있는데 이것을 배후에서 조절하는 것이 바로 '나'의 생활습관이다.

- 동맥에 LDL-콜레스테롤과 칼슘이 축적되면 동맥경화증이 발병하는데 만약 '19q13.2'에 위치하는 유전자의 지시에 따라 HDL-콜레스테롤이 생산하면 혈관벽에 쌓인 나쁜 콜레스테롤과 칼슘을 제거하여 원상으로 회복시킬 수 있다. 이와 같이 유전자는 동맥경화증을 치료할 수 있는데 이것을 배후에서 조절하는 것은 '나'의 생활습관이다.

- 해가 지면 뇌세포의 '17q12'에 위치하는 유전자의 지시에 따라 멜라토닌이 분비되어 잠을 편하게 자도록 해준다. 이것이 불면증을 치료하는 유전자이다. 이와 같이 유전자는 불면증을 치료할 수 있는데 이것을 배후에서 조절하는 것은 '나'의 생활습관이다.

- 해가 뜨면 뇌세포의 '15q11-q13'에 위치하는 유전자의 지시에 의해 세로토닌이 분비되어 기분 좋게 낮 시간에 활동할 수 있도록 해준다. 이것이 우울증을 치료하는 유전자이다. 이와 같이 유전자는 우울증을 치료할 수 있는데 이것을 배후에서 조절하는 것은 '나'의 생활습관이다.

- 혈액 속의 포도당이 세포 속으로 들어가 분해되면서 ATP라는 에너지를 생산하는데 이때 포도당이 세포 속을 들어가기 위해서는 인슐린이 포도당을 끌고 세포막을 통과해야 하는데 이때 세포막의 문이 열리지 않으면 당뇨병이 생긴다. 만약 '9FABP2, 2IRS2'라는 유전자의 지시에 의해 혈액 속의 포도당이 세포 속으로 들어가는 문을 열어줄 수 있다

면 당뇨병을 치료할 수 있다. 이와 같이 유전자는 당뇨병을 치료할 수 있는데 이것을 배후에서 조절하는 것은 '나'의 생활습관이다.

- 지방세포에서 에너지가 필요할 때마다 렙틴leptin이라는 물질을 생성하여 지방질을 꺼내서 연소해야 하는데 렙틴을 생산하지 못하면 비만이 생긴다. 만약 '15q11.2-q12'에 위치하는 유전자의 지시에 의해 렙틴을 생성할 수 있으면 비만을 예방할 수 있다. 이와 같이 유전자는 비만을 치료할 수 있는데 이것을 배후에서 조절하는 것은 '나'의 생활습관이다.

- T-림프구의 기능이 약해지면 알레르기, 아토피, 백혈병, 재생불량성 빈혈, 자가면역질환 등이 발생하는데 만약 유전자의 지시에 따라 T-림프구의 기능이 정상으로 회복되면 알레르기 및 아토피를 치료할 수 있다. 이와 같이 유전자는 알레르기 및 아토피를 치료할 수 있는데 이것을 배후에서 조절하는 것은 '나'의 생활습관이다.

- 폐경이 되면 여성호르몬을 생산하지 못하여 갱년기 증상이 발생하는데 만약 여성호르몬을 생성하는 '6q25.1'에 위치하는 유전자의 지시에 의해 여성호르몬이 생성되면 갱년기 증상이 치료된다. 이와 같이 유전자는 갱년기 증상을 치료할 수 있는데 이것을 배후에서 조절하는 것은 '나'의 생활습관이다.

- 관절의 연골에서는 연골형성물질과 연골파괴물질이 비슷하게 생성되어 항상 균형을 유지한다. 그래서 낡은 연골세포는 없어지고 새로운 연골세포가 자라나는 것이다. 그런데 연골형성물질이 생성되지 않으면 퇴행성 관절염이 생긴다. 만약 '6q13'에 위치하는 유전자의 지시에

의해 연골형성물질이 생성되면 퇴행성 관절염이 치료된다. 이와 같이 유전자는 퇴행성 관절염을 치료할 수 있는데 이것을 배후에서 조절하는 것은 '나'의 생활습관이다.

(2) 음식이나 영양소로 질병을 치료할 수 있는가

최근에 후성유전학 개념을 도입하여 음식 및 식물성 화학물질phyto-chemical이 질병의 치료에 이용할 수 있는지를 많이 연구하고 있는데 이러한 연구 결과에 따르면 생활습관의 하나인 음식이나 영양소가 질병을 치료할 수 있는 것으로 밝혀지고 있다.

오레곤 주립대학의 라이너스 폴링 연구소에서 이 방면에 많은 연구 결과를 발표했는데 그 내용은 다음과 같다.

- 브로콜리의 설포라판sulforaphane; SFN, 십자화과 채소의 인돌-3-카비놀indole-3-carbinol, 마늘과 양파의 유기 황화합물 그리고 식이성 섬유소의 낙산염butyrate 등에 함유된 식물성 화학물질phytochemicals을 실험동물에 투여하면 암억제-유전자인 'p21-유전자' 및 'p53-유전자'가 들어 있는 부위의 히스톤에 아세틸기가 부착되어 암억제-유전자가 발현되었다.
- 생쥐에 대장암세포를 이식하여 대장암을 유발한 다음에 설포라판을 투여했더니, 대조군에 비해 암의 부피가 작아졌다.
- 전립선암세포를 조직배양하면서 배양액에 설포라판을 혼합한 경우와 혼합하지 않은 경우를 비교하면 설포라판을 혼합한 경우에 히스톤 탈

아세틸효소HDAC의 활성이 유의하게 감소했다.
- 지원자를 대상으로 임상실험에서 설포라판을 복용하면, 복용 3시간 후에 히스톤 탈아세틸효소의 활성이 감소하며 복용을 중지하면 즉시 원상으로 돌아갔다. 이뿐만 아니라 히스톤의 아세틸화도 증가했다.
- 대장암 및 전립선암 환자를 대상으로 유기셀레늄organoselenim이 많이 함유된 음식을 섭취하게 한 결과, 히스톤의 아세틸화가 촉진되어 대장암 및 전립선암의 진행을 막을 수 있었다.
- 유기셀레늄은 암뿐만 아니라 심장병, 뇌졸중, 양극성 장애, 심지어 노화까지 치료효과가 있었다.

이상에서 보는 바와 같이 음식이나 식물성 화학물질은 후성유전학적으로 질병의 치료 효과가 있을 뿐만 아니라 큰 부작용이 없다는 장점이 있기 때문에 이들을 이용해 '나'의 생활습관을 바꿈으로써 질병을 치료할 수 있다.

(3) 생활습관의 교정으로 질병을 치료할 수 있는가

미국 샌프란시스코 대학병원의 심장내과 의사이며 클린턴 대통령의 주치의였던 오니쉬Dean Ornish라는 미국의 유명한 의사는 1990년 식이요법, 명상, 운동 등 생활습관 교정만으로 막힌 관상동맥질환을 뚫을 수 있다는 사실을 발표했다. 이것은 의학에서는 혁명적인 사건이다. 왜냐하면 관상동맥질환이 정상으로 역전될 수 있다고 생각해본 일이 없었을 뿐만 아니라, 실제로 심장병을 역전시킨 일이 한 번도 없었기 때문이다.

그런데 더 놀라운 것은 딘 오니쉬가 2005년 비뇨기과 암 전문의와 공동연구한 결과였다. 딘 오니쉬는 미국 전역에 광고를 해 개인적인 이유에서 수술, 항암제, 방사선치료를 하지 않고 자연요법으로 치료하고 있던 93명의 전립선암 환자를 모집해서 이 중 45명은 환자의 자기 방식대로 자연요법을 그대로 하게 했고, 나머지 48명에게는 딘 오니쉬가 주장하는 방식의 생활습관 치료법을 가르치고 따르게 했다.

딘 오니쉬가 개발한 생활습관 치료법을 좀 더 자세히 설명하면, ①음식은 주로 채식전곡, 과일, 콩류, 뿌리, 잎파리, 견과류를 먹게 하고 여기에 오메가-3를 보강했으며, ② 운동은 하루에 30분씩 1주 6회 동안 속보하도록 했고, ③ 저녁 시간을 택해 하루 1시간 동안, 하루에 생긴 속상하는 일을 비워내는 명상을 하게 했으며, ④ 매주 1회 1시간 동안 담당의사와 건강에 관한 상담과 토론을 하면서 서로 친구가 되어주고 서로 돕는 시간을 가졌다.

1년 후 자기 방식으로 치료한 대조군과 딘 오니쉬 방식으로 치료한 실험군을 비교했는데, 대조군에서는 암의 진행 정도를 판단할 수 있는 전립선특이항원PSA이 6% 증가했고, 암이 역전된 경우는 9%에서 있었으며, 6명에서 종양이 계속 자란 경우가 관찰되었다. 그러나 실험군에서는 전립선특이항원이 4% 감소했고, 암이 역전된 경우가 70%나 되었으며, 종양이 계속 자란 경우는 한 사람도 없었고, 결과적으로 삶의 질이 향상되었다. 그리고 대조군과 실험군에서 후성유전학적 검사를 위해 500개의 유전자 발현 정도를 비교했는데 실험군에서는 건강을 유지하는 유전자는 47개가 발현이 나타났고, 질병을 유발하는 유전자는 453개가 발현이 나타나지 않았다고 했다.

그리고 딘 오니쉬의 음식, 운동, 명상을 위주로 하는 생활습관 치료법은 전립선암뿐만 아니라 유방암을 비롯하여 다른 암에서도 효과가 있었다고 했다. 딘 오니쉬의 이러한 암 연구 또한 혁명적인 것이다. 왜냐하면 의학에서는 암이 일단 시작되면 정상으로 역전될 수 있다고 생각해본 일은 없었고 더욱이 생활습관 교정만으로 암이 정상으로 역전될 수 있다는 연구는 한 번도 없었기 때문이다.

의학의 혁명적 변화

그동안 생명현상을 다루는 의학계에서는 유전자 결정론을 신성불가침의 교리로 생각했고 인간을 유전자의 노예로 취급했다. 그래서 인간의 유전자 지도만 완성하면 인간의 모든 것을 알게 될 것으로 생각했으나 인간 게놈 프로젝트의 결과는 이와는 정반대로 나타났다. 유전자 결정론자들 입장에서 보면 그 결과는 매우 실망스러운 것이었다. 인간의 유전을 조절하는 요인은 유전자 이외에 또 다른 요인이 있다는 것, 즉 후성유전자가 있다는 사실을 알게 된 것은 인류에게 너무나 다행스러운 일이었다.

돌이켜보면, 기존의 유전학은 유전학의 빙산의 일각만 어루만지고 있었던 셈이다. 따라서 완전한 유전학이 되기 위해서는 기존의 유전학과 후성유전학이 상호보완적으로 발전해야 할 것이다. 앞으로 후성유전학이 계속 발전하게 되면 의학에 새로운 변화가 일어날 것으로 기대한다. 그것은 과히 혁명적인 수준으로 진행될 것으로 예상할 수 있다. 가장 큰 변화는 질병을 치료하는 데 있어 증상을 완화하는 수준의 치료가 아니라 근본적인 치료가 가능하게 될 것이라는 점이다. 그것도 약이나 수술, 방사선치료나 항암제, 또는 매우 복잡한 과학적 도구를 이용하는 것이 아니라 단지 좋은 음식, 좋은 운동 그리고 좋은 마음만으로 '생활습관병'을 완치하는 수준까지 치료할 수 있을 것이다.

22

새로운 호스피스

정의

우리들이 알고 지내던 주위의 많은 사람들이 죽는 것을 보면서 사람이라면 누구나 필연적으로 자신도 언젠가는 죽음을 맞게 된다는 사실을 무의식중에 느끼게 된다. 그러나 많은 사람들은 죽음에 대해 이야기하기를 꺼리고 또 자신과는 거리가 먼 일이라고 생각한다. 그것은 아마도 죽음에 대한 공포 때문일 수도 있고 죽음에 대해 잘 모르기 때문일 수 있다. 심지어 죽음에 임박한 환자를 담당하는 주치의들도 죽음 앞에서 당황하기는 마찬가지이다. 문제는 오늘날 많은 사람들이 병원에서 너무나 고통스럽고, 쓸쓸하고, 외롭게 죽어가고 있다는 점이다. 그래서 죽음에 임하는 임종환자의 관호觀護 문제에 관해 양자의학적 차원에서 살펴보고자 한다.

호스피스란 무엇인가

호스피스hospice란 '육체적으로' 그리고 '영적으로' 죽음이 임박한 임종환자의 편안한 죽음을 유도하기 위한 환자 돌봄을 뜻한다. 호스피스의 역사를 보면, 중세의 호스피스는 십자가 운동 시기에 호스피시아hospicia에서 여행자의 휴식처로 음식과 옷들을 제공했고, 파리의 수도자들은 호스피스를 운영해 임종 직전의 환자를 앞으로 전진하는 사람으로 대하며 천국의 문이 크게 열렸다는 신앙심으로 병자를 돌보았다. 현대에 들어서면서 호스피스는 체계를 갖추며 발전하기 시작했는데 독일에서는 1863년 간호 수녀회가 창립되어 소외되고 병든 자의 임종자를 돌보게 되었고, 1885년 아일랜드에서는 최초로 근대적 호스피스가 시작되었다. 1967년에는 영국의 런던에서 현대 호스피스 운동의 체계적 모태가 시작되었다.

이와 같이 초기의 호스피스는 주로 서양의 기독교 차원에서 발전되었기 때문에 죽음에 임하는 임종환자의 육체적 돌봄 이외에도 영적 돌봄을 포함하고 있었다. 그러나 현대과학이 발달하면서 과학에서 영성의 가치가 희박해지면서 현대의학에서 영적 돌봄을 위주로 하는 고전적 개념의 호스피스가 사라져버렸다. 호스피스 개념에서 영적 돌봄이 사라진 것은 매우 불행한 사건이다.

죽음에 대한 관점의 차이

죽음은 사람의 구조를 어떻게 보느냐에 따라서 정의가 달라진다. 그래서 현대의학에서는 사람은 오로지 육체적 구조로만 되어 있다고 생각하기 때문에 사람이 죽으면 육체를 구성하는 모든 물질적 구조들은 분해되어 흔적도 없이 사라지는 것으로 생각한다.

그러나 양자의학에서는 사람은 육체와 마음이 서로 합쳐져 있는 구조로 생각하기 때문에 죽음에 의해서 육체는 현대의학에서와 마찬가지로 흔적도 없이 사라지는 것으로 생각하지만 사람의 마음은 죽음 후에도 사라지지 않는 것으로 생각한다. 그 이유는 제8장에서 설명했다.

이와 같이 죽음의 정의가 달라지면 의사가 죽음에 임하는 임종환자를 대처하는 관호방식이 달라지고 또한 환자가 겪는 심리적 과정도 달라진다.

임종환자가 겪는 심리적 과정

현대의학에서는 임종환자에게 해줄 것이 아무것도 없다. 왜냐하면 현대의학은 인간의 구조를 몸으로만 간주하고 감정이나 영혼의 존재는 인정하지 않기 때문에 임종환자의 감정이나 영혼을 돌볼 수 있는 방법을 모르기 때문이다.

호스피스를 이해하기 위해서는 임종환자가 어떤 심리적 과정을 겪는지 그리고 임종환자가 갖는 공포의 근원이 무엇인지를 살펴보는 것이 중요하다. 임종환자는 보편적으로 부정→분노→타협→우울→수용이라는 5가지 심리적 과정을 겪는 것으로 알려져 있다.

- 부정: 환자들이 자신의 병이 치유될 수 없음을 알게 될 때 처음으로 나타나는 반응으로 환자들은 자신이 죽을 것이라는 사실 자체를 부인한다. 즉, 자신의 상태를 이해하지도 인정하지도 못하며, 자신에 대한 진단을 믿기를 거부하고 계속 다른 의학적인 소견을 찾는 것으로 반응한다. 이때 환자들이 가장 많이 하는 말은 '아니다, 그것은 사실이 아니다', '그것은 있을 수 없다', '아니야! 내가! 그럴 리가 없어!', '나는 그것을 믿지 않는다' 등이다.

- 분노: 자신의 죽음을 인정해 나타나는 반응이다. 죽음을 인정하면 다른 사람이나 주위 환경으로 분노를 투사한다. '왜 하필 나야?' 하면서 아무에게나 분노하며, 신체적으로 자해를 하기도 하며, 비현실적인 요구를 하기도 하고, 소리 지르고, 위협하고, 기물을 부수는 등 감정의 기복이 심한 행동을 하기도 한다.

- 타협: 다가오는 죽음을 조금 더 늦추고 싶어 하고, 조금 더 살고 싶어 하며 이때 종교적 선택도 고려하게 된다. 그래서 '조금만 더 살게 해주면 착하게 살겠다'고 말한다.

- 우울: 타협을 시도하다가 증상이 심해질 때 우울 반응이 나타난다. 그래서 환자는 무감각, 극도의 상실감으로 바뀌며 심한 우울증에 빠지게 된다. 동시에 식욕상실, 수면장애, 피로, 대화 기피 등의 다른 증상들

도 나타난다.
- **수용**: 환자가 죽음에 대한 감정을 재조직하는 상태로, 죽음 자체를 피할 수 없는 사실로 인정하는 단계이다. '이제 모든 것을 끝냈고 할 말도 다했다. 이제 죽을 준비가 다 되었다'라고 말한다. 그래서 환자는 죽음이라는 먼 여정을 떠나기 전에 휴식을 취하고 싶어한다.

그런데 대부분의 임종환자들은 위의 5가지 단계 중에서 부정의 단계와 분노의 단계에서 죽음을 맞이하는 것으로 알려져 있다. 즉 심리적으로 매우 편안하지 못한 상태에서 죽음을 맞이한다는 뜻이다.

그뿐만 아니라 임종을 맞는 환자들은 심한 공포를 느끼는 것으로 알려져 있다. 임종환자들이 갖는 공포의 내용과 그 이유를 살펴보면 다음과 같다.

- **상실에 대한 공포**: 사랑하는 사람, 신체, 자제력, 주체성, 정신을 잃는다는 것에 대한 공포를 말한다. 인간은 자기를 끊임없이 보존하고자 하는 본능이 있으나 죽음은 자기의 모든 것이 없어져버린다고 느끼기 때문에 공포가 커진다.
- **고통에 대한 공포**: 고통에는 참기 힘든 신체적 고통도 있지만 정신적 고통도 있다. 즉, 사랑하는 사람과 헤어져야 하는 것이 고통이고, 자신이 소유하고 있는 모든 것을 상실해야 하는 것도 고통이며, 남아 있는 가족의 앞날에 대한 걱정도 고통이고, 인생에서 성취한 것이 너무 적다는 생각도 고통이다.

- **외로움에 대한 공포**: 마지막 죽는 단계에서 혼자라는 사실에 심한 외로움을 느끼고 이로 인한 공포를 느낀다.
- **미지의 세계에 대한 공포**: 지금까지 죽음이라는 것에 대해 전혀 알지 못했기 때문에 미지의 세계에 대한 공포가 생긴다.
- **초라한 자신의 모습에 대한 공포**: 죽음을 겪는 과정에서 환자는 신체적으로 초라한 모습으로 바뀌게 되는데 이러한 자신의 부정적 이미지를 타인에게 보여주어야 하기 때문에 공포심을 갖는다.
- **가족에게 짐이 된다는 공포**: 병이 깊어지고 치료기간이 길어지면 의료비용을 포함해 환자들은 자신이 가족에게 짐이 된다고 생각한다.
- **죽음 후 심판과 벌에 대한 공포**: 종교를 믿든, 믿지 않든 일반적으로 사람들은 좋은 일을 했을 때 사후 상을 받고, 잘못한 일을 했을 때 벌을 받게 되리라는 보편적인 믿음 속에 살아가고 있다. 그래서 죽음 후에 벌에 대한 공포를 갖는다.

이처럼 죽음에 대한 아무런 준비가 없어 불안하게 죽을 것이 아니라 죽음에 대한 미리 준비를 함으로 평화롭게 죽는 방법을 익히자는 취지에서 최근에는 임종학thanatology 혹은 죽음학이라는 학문도 출현했다.

양자의학에서의 호스피스

위에서 살펴본 바와 같이 임종환자들은 공통적으로 부정, 분노, 우울 및 공포 등을 경험한다. 따라서 임종환자들에게 5가지 단계를 거치지 않고 또 공포와 같은 감정을 제거하여 편안한 죽음을 맞이할 수 있는 돌봄이 필요한 것이다. 그런데 현대의학에서는 부정, 분노, 우울 및 공포 등과 같은 감정적인 문제에 대해서는 잘 다루지 못한다. 이유는 현대의학은 마음을 무시하는 기계론적인 의학이기 때문이다. 그러나 양자의학은 임종환자의 부정, 분노, 우울 및 공포 등을 잘 다룰 수 있고 그래서 임종환자의 전반적인 것을 다루는 것이 양자의학적 호스피스이다.

양자의학에서는 죽음이란 몸과 마음영혼이 완전히 분리되어 마음영혼이 갈 길을 떠나는 것이라고 생각하기 때문에 떠나는 영혼이 외롭지도 않고 무섭지도 않고 편안하게 갈 수 있도록 인도해야 한다고 생각한다. 그러기 위해서는 먼저 죽음 후에 사람의 몸과 마음은 어떻게 되는지를 살펴볼 필요가 있다.

양자의학에서 인간은 3중 구조로 되어 있다고 생각한다. 첫째는 몸이며 이는 물질적 존재이다. 둘째는 양자파동장인데 이는 비물질적 존재이다. 이는 비물질적 존재이지만 몸과 아주 직접적으로 연결되어 있어 분리될 수 없는 존재이다. 셋째는 마음인데 이는 역시 비물질적 존재이고 몸과는 별개의 존재이다. 이와 같은 3중 구조로 되어 있는 인간이 죽으면 어떻게 되는 것일까?

죽음에 의해 심장박동이 중단된다. 심장박동이 중단되면 산소가 더 이상 신체의 다른 곳으로 운반되지 못하고 산소가 없으면 신체의 모든 반응은 멈춘다. 그래서 뇌에서 일어나던 화학반응과 전기적 활동도 역시 사라진다. 이렇게 되면 몸에 부속되었던 양자파동장도 완전히 교란에 빠지고 마음과의 연결이 두절된다. 그래서 마음은 몸으로부터 완전히 분리된다. 죽음에 의해서 분리된 마음은 어떻게 되는가? 죽음 후의 마음은 계속 존재하게 된다. 그 이유는 마음을 구성하는 비물질적 양자에너지의 속성이 그러하기 때문이다. 이것은 임사체험near-death experience을 통해 조사가 가능하다.

임사체험이란, 심장마비나 혹은 익사에 의해 죽음을 당했는데 몇 초 후 혹은 몇 분 후에 다시 살아나는 현상을 말한다. 임사체험에는 크게 2가지 종류가 있다. 하나는 암흑 현상을 경험하는 경우이고, 다른 하나는 반대로 흰 빛을 경험하는 경우이다. 임사체험자들은 실제로 몇 초 혹은 몇 분 동안 죽어 있는 상태가 되는데, 그럴 때 마음은 몸에서 분리가 되고 몇 가지 현상이 일어나게 된다. 먼저 암흑 현상이 일어난다고 한다. 즉 격리된다는 느낌이 든다. 몸이 없어졌으니까 당연히 격리감을 느끼게 된다. 마음이라고 하는 것은 살아있을 때에는 육체를 통해서 감각적인 입력을 받는 데 익숙해 있었는데 이제 이것이 차단되었다. 그렇기 때문에 암흑 현상과 격리 현상이 일어나게 되고 임사체험을 한 사람들이 이러한 경험을 얘기하는 것이다.

또 다른 임사체험자들은 이런 암흑 현상을 경험하지 않고 오히려 빛을 본다고 얘기하는 사람들이 있다. 즉 빛 속으로 들어간다고 한다. 죽음에 의해서 몸은 사라지고 마음만 남게 되는데 이것이 우주공간과 연결된다고 한다. 우주공간은 화려한 흰빛으로 가득 차 있는데 임사체험자의 마음은 바로 이 우주공간의 화려한 흰빛을 느끼게 되는 것이다. 이와 같이 우주공간과의 연결에 의해서 우주의 다른 부분에 있는 신호도 받게 된다. 이렇게 되면 굉장히 좋은 기분을 느낀다고 한다. 왜냐하면 우주에 있는 다른 물질과 접촉을 하게 되고, 우주에 있는 다른 모든 생명체와 접촉을 하기 때문이다. 우주에 있는 모든 시공간에 관련된 물체와 접촉을 하게 되면서 한 단계 더 진화하게 되는 것이다. 이와 같이 우주의 뜻을 직접 배우기 때문에 임사체험을 경험한 사람 중에는 초능력자가 되는 경우가 많다.

이제 양자의학 측면에서 호스피스가 필요한 이유를 정리해보자. 첫째, 임종환자들이 부정, 분노, 우울 및 공포를 느끼지 않고, 외롭지도 않으며, 무섭지도 않고, 편안하게 갈 수 있도록 인도해야 할 필요가 있다. 둘째, 조금 전에 살펴본 바와 같이 죽음 후에 영혼(죽은 자의 '마음'을 영혼이라고 하자)은 좋지 않는 경로를 가는 경우와 좋은 경로로 가는 경우가 있기 때문에 좋은 경로를 갈 수 있도록 죽음에 임박한 사람에게 사전에 죽음을 대비하는 연습이 필요하다.

미국의 방사선 종양치료학 의사 칼 사이먼튼Carl Simonton은 환자가 죽음에 임박하면 본인에게 죽음에 대해 사실대로 알리고, 상상 이미지imagination 기법을 가르치면 환자들이 고통없이 매우 편안하게 죽을 수 있다고 했다.

이뿐만 아니라 사이먼튼은 이러한 이미지 기법을 통해 '헬퍼Helper(마음의 도우미라는 뜻임)'를 만들면 임종 이전에 많은 도움을 받을 수 있다고 했다. 다시 말하면, 상상 속에서 자신을 도와줄 수 있는 도우미를 만들고 이 도우미에게 '헬퍼' 혹은 자기가 좋아하는 어떤 이름을 붙이면 죽음, 통증을 포함해 임종 환자의 많은 문제를 풀 수 있게 도움을 청

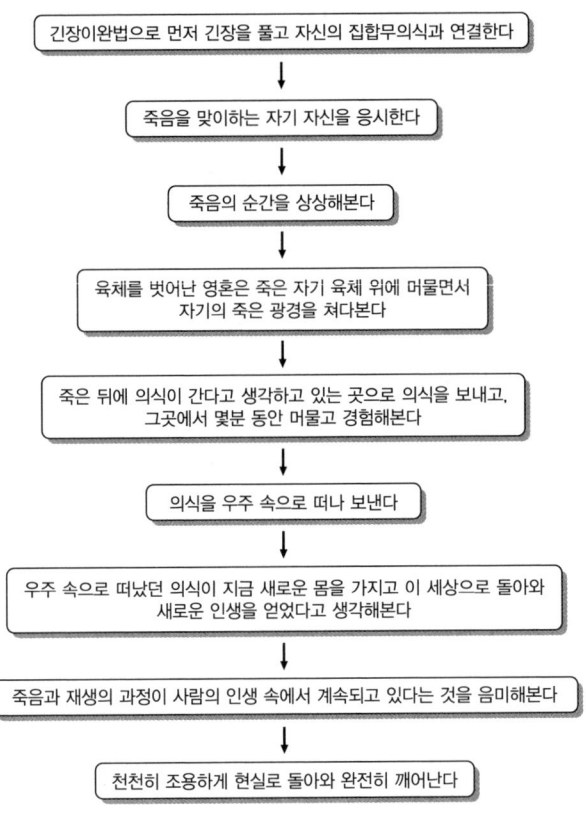

그림 39 죽음 후 마음의 여행 연습

할 수 있다고 했다. 그는 상상 속의 도우미를 만들려면 다음과 같이 연습하면 된다고 했다. ① 몸과 마음의 긴장을 푼다. ② 마음의 스크린에서 편안하고 조용한 느낌을 주는 자연환경을 그린다. ③ 길이 나타나고 그 길을 즐겁게 걷고 있는 느낌을 맛본다. ④ 그때 저 멀리 빛이 나타나서 그 빛이 천천히 자기에게 다가온다. ⑤ 빛이 가까이 다가옴에 따라 그 빛이 예수, 마리아, 부처 혹은 신선임을 알게 된다. ⑥ 이 빛에 이름을 지어준다. ⑦ 천천히 눈을 뜬다.

　죽음에 대한 불안을 없애는 방법 중에는 '생각을 바꾸는 방법'도 있다. 죽음을 '나쁜 종말'이라 생각하지 말고 '새로운 시작'이라고 생각하자는 것이다. 즉, 불교에서 말하듯 죽음은 헌 옷을 버리고 새 옷을 입는 것이라고 생각하자는 것이다. 간단한 것 같지만, 죽음에 대해 생각을 바꾸는 것은 매우 중요하다.

23
새로운 태교

정의

태교란 엄마의 뱃속에 있는 태아에게 무엇을 가르친다는 뜻인데 선뜻 납득이 가지 않을 것이다. 왜냐하면 우리가 일반적으로 알고 있는 상식으로는 뱃속의 태아는 뇌조직이 아직 덜 발달하여 그런 태아에게 무언가를 가르친다는 것 자체가 말이 안 되기 때문이다. 만약 태아의 뇌조직은 미숙하더라도 태아의 마음이 있다고 인정하는 상황이라면 태아의 마음을 대상으로 가르치는 일이 가능할 수도 있겠으나 이 또한 말이 안 된다. 왜냐하면 현대의학에서는 성인에서조차 마음의 존재를 인정하지 않기 때문에 태아의 마음 같은 것이 존재한다는 생각은 해본 일이 없기 때문이다.

그러나 양자의학에서는 앞의 9장에서 이미 설명한 바와 같이 수정되는 순간 제1 조건으로 부모의 난자와 정자, 제2 조건으로 부모의 마음, 제3 조건으로 태아의 마음이 있다고 주장했다. 수정되는 순간부터 엄마의 배 속에서 10달 내내 태아가 마음을 지니고 있다면 이런 태아의 마음을 어떻게 돌볼 것인가 하는 것이 바로 양자의학에서 생각하는 태교의 시작이다.

태교에 관한 연구

심리학 중에 초심리학이라는 매우 특이한 분야가 있다. 이 초심리학에서는 엄마 배 속에 있는 태아의 마음에 관한 연구가 많이 축적되어 있다. 그 내용을 소개하면 다음과 같다.

- 초심리학자 할렛E. Hallett은 출산 경험이 있는 여성을 대상으로 조사한 결과, 상당히 많은 사람들이 임신 중 태아와 영적인 접촉을 경험했다고 했다. 심지어는 성교 중에 벌써 태어날 아기의 얼굴을 미리 보는 여성도 있다고 했다. 그래서 그녀는 결론적으로 말하기를 태아는 처음 영적인 존재로부터 시작해 나중에 육체의 옷을 입는 것이라고 했다.
- 심리학자 엘리자베스 칼만과 닐 칼만 부부는 출산 경험이 있는 100명의 여성과 인터뷰한 결과, 수정하기 전의 영적인 존재pre-existence는 지구상의 많은 문화권에서 찾아볼 수 있으며, 또한 고대로부터 지금까지 광범위하게 알려져 있다고 했는데, 이에 따라 칼만 부부는 다음과

같은 결론을 내렸다. 첫째, 출생 전 영적인 존재가 미래의 부모를 결정한다고 했다. 따라서 비록 태아가 육체적으로는 미성숙하더라도 영적으로는 완전한 인간이기 때문에 산모와의 통신이 가능하다고 했다. 둘째, 태아가 이러한 영적 존재이기 때문에 태아는 엄마의 감정을 느낄 줄 알고 또한 음악을 이해할 수 있다고 했다. 셋째, 태아는 영적인 존재이기 때문에 출생 후 자궁 생활을 생생히 기억하는 사람이 많다고 했다.

- 심리학자 봉가드, 맥마너스, 볼드윈 및 마스터즈 등은 최면을 이용해 사람의 자궁 내 태생기의 기억으로 퇴행시키는 것이 가능하며, 이러한 연구를 통해 사람은 임신 10개월 동안의 자궁 생활의 기억이 가능하다고 했다.

- 정신 의학자 그로프Stanislav Grof는 리세르그산 디에틸아미드LSD라는 약물을 환자에게 투여하면 자궁 내 생활을 기억할 수 있다고 했고, 정신 의학자 크루피츠키는 케타민이라는 약물을 환자에게 투여하면 자궁 내 생활을 기억할 수 있다고 했으며, 영국의 벨패스트 대학의 태아 행위연구소의 헤퍼는 태아가 마음을 가지고 있으며 그것은 그냥 보편적인 마음이 아니라 초월적인 마음이라고 했다.

- 할렛, 살렌바하W. B. Sallenbach 및 와인버거N. M. Weinberger 등은 태아는 마음을 갖고 있으며 따라서 태어나기 이전에 태아를 교육하는 것이 가능하다고 했다.

- 초심리학자 바우만C. Bowman은 태아는 마음을 갖고 있으며 그것은 산모의 마음과 쉽게 연결될 수 있다고 했다. 따라서 이러한 연결 고리를

이용하면 태아의 이상 상태를 치료할 수 있다고 했다.

이와 같이 양자의학에서는 수정하는 순간부터 태아는 마음을 갖고 있다고 생각하므로 양자의학에서는 수정하는 순간부터 산모의 배 속에 또 하나의 인격체가 있다고 생각하고 태아의 마음을 다스려야 한다고 생각한다.

여기서 가장 중요한 것은 산모와 태아의 대화 통로를 열어주는 일이다. 그러면 산모와 태아와의 대화 통로란 무엇인가? 그림 40에서 보는 바와 같이 산모의 표면의식으로부터 어떤 정보가 개인무의식을 거쳐 집합무의식에 이르고 이것이 다시 태아의 집합무의식으로 전달됨으로써 정보가 태아에게까지 전달되는 통로를 말한다. 이러한 대화 통로를 통해 태아가 외롭지 않게 하는 것이 중요하고, 이 외에 태아에게 교육을

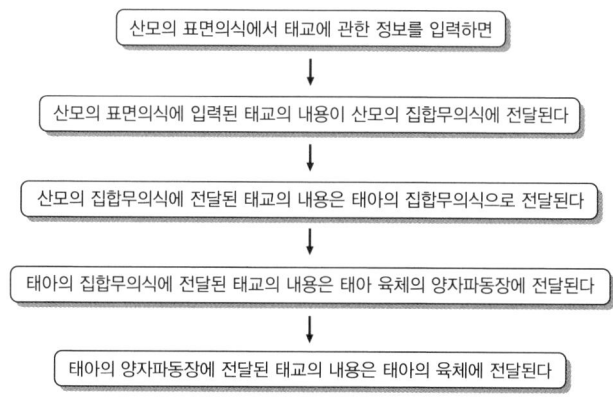

그림 40 산모의 마음이 태아의 마음으로 전달되는 경로

할 수 있고, 태아에서 이상이 발견되면 치료도 할 수 있다. 또한 태아가 태어나기 전 그리고 태아가 태어난 직후 우리는 태아 및 신생아에 대해 어떤 배려를 해야 할지에 대해서도 생각해보아야 할 것이다.

산모는 태아를 외롭지 않게 해야 한다

초심리학자 할렛, 아제마Mary L.Adzema, 발드스리Sandra Bardsley 등은 산모는 태아가 외롭지 않게 항상 말을 건네고 대화를 유지해야 한다고 했다. 태아와의 대화법 중 하나는 임신 5개월이 되어 태동이 시작되는데 이때 산모가 배를 한번 쿡 찌르면서 "아가야, 엄마란다. 엄마인 줄 알았으면 배를 한번 차주렴" 하고 말을 걸어보라고 했다. 이런 식으로 몇 번 연습하다 보면 실제로 아기가 배를 찬다고 했다.

이렇게 되면 산모와 애기는 대화의 통로가 개설된 것이며 그다음부터 수시로 산모는 배에 손을 대고 "아가야, 엄마란다. 사랑하고 있어, 오늘도 건강하게 자라!"라고 하면서 아기에게 사랑을 보내고 아기를 안심시키는 것이 좋다고 했다. 잠을 잘 시간이면 배에 손을 댄 채로 '아가야, 잘 시간이란다. 잘 자!'라고 말해주고 아기의 아버지, 아기의 형제 등의 목소리를 들려주고 온 가족을 소개해주면 아기는 외롭지 않고 마음이 편안해질 것이라고 했다.

산모는 태아를 교육할 수 있다

- 할렛, 살렌바하, 와인버거 등은 배 속에 있는 아기를 계획적으로 교육시키면 아기는 태어나서 정말로 천재가 된다고 했다. 그러나 과도하게 교육을 시키면 태아가 스트레스를 받는다고 했다.
- 미국 일리노이주의 스세딕 부부는 임신 5개월부터 태아에게 말을 많이 해주고 그림이나 글자가 들어 있는 카드를 배 앞 30cm에서 보여주면서 카드 내용에 대해 설명을 해주었다. 이런 식으로 태어나기 전부터 태아에게 교육을 시킨 결과 스세딕 부부는 4명의 천재 아이를 길러낼 수 있었다고 했다.
- 태아에 대한 천재 교육이란 어떤 특별한 방법이 있는 것이 아니라 파란 하늘, 뻐꾸기 울음소리에 대해 태아에게 설명을 해주고, 또 명곡을 같이 들으면서 설명을 해주고, 동화책을 읽어주면서 설명하는 것이 전부이다.
- 만약 배 속의 아기에게 외국어를 반복해서 들려주면 나중에 아기는 태어나서 말을 빨리 익히고 가르쳐준 외국어를 빨리 습득한다. 만약에 뱃속의 아기에게 수학을 가르치면 나중에 아기는 태어나서 수학 천재가 된다는 사실이 알려졌다.
- 심리학자 만리크Beatriz Manrique는 680명의 임신부를 대상으로 태교군과 대조군으로 나누어 태교를 시행하고 출생 후 6년간 추적 연구했다. 이때 태교란 임신 기간 중 주당 2시간씩 모두 13주 동안 태아와 같이 노래를 부르고, 이야기를 하고, 음악을 들려주는 것이 전부였다.

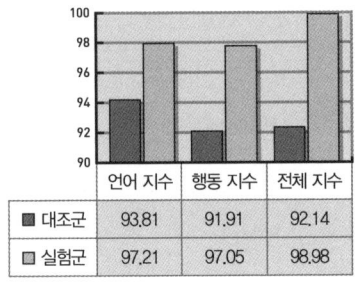 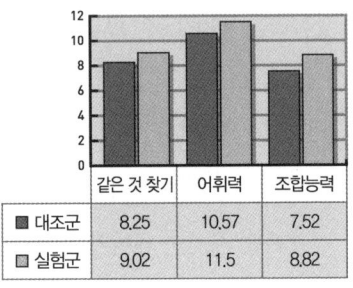

| 그림 41 태교군(실험군)과 대조군의 비교
*출처: http://www.makewayforbaby.com/babies/infant-research.html

그리고 아기가 태어나서 6년이 지난 후 여러 가지 측면에서 아기를 측정했다. 그 결과, 그림 41에서 보듯이 태교군은 언어능력, 행동능력, 전체 IQ, 같은 것 찾기, 어휘력, 조합능력 등에서 대조군에 비해 성적이 유의하게 높았다.

산모의 마음은 태아를 치료할 수 있다

정신의학자 그로프, 바우만 등은 산모의 집합무의식과 태아의 집합무의식은 항상 연결되어 있기 때문에 이 연결 고리를 잘 이용하면 태아의 이상 상태를 치료할 수 있다고 했다. 다음에서 몇 가지 사례를 살펴보자.

• 만약 태아가 거꾸로 들어서 있다면 엄마가 배에 손을 대고 '아가야, 위

치가 바뀌었단다. 머리가 아래로 가게 하렴'이라고 반복해서 말해주면 아기는 정말로 위치를 바로잡는다.
- 만약 초음파 검사에서 태아의 기형이 발견되면 '아가야, 네 몸에 무슨 잘못이 생겼단다. 네가 정상으로 바꾸어야지' 하고 계속해서 말해주면 아기는 기형을 정상 형태로 교정한다.
- 만약 애기를 낳기 위해 진통이 시작되면 '아가야, 네 힘으로 쑥 하고 태어나렴' 하고 말해주면 산모는 순산한다.
- 만약 원하는 날짜에 분만하고 싶으면 '아가야, 오늘 중에 태어나렴.' 혹은 '아가야, 아빠가 쉬는 날에 태어나렴' 하고 말해주면 정말로 부탁한 날짜에 아기가 태어난다.
- 만약 태아 몸무게가 정상에 비해 적다면 '아가야, 네 몸무게가 덜 나간단다. 몸무게를 늘리렴' 하고 말해주면 태아는 정말로 정상적인 몸무게로 태어나게 된다.
- 만약 분만 예정일이 지나도 진통이 없으면 '아가야, 예정일 지났으니까 이젠 빨리 나오렴' 하고 말해주면 머지않아 진통이 시작된다.

출산 환경은 달려져야 한다

10달 동안 엄마의 자궁이라는 따뜻한 어둠 속에서 지내다 어느 날 갑자기 태어난 태아의 입장에서 보면, 병원 분만실은 마음에 드는 구석이 하나도 없을 것이다. 아마도 태아가 병원의 분만실에서 갓 태어났을 때 느끼는 불편 사항은 다음과 같을 것이다.

- 어둠 속에서 갓 태어나자마자 갑자기 번쩍거리는 불빛이 너무 강렬해서 미치겠다.
- 따뜻한 엄마의 자궁 속에서 갓 태어나자마자 스테인레스 같은 의료기구와 닿게 되니 차가워서 미치겠다.
- 10달 내내 엄마가 어떻게 생겼는지 보고 싶었는데 태어나서 보니 엄마는 마취에 취한 채 정신이 몽롱해 나를 알아보지도 못하니 환장하겠다.
- 엄마의 배 속은 평화로웠는데 태어나자마자 마스크를 쓰고 무섭게 생긴 의사가 내 엉덩이를 사정없이 때려대니 아파서 죽겠다.
- 체중을 재려면 체중계를 좀 따뜻하게 해둘 일이지 차가워서 미치겠다.
- 엄마가 그리워 엄마의 따뜻한 품에 한 번만 더 안겨보고 싶은데, 간호사는 나를 사정없이 신생아실로 데리고 가 엄마와 떨어뜨려 놓는다.

신생아의 환경을 개선해야 한다

10달 동안 엄마의 뱃속에서 엄마랑 다정하게 지내다가 세상에 태어나서도 역시 엄마랑 그렇게 다정하게 지낼 줄 알았는데 이것이 웬일인가? 병원의 신생아실이란 이렇게 낭패스러울 수가 있나? 아마도 갓 태어난 태아들은 신생아실에서 다음과 같은 불편을 느낄 것이다.

- 신생아실이라고 와서 보니 가련한 애기들이 울고불고 야단이고 나를 따뜻하게 대해주는 사람은 아무도 없구나.
- 낯 모르는 아기들과 낯 모르는 간호사들 사이에서 며칠을 지내다 보니 엄마가 미치도록 보고 싶은데 3일이나 지나도록 엄마 얼굴을 볼 수가 없구나. 아! 너무나 외롭다!
- 사방은 시멘트 벽이고, 휘황찬란한 불빛들뿐이구나.
- 옆에 있는 친구는 남자로 태어났는지 마취도 않고 포경수술circumcision을 받고는 아프다고 저렇게 우는구나! 불쌍하다. 나는 여자로 태어나 그런 일은 안 당해도 되니 다행이구나.
- 우유 먹는 것에 질려서 엄마 젖이 먹고 싶은데 엄마는 젖이 적게 나온다는 핑계로 젖을 붕대로 감고는 그만 젖을 말려 버리는구나. 참말로 애석하고 분통 터지는구나.
- 날 낳고 처음으로 찾아온 엄마와 눈맞춤을 하려고 해도 바보 같은 엄마는 나에게 눈길 한번 주지 않는구나. 내 눈은 말을 하고 있는데 엄마는 그것을 몰라. 바보! 바보! 우리 엄마는 정말로 바보야!

24
양자의학에 따른 새로운 개념들

정의

현대의학에서 사용하고 있는 여러 가지 용어들은 뉴턴물리학의 개념에 기초를 두고 의학적 개념으로 정의하고 설명한 것들이다. 그러나 양자의학적 측면에서 보면 이러한 용어들은 맞지 않으며 따라서 새로운 개념 정리가 필요할 것으로 생각한다. 따라서 다음과 같이 몇 가지 용어들을 정리해보기로 한다.

생명이란 무엇인가

(1) 현대의학적 관점

현대의학은 생명을 지키는 것을 지상최대의 목적으로 삼지만 현대의학에서는 생명에 대한 정의가 없다. 참 아이러니하다. 이유는 간단하다. 현대의학은 인간을 기계로 보기 때문에 기계에서 생명의 본질을 찾을 수 없기 때문이다. 현대의학에서는 이와 같이 생명의 본질을 파악하지 못했기 때문에 다음과 같이 생명을 정의하는 데 여러 가지 설명만 있을 뿐이다.

- 생리적 정의: 생명이 가지고 있는 특징, 즉 호흡·성장·번식 등을 나열하고 이러한 생리작용을 지닌 것이 생명이다.
- 대사적 정의: 신진대사를 끊임없이 수행하고 있는 것이 생명이다.
- 유전적 정의: 자기와 꼭 닮은 또 하나의 개체를 만들 수 있는 생식작용을 가진 것이 생명이다.
- 생화학적 정의: 유전적 정보를 함축하고 있는 DNA와 화학적 반응을 조절하는 효소들을 함유하는 것이 생명이다.
- 열역학적 정의: 자유에너지의 출입이 가능한 하나의 열린 체계를 가진 것이 생명이다.

(2) 현대의학적 설명에 대한 비판

현대의학적 정의는 생명 그 자체에 대한 정의라기보다는 생명의 현상에 대한 설명일 뿐이다. 이와 같이 생명이 대한 정의가 어렵게 되자 혹자는 인간의 유전정보가 완전히 해독되면 생명의 비밀이 완전히 해명될 것이라고 말하기도 한다. 그러나 이 또한 믿기 어렵다. 그 이유는 DNA는 물질의 설계도이지, 생명 그 자체의 설계도가 아니기 때문이다. 따라서 모든 유전정보가 밝혀진다고 하더라도 가장 간단한 세포인 대장균 하나 조차 생명공학적으로 만들지는 못할 것이다.

이와 같이 우리 사회에서 생명에 대한 정의가 제대로 정립되어 있지 않기 때문에 오늘날 많은 문제가 제기되고 있다. 예를 들면, '생명은 언제 시작하는가?'라는 질문에 대해 서로 다른 대답을 하게 된다. A라는 사람은 '생명은 임신과 더불어 시작한다'라고 대답한다. B는 '생명은 산모가 태동을 느끼는 순간부터 생명이 시작한다'라고 대답한다. C는 '생명은 태아의 생존 능력이 갖추어지는 임신 28주부터 시작한다'라고 대답한다. D는 '생명은 출생 때부터 시작한다'라고 대답한다. E는 '생명은 사회적 상호작용이 있을 때부터 시작한다'라고 대답한다.

오늘날 우리 사회에서 생명 경시의 풍조가 무섭게 퍼지고 있고 낙태 수술이 만연하고 있는 까닭도 결국에는 이처럼 생명에 대한 사회적 기준이 정해져 있지 않기 때문이다.

(3) 양자의학적 관점

양자의학에서 생명은 3가지 조건이 합쳐진 존재로 정의한다. 첫째, 눈에 보이는 '물리적인 구조육체', 둘째, 그 육체의 배후에 있으면서 보이지 않는 '양자파동장', 셋째, 그 개체를 전체적으로 총괄하는 '마음'이다. 다시 말하면 '육체', '양자파동장', '마음' 등의 삼위일체의 결과물을 생명이라고 보는 것이다.

생명의 기원

(1) 현대의학적 관점

현대의학에서는 생물의 기원과 사람의 진화에 관해 주로 찰스 다윈 Charles Darwin의 진화론을 인정해왔다. 다윈은 지구가 우주로부터 탄생하고 지구 위의 탄소, 산소, 수소, 질소 등이 화학적 수프를 형성하고 있을 때 우연적이고도 극적인 섬광에 의해 이들 화학물질로부터 단세포가 기원했으며, 그것이 수많은 세대를 거치면서 진화해서 최종적으로 가장 복잡한 인간이 되었다고 설명했다. 다시 말하면 우연의 일회적인 사건에 의해 무기질에서 유기질로 전환된 것이 생명체의 기원이라는 것이다.

(2) 현대의학적 설명에 대한 비판

- 수학자들이 계산하는 바에 따르면 우연에 의해 무기질에서 유기질이 발생할 확률은 동전을 600만 번 던져서 계속 한쪽 면만 나올 확률과 같은 것이라고 했다. 따라서 수학자들은 다윈의 생명 기원론은 우선 이론적인 면에서 그 근거가 희박하다고 했다.

- 1936년 영국의 수학자인 튜링은 사람이 생각하는 전 과정을 숫자로 표시하고 그것을 이진법으로 환산하여 컴퓨터 프로그램을 만들 수 있다는, 이른바 자동자 이론 automaton theory을 발표했다. 이 자동자 이론을 이용해 오늘날의 컴퓨터를 만든 사람은 수학자이며 물리학자인 폰 노이만 John von Neumann이다. 폰 노이만은 더 나아가 컴퓨터를 이

용해 자기증식이 가능한 컴퓨터 이론을 제안했으나 그의 생전에는 완성하지 못했다. 그러나 1966년 자기증식이 가능한 컴퓨터 프로그램이 완성되었는데 이것을 '세포 자동자cellular automaton'라고 부른다. 1987년 랭톤Christopher Langton은 이 세포 자동자를 바탕으로 컴퓨터를 이용해 생명의 본질에 관한 연구를 시작했는데, 이러한 분야를 인공생명artificial life이라고 부른다. 이와 같은 인공생명 프로그램에 따르면 분자들이 어느 임계치를 구성하게 되면 전혀 새로운 차원의 분자 집단이 되어 DNA, RNA, 아미노산, 효소, 미토콘드리아 등과 같은 것이 되고, 이들은 부분에서는 없던 새로운 특성이 나타나면서 살아있는 구조가 되고 자기증식하는 새로운 능력도 생기는 세포가 형성된다고 했다. 그러므로 무작위가 아니라 목적과 방향을 알고 있는 분자들의 에너지장(양자파동장)이 진화하면서 결과적으로 생명이 출현하게 된다고 보았다.

- 칠레의 신경과학자 마투라나Humberto Maturana는 세포의 에너지장(양자파동장)을 수학적으로 기술하는 데 성공했고 이것을 컴퓨터에 프로그램화하여 마투라나 식의 세포 자동자를 만들었다. 마투라나는 이러한 컴퓨터 모의실험에서 세포를 이루는 분자들이 임계치에 도달하면 스스로 울타리가 나타나 닫힌 시스템이 되고 세포와 같은 자기조직 체계가 된다고 했다. 다시 말하면 생명의 기원이란 분자들이 스스로 필요한 것들끼리 모이고, 일정한 구성원이 모이면 다시 새로운 질서를 창출창발하면서 분자들이 스스로 진화하며 분자의 자발적인 진화에 의해 생명이 출현하는 것이라고 했다.

- 미국의 미생물학자 마굴리스Lynn Margulis는 화학물질들이 무작위random로 결합하여 단세포가 탄생하는 것은 있을 수도 없는 일이고 그것은 분자들이 갖고 있는 에너지장(양자파동장)의 창발성emergence properties(개개의 구성원이 모여 하나의 시스템을 이룰 때 구성원이 갖지 않는 특성이 시스템에서 갑작스럽게 나타나는 현상)에 따르는 것이라고 했다. 다시 말하면 분자들이 일정한 임계치에 도달하면 기능적 루프를 형성해 최초의 촉매 사이클이 나타난다고 했다. 이렇게 해서 만들어진 촉매 사이클은 소산구조dissipative structure(흩어지는 구조)는 특이한 기능에 의해 분자들은 능동적으로 진화를 하고, 이러한 진화를 거치면서 복잡성과 다양성이 증가하는 화학적 시스템을 형성해 결국에 소산구조는 세포막을 갖는 닫힌 체계가 된다고 했다. 그리고 이것이 어느 정도 진화를 거듭하면 단세포가 탄생한다고 했다. 이렇게 해 탄생한 최초의 박테리아는 불리한 환경에 살아남기 위해 매우 빠른 속도로 자기복제하는 법을 터득하고 유전자가 손상되면 재빨리 유전자를 수선하기 위해 이웃에 있는 유전자의 단편을 이용하는 법을 터득하게 된다고 했다.

- 독일의 물리학자 하켄Herman Haken은 자율성을 가진 모든 무기물적인 요소가 임계량을 초과하면 자기조직체를 형성해 창발성을 갖게 된다고 했다. 따라서 일정한 수의 분자가 모이게 되면 죽어 있던 분자들의 집합이 살아 있는 세포라는 창발성을 발휘할 수 있다고 했다. 따라서 이것이 생명의 기원이라고 했다. 마치 카오스chaos처럼 초기의 미미한 변화가 축적되어 큰 변화를 일으키는 것과 같다고 했다. 다시 말

하면 카오스에서 볼 수 있듯이 단순하기 짝이 없는 것들이 모이고 모여서 어느 임계치를 넘게 되면 전혀 새로운 현상, 즉 창발성이 나타나므로 세포 자동자를 이용해 그 임계치만큼 수없이 반복해나가다 보면, 생명의 기원을 컴퓨터상에서 알 수 있다는 것이다.

(3) 양자의학적 관점

양자의학에서는 탄소, 산소, 수소, 질소와 같은 화학물질들 안에는 그 배후에 보이지는 않지만 양자파동장이 숨어 있기 때문에 이 양자파동장이 목적과 방향을 알고 있으며 필요에 의해 스스로 모임으로써 단세포 생물이 탄생하게 되는 것이라고 여긴다. 즉, 생명의 출현이란 무작위가 아니라 목적과 방향을 알고 있는 분자들의 양자파동장이 진화하면서 결과적으로 세포라는 생명체가 된다고 본 것이다.

이렇게 하여 탄생한 최초의 단세포는 불리한 환경에 살아 남기 위해 매우 빠른 속도로 자기복제하는 법을 터득하고, 유전자가 손상되면 재빨리 유전자를 복구하기 위해 이웃에 있는 유전자의 단편을 이용하는 법을 터득하게 된다고 생각한다. 그리고 이 모든 것은 무한한 능력을 가진 양자파동장이 주도적인 역할을 했다는 뜻이다.

단세포들은 다시 필요에 의해 집단을 이루면서 하나의 큰 개체를 형성하기 시작한다. 세포의 각각은 양자파동장이 있어 각각의 세포의 기능을 유지하는 데 전혀 문제가 없지만 일단 많은 세포들이 모여 하나의 큰 개체를 형성하게 되면 전체를 총괄하는 '마음'이 있어야 한다. 양자의학에서는 이렇게 하여 점점 덩치가 큰 식물과 동물들이 출현하게 되며 이들이 지구의 역사만큼이나 오랜 세월을 거치면서 진화해 오늘날 지구상에서 볼 수 있는 모든 식물, 동물 그리고 인간이 되었다고 설명한다.

생명의 진화

(1) 현대의학적 설명

현대의학에서는 생명의 진화에 관해선 찰스 다윈의 진화론을 믿고 있다. 다윈은 19세기에 《종의 기원》과 《인간의 기원》이라는 저서를 통해 진화의 요체는 자연의 선택과 우연한 돌연변이라고 했다. 다시 말하면 어떤 동물이 추운 기후를 이겨내기 위해 두터운 모피가 필요하게 되었을 때, DNA에 돌연변이를 일으켜 모피를 생산하는 DNA가 만들어져야 하는데 이것이 순전히 우연에 의한 것이라고 본 것이다. 그리고 환경과는 무관하게 이런 방식으로 한 번 태어난 생물은 그 물려받은 유전자의 지시에 따라서만 모양과 기능을 나타낸다고 했다. 따라서 다윈은 우연에 의해 돌연변이를 만들고 그로 인해 자연의 변화에서 살아남은 생물이 결국 오늘날 이 지구상에 볼 수 있는 각종 동물과 식물과 그리고 인간이 되었다고 본 것이다. 다시 말하면, 다윈 진화론의 2가지 요점은 돌연변이와 적자 생존을 통한 자연 도태이다.

(2) 현대의학적 설명에 대한 비판

- 일찍이 프랑스의 생물학자 장 바티스트 라마르크J. B. Lamarck는 동물은 환경 압력에 영향을 받아 변화하며, 이 변화는 자손에게 전달된다고 했다. 즉 진화의 가장 주요한 기전은 획득 형질의 전달이라고 했다.

- 미국의 진화생물학자 카프만은 세포 자동자라는 일종의 가상 실험실을 이용해 가상 생태계를 컴퓨터 안에 만들어놓고 시간을 아주 빨리 가게 하여 진화의 원리를 관찰 한 결과, 세포는 어떤 상황에서 임계치에 도달하면 양성 피드백positive feedback을 동원해 전혀 새로운 질서와 구조를 창발할 수 있음을 관찰했다. 그리고 그는 이것이 바로 진화의 모델이라고 했다. 즉 진화란 우연한 돌연변이와 적자생존과는 전혀 관계가 없다는 것이다.

- 칠레의 신경과학자 마투라나는 세포 자동자를 이용한 모의실험을 통해 진화란 맹목적이고 우연적인 것이 아니라 목적지향적으로 발전하는 것이라고 했다.

- 영국의 발생학자 워딩턴C. H. Waddington은 《진화론자의 진화》라는 저서에서 유전자가 서로 다른데도 동일한 발생을 하는 배아胚芽가 있는가 하면, 반대로 유전자는 같은데 서로 다른 배아가 발생하기도 하기 때문에 이런 문제를 다윈의 진화론으로는 절대로 설명할 수 없다고 했다.

- 스웨덴의 우미야 대학의 생물학자 소오렌 루브트러프 교수는 유전자 이외의 요인도 생물의 발달에 대단히 중요한 역할을 한다고 했다. 특히 배아의 초기 발달단계에서는 유전자 이외의 인자가 더욱 중요하게

작용하기 때문에 유전자만으로 모든 것이 결정된다고 주장하는 다윈의 진화론으로는 진화의 모든 문제를 설명할 수 없다고 했다.

- 고고생물학자인 하버드 대학의 고올드와 미국 자연사 박물관의 엘드리디 등에 따르면 화석을 연구하면 종과 종을 이은 중간체라는 것이 존재하지 않는다고 했다. 따라서 생물들은 다윈이 생각하는 것처럼 느린 변화에 의해 서서히 새로운 종으로 바뀌는 것이 아니라 대홍수, 질병, 지진, 화산의 폭발, 호우 등과 같은 주기적으로 때로는 전 지구적으로 나타나는 천재 지변이 일어나면 생물들은 이 처절한 환경에 살아남기 위해 스스로 적응하며 변화를 일으킨다고 했다. 이는 다시 말하면, 결코 우연한 돌연변이란 일어날 수 없으며 반드시 주체적 적응적 돌연변이를 일으킨다는 것이다.

- 미국의 미생물학자 마굴리스는 생물들은 에너지장(양자파동장)을 갖고 있기 때문에 스스로 창조성에 의해 자연에 적응하며 능동적으로 변한다고 했다.

- 영국의 과학자 러브록James Lovelock은 진화란 생물들이 능동적으로 하는 것이며, 생물뿐만 아니라 지구 혹은 우주도 생물들과 피드백을 교환하면서 능동적인 공진화coevolution(다른 종의 유전적 변화에 맞대응해 일어나는 한 종의 유전적 변화)를 한다고 했다.

- 양자물리학자 닐스 보어는 진화에 대해 "예를 들어 인간의 눈 같은 복잡한 기관들이 순전히 우연한 변화들로 인해 매우 점진적으로 만들어졌다는 것은 믿기 어렵다"라고 했다. 즉 보어는 순전히 우연을 통해 만들어지는 새로운 형태들이라는 아이디어에는 의문의 여지가 많다고

했다.

- 스티븐 로즈Steven Rose는 《우리 유전자 안에 없다Not In Our Genes : Biology, Ideology, and Human Nature》라는 책을 통해, 그리고 세계적인 진화론자인 프란츠 M. 부케티츠Franz M. Wuketits는 《사회생물학 논쟁 Gene, Kultur und Moral》이라는 책을 통해 생물의 진화는 우연에 따른 것이 아니라 필연의 결과라고 했다.
- 독일의 과학자 포프는 다윈의 진화론은 잘못된 것이라고 지적했다. 포프는 DNA의 분자구조가 중요한 것이 아니라 DNA 분자의 생체광자장(양자파동장)이 외부 환경과 공명현상에 의해 유전자를 조절하는 것이 더 중요하다고 했다. 다시 말하면 다윈의 진화론과 같이 DNA의 우연에 의한 돌연변이가 진화를 좌우지하는 것이 아니라 DNA의 생체광자장과 환경과의 공명에 의해 진화가 결정된다고 했다. 그래서 포프는 DNA 생체광자장의 능동적이고 적극적인 대처능력에 의해 진화가 진행된다고 보았다.

(3) 양자의학적 관점

양자의학에서는 진화란 다윈이 말하는 것처럼 적자생존에 의한 우연의 결과가 아니라 환경의 악조건이 발생했을 때 생물들이 살아남기 위해 목적을 가지고 고의적으로 돌연변이를 일으킨 결과라고 생각한다. 이와 같이 목적이 있는 진화가 가능한 것은 각각의 종이 양자파동장을 가지고 있기 때문에 환경에 맞추어 적응하는 것이 얼마든지 가능하기 때문이다. 물론 여기에도 임계치가 필요하다. 한 종에서 일부만이 원한다고 하여 종 전체의 형질이 바뀌는 것이 아니라 어느 한계치를 넘는 많은 수가 형질이 바뀌는 것을 원할 때 집단적으로 목적성을 가지고 돌연변이를 일으킨다는 뜻이다.

또 한 가지 진화에서 생각할 일은 진화란 생존 경쟁이 아닌 공생共生을 진화의 법칙으로 삼는다는 점이다. 그래서 양자의학에서 인간은 단세포에서 진화해 오늘에 이르렀다고 생각하나 그 진화의 방향이 순전히 돌연변이에 의해 우연히 이루어지는 것이 아니라 스스로 필요에 의해 진화하는 창조적 진화라고 생각한다. 따라서 양자의학의 진화론은 부분적으로만 다윈의 진화를 인정한다.

마음의 진화

(1) 현대의학적 관점

현대의학에서 마음은 진화상 뇌가 생물학적 복합성의 충분한 수준에 도달했을 때 특정한 단계에 출현했다고 생각한다. 그래서 현대의학에서는 일찍이 라마르크가 주장한 획득 형질의 유전은 인정하지 않으며, 또한 현대의학에서는 아이디어, 습성, 기억, 문화, 언어 등과 같은 마음과 관계된 것이 유전된다고는 결코 생각하지 않는다.

(2) 현대의학적 설명에 대한 비판

- 1977년 신경생리학의 노벨상을 수상한 바 있는 에클스 경Sir John

Eccles은 영혼은 초자연적인 것이기 때문에 결코 제거되거나 상실되는 일이 없으며 그것은 태아에 이식됨으로써 영혼의 동일성과 단일성을 유지하기 때문에 영혼은 진화 그 자체라고 했다. 따라서 마음이 인간의 진화에서 어느 시기에 출현했는지는 정확히 알 수 없지만, 그것이 뇌로부터 진화하는 것은 아니라고 했다.

- 노벨 수상자 왈드George Wald는 마음은 생명 진화의 후기에 출현한 것이 아니라 항상 거기에 있었던 것이며 따라서 그것은 물리적 실재의 재료와 조건이 되는 것이라고 했다. 즉 생명의 진화 이전에 이미 마음의 진화가 있었다고 했다.

- 칼 포퍼Karl Popper는 사람의 언어, 의식, 습관, 예술과 건축, 기술 및 공예도 유전된다고 했고 이러한 마음의 유전은 유전자에 의한 유전보다 더 빠른 속도로 유전된다고 했다.

- 영국의 이론물리학자이며 심리학자인 럿셀Peter Russell은 의식은 두뇌와는 별개로 진화를 거듭한다고 했다.

- 켐브리지 대학 및 런던 대학의 응용수학과 교수였고 하버드 대학에서 철학을 가르쳤던 화이트헤드Alfred Whitehead는 태초에 마음이 있었고 그 커다란 마음 안에 존재하는 생물은 역시 마음이 있기 때문에 각각 미래를 예지하고 그것에 알맞는 행동을 하며 자연의 마음과 교류한다고 했다. 다시 말하면 마음은 진화를 능동적으로 추진하며 결국 진화에 있어서는 마음의 진화가 가장 먼저이며 가장 중요하다고 했다.

- 아제마Mary L. Adzema는 의식은 진화상의 연속체이기 때문에 의식이 진화의 주체라고 했다.

- 장 기통Jean Guitton은 《신과 과학》이라는 책을 통해 우주의 허공은 지능과 의지로 가득 찬 정보이며, 또한 물질의 기본 입자와 은하계를 채우는 질료가 동일한 절대 질서와 정보라고 했다. 따라서 그는 우주를 방대한 정보망이라고 했다. 달리 말하면, 우주의 실재reality란 거대한 마음의 장場이고, 우주 공간에 나타나는 입자나 지구 위에 존재하는 물질은 마음의 도표에 지나지 않는다는 것이다. 그러므로 정신과 물질은 하나의 동일한 실재로부터 유래하며 따라서 마음이 먼저 진화하고 다음에 물질이 진화한다고 했다.

- 영국의 생물학자이며 지독한 유물론자인 리처드 도킨스는 유물론만으로는 모든 유전 현상을 설명할 수 없었든지 《이기적인 유전자》라는 저술에서 '밈meme'이라는 이상한 용어를 만들어냈다. '밈'이란 유전자gene에 대응하는 용어로서 유전자가 하드웨어이라면 '밈'은 소프트웨어에 해당되는 말이다. 그래서 도킨스는 이 "밈을 통해 문화가 유전된다"라고 했다. 여기서 '문화가 유전된다'라는 말은 '마음이 유전된다'라는 뜻과 같은 말이며 따라서 지독한 유물론자가 마음의 존재를 인정한 셈이다.

(3) 양자의학적 관점

양자의학에서는 앞의 생명의 기원에서 보았듯이 생명이란 눈에 보이는 육체적인 것과 그 육체의 배후에 있으면서 보이지 않는 '양자파동장' 그리고 그 개체를 전체적으로 총괄하는 '마음' 등의 3가지 구성물이 합쳐진 것이라고 했다. 그래서 생명은 제1 조건인 '육체', 제2 조건인 '양자파동장' 그리고 제3 조건인 '마음'이라는 세 가지 조건이 합친 삼위일체의 결과물이라고 생각한다. 여기서 '마음'은 살아있는 사람의 마음일 수도 있고 죽은 사람의 마음, 즉 영혼일 수도 있다. 다시 말하면 양자의학에서는 마음 혹은 영혼의 불멸을 인정하지 않으면 안 된다는 뜻이며 따라서 마음은 몸과는 별개로 진화하는 것으로 여긴다.

생물의 발생

(1) 현대의학적 관점

초기 배아의 발생은 생물학 전체를 통해서 가장 기적적인 현상 중의 하나이다. 왜냐하면 첫째, 수정란이라는 하나의 세포가 분열을 계속하여 여러 개의 세포가 되는데 이때 각각의 세포는 그 속에 동일한 DNA가 들어 있다. 그런데 이 동일한 DNA를 갖는 세포로부터 어느 시기가 되면 근육세포, 신경세포, 혈액세포 그리고 손과 발이 분화되어 나온다는 것은 기적적이다. 둘째, 수정란이 4개의 세포로 구성되어 있을 때 그 중 하나의 세포를 떼어내도 그 하나에서 완전한 하나의 개체가 형성되는 것이 기적이다.

현대의학에서는 이 발생의 신비에 대해 선천적으로 지니고 있는 유전자 속의 프로그램에 따른 것으로 설명한다. 그러나 그 유전자 속에 프로그램이 어떻게 저장되는지에 대해서는 설명하지 못한다.

(2) 현대의학적 설명에 대한 비판

- 프린스턴 대학의 물리학자 틸러Williams Tiller 및 버지니아 대학교 의과대학 정신과 교수 스티븐슨Ian Stevenson 등은 사람이 죽으면 무의식은 의식체로 변하며 그것은 나중에 신체를 주조하는 데 필요한 청사진이 된다고 했다. 다시 말하면 발생 시에 청사진 역할을 하는 것을 의식체라고 했다.

- 호주의 시드니 대학 정신과 교수 패란트Graham Farrant는 최면을 통해 사람의 기억을 수정하는 순간까지 퇴행시키는 방법을 개발했다. 그는 이 실험을 통해 사람은 수정하는 순간에 정자와 난자 이외에 제3의 요소인 영혼이 합류하며 이 영혼이 수정란의 발생 방향과 분화의 정도를 결정한다고 결론을 내렸다.

- 미국의 과학철학자 월리스B. A. Wallace는 수정 시에 영혼이 합류하며 이 합류한 영혼이 발생을 총괄한다고 했다.

- 미국의 진화 생물학자 카프만Stuart Kauffman은 최근 개발된 세포 자동자를 이용해 컴퓨터 상에서 발생에 관한 모의실험을 하는 데 성공했다. 이 실험에 따르면 생물의 발생 시에 에너지장(양자파동장)으로부터 어떤 정보가 개입되지 않고는 발생은 불가능한 일이라고 했다. 다시 말하면 생물의 발생에 있어서 게놈genome은 물리적 구조이고 이 물리적 구조를 조절하는 에너지장(양자파동장)이 반드시 있어야 한다고 했다.

- 산티아고 그룹의 마투라나 및 바렐라는 생물의 수정란의 배후에는 에너지장(양자파동장)을 갖고 있는데, 이 에너지장이란 그 생물이 거듭

한 역사의 산물이고 바로 이 역사의 산물에 의해 그 생물의 발생이 좌우된다고 했다. 다시 말하면 생물의 발생에는 수정란이라는 물리적 구조 이외에 반드시 에너지장이 필요하며 이 에너지장이 발생에 관한 모든 것을 총괄적으로 지시하는 것이라고 했다.

- 영국의 생물학자 브라이언 굿원Brain Goodwin은 프리고진의 수학 방정식을 이용해 단세포인 조류藻類의 발생 과정을 기술하는 데 성공했다. 그는 이 실험을 통해 생물의 발생에 있어 수정란의 물리적 구조보다는 수정란이 갖고 있는 에너지장(양자파동장)을 의미함이 더 중요하게 작용한다는 사실을 알 수 있었다고 했다.

- 오늘날 체외수정과 발생학이 매우 발달함으로써 이를 통해 많은 기초 지식을 축적하게 되었는데 많은 발생 생물학자들은 생물의 배아의 성장발달에 유전자가 100% 좌우한다고는 믿을 수 없다고 했다. 즉, 유전자는 필요조건은 되지만 충분조건은 아니라고 했다.

- 발생학에서 발육 중인 배아로부터 발이 될 조직의 일부를 떼어내어 손이 될 부분으로 이식하면 결국 이식된 조직은 발이 되는 것이 아니라 손이 된다는 것은 잘 알려진 사실이다. 이것의 원리를 정확하게 알아차린 사람은 구 소련의 생물학자 알렉산더 가르비치인데, 그가 말하기를 세포가 놓인 장소가 세포에 지령을 내리고 세포를 형성해나가는 것이며 이때 지령을 내리는 정체는 바로 조직의 에너지장(양자파동장)이라고 했다. 따라서 수정란의 발생 방향과 분화의 정도 등 모든 것은 수정란의 배후에 존재하는 에너지장(양자파동장)에 따른다고 했다.

- 예일 대학의 생물학 교수 헤롤드 색스턴 바아는 쥐는 쥐, 고양이는

고양이로 결정짓는 것은 유전자로부터 전사되는 화학에너지가 아니라 눈에 보이지 않는 생명장(양자파동장)의 힘에 영향을 받는 것이라고 했다. 즉 쥐가 되느냐 고양이로 되느냐의 근본적인 방향을 결정하는 것은 생명장에 의해서 이루어지고 화학적 현상은 단지 에너지를 공급할 뿐이라는 것이다. 다시 말하면, 그는 생명장이 생물 패턴과 화학변화를 조정한다고 본 것이다.

- 영국의 생화학자이자 식물생리학자인 셀드레이크Rupert Sheldrake는 수정란을 발현시키기 위해서는 눈에 보이지 않는 형태 형성장morphogenic field이 반드시 필요하다고 했다. 여기서 형태 형성장이란 바로 양자파동장을 말한다.
- 영국의 미들섹스 의과대학의 루이스 월퍼트는 배아를 이용한 실험을 통해 발육 중인 배아의 세포에도 시간을 인식하는 능력이 있어 세포 자신이 시간을 재면서 성장하고 조직을 결정한다고 했다. 그러면서 이와 같이 시간을 인식하는 것은 배아가 에너지장(양자파동장)을 갖고 있기 때문이라고 했다.

(3) 양자의학적 관점

양자의학에서는 유전자 자체가 초기 배아의 발생을 좌지우지한다는 생각은 하지 않으며 유전자의 배후에 있으면서 눈에 보이지 않는 양자파동장이 발생을 조절하는 것으로 생각한다. 그러나 선천성 기형을 연구해보면 유전자의 양자파동장만으로 발생을 말끔히 설명할 수 없다는 사실을 알게 된다. 따라서 수정하는 순간부터 배아의 전 발생 과정을 총괄하는 제3 조건으로서 '마음'이 있어야 한다. 다시 말하면 '양자파동장'만으로는 생명의 발생을 전부 설명할 수 없으며 따라서 '마음'이 있어야 한다는 뜻이다.

기억

(1) 현대의학적 설명

현대의학에서는 기억이란 오관을 통해 받아들인 정보가 뇌의 어느 일정한 부위에 저장되는 것이라 생각한다. 따라서 만약 기억을 담당하는 뇌의 부위가 손상을 입으면 기억을 할 수 없다고 보는데 이와 같이 뇌의 어느 부위가 기억을 담당한다는 생각을 '국소 이론localization theory'이라 부른다. 다시 말하면 기억이 저장되는 곳은 뇌라고 생각하는 것이다. 현대의학에서는 기억이란 출생 이후부터 잠재의식에 기록되는 것이 전부라고 생각한다. 따라서 신생아의 기억은 영zero에서 시작한다고 생각한다.

(2) 현대의학적 설명에 대한 비판

- 칼 융은 사람의 마음 구조는 표면의식, 개인무의식, 집합무의식의 세 종류의 의식으로 구분할 수 있다고 했으며, 사람이 태어나서 현재까지 경험한 모든 기억이 저장된 것은 개인무의식이라고 했고, 사람이 단세포에서 출발하여 수억 년의 진화 과정을 거치면서 기록된 모든 기억을

집합무의식이라고 했다. 그리고 칼 융은 이 집합무의식은 동시성의 원리에 의해 시간과 공간을 초월해 전파되는 성질이 있어 전 인류의 집합무의식 속에는 동일한 기억이 가득 차 있다고 했다.

- 매릴랜드 정신의학연구소장이며 존스 홉킨스 의대 정신과 교수인 스타니슬라프 그로프Stanislav Grof는 리세르그산 디에틸아미드LSD라는 환각제를 환자에게 투여한 실험을 통해 사람의 기억은 여러 층으로 구성되어 있다고 했다. 즉, 그로프는 LSD의 투여 용량을 조절함에 따라 서로 다른 의식의 층이 나타난다고 했으며 가장 적은 용량을 투여하면 프로이드가 발견한 개인무의식의 층이 나타나고, 용량을 조금 더 높이면 칼 융이 발견한 집합무의식의 층이 나타난다고 했으며 이러한 집합무의식 속에는 인류가 진화해온 모든 기억이 저장되어 있다고 했다. 즉 기억은 뇌라는 눈에 보이는 물질에 저장되는 것이 아니라고 한 것이다.

(3) 양자의학적 관점

양자의학에서 기억은 뇌에 저장되는 것이 아니라 마음에 저장되는 것으로 생각한다. 양자의학에서는 기억이란 단세포로부터 진화해온 모든 기억을 마음에 저장해서 갖고 있는 것으로 해석한다. 따라서 이러한 기억 때문에 갓 태어난 짐승이나 사람이 본능적인 행동을 하게 되는 것으로 생각한다. 다시 말하면 본능이란 과거의 수없이 반복된 생life에서 경험했던 기억이 되살아나 그것이 능력으로 나타나는 것이라고 보는 것이다.

인식

(1) 현대의학적 관점

현대의학에서는 인식이란 눈으로 보든, 귀로 듣든, 혹은 냄새를 맡든 5가지의 감각 기관을 통해 외부의 자극이 인체에 들어오면 곧바로 전기 화학적인 변화를 거쳐 뇌에 전달되는 것이라 설명한다. 그리고 뇌에 전달된 정보의 내용을 인식하는 것은 역시 뇌라고 생각한다. 따라서 현대의학에서 인식의 주체는 뇌라고 생각한다. 그리고 현대의학에서는 인식의 종류는 보고, 듣고, 냄새 맡고, 맛 보고, 피부로 느끼는 5종류의 보편적인 인식 외에는 인정하지 않는다. 따라서 원격투시, 텔레파시, 투시, 예지, 직관, 초월인식, 초상현상, 깨달음(각성) 등과 같은 특수한 인식은 인정하지 않는다.

(2) 현대의학적 설명에 대한 비판

- 미국의 뇌생리학자이며 신경외과 의사인 칼 프리브람Karl Pribram은 눈으로 보든, 귀로 듣든, 혹은 냄새를 맡든 5가지의 감각 기관을 통해 외부의 자극이 인체에 들어오면 그것은 곧바로 전기 화학적인 변화를 거쳐 뇌에 전달되는데 이때 뇌에 정보를 전달할 때는 파동wave의 형태로 전달된다고 했다. 따라서 비록 눈, 귀, 코, 혀, 피부 등과 같이 감각 기관은 서로 다르지만 뇌에 정보가 전달되는 순간에는 모두 파동의 형태로 전달된다고 했다. 단지 파동의 주파수, 크기 및 파형이 다를 뿐이라고 했다. 그러므로 눈, 귀, 코, 혀 및 피부 등은 주파수를 분석하

는 푸리에 분석기 역할을 할 뿐이라고 했다. 여기서 푸리에 분석이란 18세기 프랑스의 수학자 푸리에가 고안한 일종의 계산법으로서 아무리 복잡한 파동이라도 단순한 파동으로 변환시키는 수학적 방법이다. 마치 TV 카메라가 영상을 전자기파로 변환시키고, TV 수상기는 전자기파를 다시 영상으로 변환시키듯이 푸리에 변환식은 이러한 과정을 수학적으로 해결할 수 있는 방법이다. 따라서 인식이란 파동 형태로 입력되는 파형의 '차이'를 구별하는 것뿐이라고 했다. 그러면 이때 파동의 '차이'를 어떻게 구별하는가? 감각기관으로부터 파동이 뇌에 전달되면 파동은 기억에 저장된 파동과 비교하는 과정이 일어나는데 이때 기억으로부터 상기된 파형과 외부로부터 입수된 파형이 동일하면 그 사물을 기억하게 되고 인식하게 되는 것이라고 했다. 이때 기억으로부터 상기된 파형과 외부로부터 입수된 파형이 동일한지 동일하지 않은지를 구별하는 역할을 하는 것이 바로 마음이라고 했다. 그러므로 인식의 주체는 뇌가 아니라 마음이다. 그러므로 기억과 인식의 차이는 기억이란 과거의 어떤 물질 및 현상에 대한 기록이 파동의 형태로 의식에 저장되어 있는 것이고, 인식이란 외부로부터 새로 들어온 파동이 화면에 뜨면 기억 속의 파동과 동기화 과정을 거치는 것이 인식이다.

- 버클리 대학의 신경생리학자 러셀Rusell과 드발로아Karen DeValois 등은 실험을 통해 뇌의 시각피질이 아날로그 정보에 반응하는 것이 아니라 파형의 주파수 즉, 디지털 정보에 반응한다는 사실을 관찰함으로써 뇌는 주파수만 수용할 뿐이지 그 주파수를 아날로그 정보로 편집하는 역할을 하기 위해서는 '마음'이 따로 있어야 한다고 했다.

- 독일의 물리학자인 헬름 홀츠Hermann von Helmholts는 귀가 주파수 분석기임을 증명함으로써 뇌는 주파수만 수용할 뿐이지 그 주파수를 아날로그 정보로 편집하는 역할을 하기 위해서는 '마음'이 따로 있어야 한다고 했다.
- 베케시Georg von Bekesy는 피부가 진동 주파수의 분석기임을 증명함으로써 뇌는 주파수만 수용할 뿐이지 그 주파수를 아날로그 정보로 편집하는 역할을 하기 위해서는 '마음'이 따로 있어야 한다고 했다.
- 인지과학자 바렐라Francisco Varela는 1970년 이래 등장한 세포 자동자를 이용해 인지과정을 모의 실험했다. 그 결과, 첫째, 지각·감정·기억·신체적 움직임 등과 같이 인지과정이 있을 때 뇌의 정보처리는 생각보다 훨씬 빨리 처리됨을 알게 되었고, 둘째, 인지과정이 있을 때 대뇌피질뿐만 아니라 신경계의 다양한 수준에서 일시적인 진동이 일어남을 관찰할 수 있었으며, 셋째, 뇌의 일부분이 손상되어도 정보를 처리하는 기능은 즉시 회복되어 전체 기능에 영향을 주지 않음을 알 수 있었다. 따라서 바렐라는 이상을 종합할 때 인지란 정보의 동시성synchrony 공명이 관여하는 것이라고 했고 이 동시성 공명은 뇌가 할 수 있는 것이 아니라 '마음'만이 할 수 있는 것이라고 했다. 따라서 바렐라는 인식의 주체는 뇌가 아니라 '마음'이라고 했다.

(3) 양자의학적 관점

양자의학에서는 뇌와 뇌의 양자파동장 외에 '마음'이 있다고 보다. 이것을 컴퓨터에 비유하면, 뇌는 컴퓨터의 '하드웨어'와 같은 역할을 하고, 뇌의 양자파동장은 컴퓨터의 '소프트웨어'와 같은 역할을 하며, 마음은 컴퓨터의 '작동자' 같은 역할을 한다. 따라서 뇌는 단지 5관으로부터 전달된 정보를 전달하는 역할만 할 뿐이고 실제로 인식을 하는 주체는 마음이라고 여긴다.

초감각적 지각

(1) 현대의학적 관점

원격투시, 텔레파시, 투시, 예지, 직관력 등과 같은 특수한 지각을 초감각적 지각extrasensory perception; ESP이라고 하는데, 현대의학에서는 보고, 듣고, 냄새 맡고, 맛 보고, 피부로 느끼는 것과 같은 5가지 종류의 보편적인 지각만 인정할 뿐 초감각적 지각은 인정하지 않는다.

(2) 현대의학적 설명에 대한 비판

- 영국의 철학자 러셀Bertrand Russell은 과학은 논리만으로 이루어지는 것이 아니라 반드시 직관을 필요로 한다고 했다. 왜냐하면 과학에서 새로운 발상을 가능케 하는 것은 논리가 아니라 직관이기 때문이다.
- 하버드 대학의 폴런Daniel Pollen과 트랙턴버그Michael Tractenberg 등은 시각에 관한 다년간의 연구 끝에 내린 결론으로 인간은 보편적 인식 이외에 직관적 인식 체계를 갖고 있다고 했다.
- 스포츠 과학자들은 말하기를 운동 선수들이 경기 중에 직관이라는 인

지활동 없이는 경기를 할 수 없다고 했으며 결국 경기에서 이기고 지는 것은 그 팀의 직관의 발달 정도에 달려 있다고 했다.
- 항공 과학자들은 공군 조종사가 공중전에서 이기기 위해서는 적절한 상황판단을 해야 하는데 이때 시각 능력보다는 직관을 통해서 감지하는 것이 더 중요하다고 했다.
- 카츠R. Katz에 따르면 아프리카의 칼라하리 사막의 쿵 부족에서는 아직도 부족의 절반 이상이 직관이 비상하게 발달되어 있으며 이런 미개 부족사회에서는 이러한 직관이야말로 중요한 통신수단이 된다고 했다.
- 세계적인 정신의학자 칼 융은 사람의 표면의식은 보편적 인식을 담당하지만 집합무의식은 직관을 담당한다고 했다.
- 직관적 인식을 다른 말로 초감각 지각ESP이라고도 부르는데 이 초감각 지각에 관한 연구는 지금까지 방대한 양의 사례가 축적되어 있으며 까다롭기로 유명한 미국의 과학진흥협회는 1969년에 초감각적 지각을 정식 학문으로 인정했다.

(3) 양자의학적 관점

양자의학에서는 이러한 초감각적 지각을 인정한다. 그 이유는 마음의 집합무의식 속에는 무한한 능력이 잠재되어 있기 때문이다. 그러한 능력을 우리가 일상생활에서 흔히 볼 수 없는 것은 그것이 개인무의식에 가려져 있기 때문이라고 생각한다. 마치 먹구름에 의해 가려져 있으면 태양이 제 기능을 발휘하지 못 하는 것과 같다. 그러나 연습으로써 집합무의식을 가리고 있는 개인무의식을 걷어내면, 특수 능력을 개발하는 것은 어려운 일이 아니다.

언어 인식의 주체

(1) 현대의학적 관점
현대의학에서는 언어를 인지하는 주체는 뇌라고 생각하며 따라서 사람이 말을 배울 때는 뇌의 백지白紙 상태에서 출발한다고 생각한다.

(2) 현대의학적 설명에 대한 비판
- 카프라Fritjof Capra는 사람의 언어는 유전되는데, 이때 언어는 뇌 조직이 아니라 마음을 통해 유전되는 것이라고 했다. 그렇기 때문에 영어를 전혀 배운 바가 없는 사람이 최면 상태에서는 유창한 영어를 할 수 있다고 했다. 또한 어린이들이 어른들보다 외국에 가서 빨리 외국어를 습득하는 것도 뇌 조직이 언어를 배우는 것이 아니라 마음이 언어를 습득하기 때문으로 어린이들에게는 어른들보다 유전된 언어를 아직도 잘 기억하는 능력이 남아있기 때문이라고 했다.
- 영국의 이론물리학자이며 심리학자인 러셀은 언어는 유전되며 진화를 거듭하는 것이라고 했다.
- 칠레 신경과학자 마투라나는 아프리카 앵무새들이 사용하는 짝짓기 노래를 연구한 끝에 앵무새들의 사투리는 유전된다고 했다. 또한 꿀벌의 춤도 언어에 해당되는데 꿀벌의 종류에 따라 그 방언이 다르며 꿀

벌은 방언을 구별할 줄 안다고 했다. 다시 말하면 동물의 언어도 신경 조직이 담당하는 것이 아니라는 것이다.

(3) 양자의학적 관점

양자의학에서는 뇌 및 뇌의 양자파동장 외에 '마음'이 존재하기 때문에 언어를 인지하는 주체는 뇌 혹은 뇌의 양자파동장이 아니라 '마음'이 라고 생각한다.

본능

(1) 현대의학적 관점

사람은 태어나자마자 엄마의 젖 냄새를 알고 그 젖 냄새를 찾아서 젖 꼭지를 빤다. 병아리는 달걀껍질을 깨고 나오자마자 곧 무엇이 자기에게 적당한 먹이인지를 알고 있고, 송충이도 어떤 식물의 잎이 자기의 먹이로 적당한지를 알고 있다. 바다거북은 알을 낳을 때 모래사장으로부터 정확하게 2.5미터 거리에서 알을 낳는다. 만약 2미터 거리에서 알을 낳는다면 알은 모두 바다 물에 휩쓸려 가게 될 것이고 만약에 3미터 거리에서 알을 낳는다면 알이 부화해서 거북이가 태어나도 거리가 멀어 바다에 이르기 전에 전부 죽게 된다. 이와 같이 태어나자마자 할 수 있는 선천적으로 타고난 인간의 능력이나 한 번도 학습한 바가 없는데 할 수 있는 동물의 능력을 본능이라고 하는데, 생물학이나 현대의학에서는 이 본능의 정체에 대해서 자세히 아는 것이 없다.

(2) 현대의학적 설명에 대한 비판
- 칼 융은 본능이란 집합무의식의 재생이라고 했다. 따라서 갓난아이가 태어나자마자 젖 냄새를 기억한다는 것은 학습에 의한 것이 아니라 집합무의식 속에 저장된 젖 냄새에 대한 기억이 재생되는 것이라고 했다.
- 와인버거는 우리는 잠을 자고 나서도 '나'라는 사람이 어제도 존재하고 있었다는 사실을 알게 된다고 했다. 왜냐하면 어제 있었던 사실들을 기억할 수 있기 때문이라는 것이다. 이와 마찬가지로 사람이 태어나기 전에 있었던 사실을 기억한다면 전생에도 '나'가 존재하고 있었다고 말할 수 있을 것이라고 했다. 예를 들면 사람은 태어나는 즉시 숨을 쉬고 젖을 빨고 소화를 시킬 수 있다. 와인버거는 이것을 우리는 흔히 본능이라는 애매한 말로 사용하지만, 사실은 인간 속에서 언제나 지속되어온 기억이 있기 때문에 가능한 것이지 갓 태어난 아기가 학습해서 아는 것은 아니라고 했다. 또한 본능이란 진화를 창조하는 주체라고 했다.

(3) 양자의학적 관점
양자의학에서는 본능을 과거 생$_{life}$에서 살아온 모든 기억의 재생이라고 생각한다. 이미 앞의 '생물의 발생'에서 설명한 바와 같이 사람의 발생 순간에는 제1 조건으로 난자와 정자, 제2 조건으로 양자파동장, 그리고 제3 조건으로 '마음'이 있어야 한다고 했는데, 여기서 '마음'은 바로 과거 생에서의 의식의 집합체이다. 이것이 되살아나서 기능하는 것이 바로 본능이다.

유전

(1) 현대의학적 관점

기존의 유전학에서는 유전자 결정론을 주장한다. 유전자 결정론이란 간단히 말해서 인간을 비롯하여 유기체는 단지 유전자들에 의해서 모든 생리 현상들이 필연적으로 결정된다는 견해이다. 다시 말하면 인간은 수정하는 순간부터 죽는 순간까지 인간의 생각, 감정, 행동, 그리고 생리적 현상 등 모든 것이 오로지 유전자에 의해 좌지우지된다는 견해이다. 이것이 오늘날 생명 현상을 설명하는 과학계의 지배적인 패러다임으로 군림하고 있다.

그렇다면 이와 같은 기존의 유전학이 갖는 문제점이 무엇인지를 한번 살펴보자. 인체는 약 60조 개의 세포로 구성되어 있으며 각각의 세포에서는 초당 100,000건에 이르는 화학반응이 일어난다. 기존 유전학에서는 이때 화학반응에 참여하는 특정 단백질을 생성하거나 필요한 분자를 생성하도록 지시하는 것이 유전자라고 말한다. 그러나 이와 같이 인체의 모든 생리현상을 유전자가 조절한다고 하면 다음과 같은 몇 가지 근본적인 질문에 봉착하게 된다.

첫 번째, 유전자들은 상상도 할 수도 없을 만큼 거대한 오케스트라처럼 움직이고 있는데, 그러면 누가(또는 무엇이) 이 거대한 오케스트라를 지휘하는가? 두 번째, 인체를 구성하는 60조개의 세포는 그 세포 속의 유전자가 완벽하게 동일함에도 불구하고, 신장세포의 유전자는 신장에 적합한 기능을 하고, 간세포의 유전자는 간의 기능에 알맞은 작용을 하는데 무엇이 이것을 가능하게 하는가? 세 번째, 도롱뇽의 경우에 원초적인 미분화 세포를 꼬리 가까이에 접합시키면 이 세포들은 꼬리로 자라게 되고, 만약 뒷다리 쪽에 이식하면 다리로 자라나는데 이때 무엇이 미분화 세포로 하여금 꼬리 또는 다리로 자라도록 지시하는가?

(2) 현대의학적 설명에 대한 비판

- 진화생물학자 카프만은 인공생명artificial life(유전 알고리즘을 이용해 제작된 컴퓨터 프로그램)을 통해 인간의 유전자를 관찰한 결과, 유전자 하나에서 항상 단백질 하나가 만들어진다는 1 대 1 대응 관계가 아니라 억제자repressor, 유도자derepressor, 엑손, 인트론, 도약 유전자, 구조 단백질 등이 서로 간에 복잡한 복수의 피드백 루프feedback loop에 의해 형성된다고 했다. 따라서 유전자 하나가 유전 현상에서 그렇게 중요하게 작용하는 것이 아니라고 했으며, 유전자는 하나가 여러 가지의 형질에 영향을 미칠 수 있으며 반대로 여러 개의 유전자가 하나의 형질에 관여할 수 있다고 했고, 유전자는 협동적이고 통합적인 활동이 매우 중요하다고 했다.
- 유전생물학자 호Mae-Wan Ho는 유전자는 환경으로부터 정보를 저장할

수 있는 구조를 갖고 있는데 그것을 '액성 DNAfluid DNA'라고 불렀다. 따라서 호Ho는 물리적 구조의 DNA가 유전에 전적으로 관여하는 것이 아니라 '액성 DNA'가 유전에 주도적으로 관여하는 것이라 했다. 여기서 '액성 DNA'란 양자의학의 양자파동장을 말한다.

- 프람F. Flam은 DNA의 물리적 구조는 유전 현상에 중요하지 않다고 했으며 실제로 유전을 좌우하는 요체는 DNA가 가지고 있는 정보-에너지장(양자파동장)이라고 했다.
- 프랑스의 생물학자 피에르 그라세Pierre Grassé는 DNA가 스스로 정보를 만들어서 다음 세대에 유전한다는 것은 가당치도 않은 일이라고 했다. 유전이란 환경문화적인 요소를 배제할 수 없다고 했다.
- 스웨덴의 우미야 대학의 생물학자 소오렌 루브트러프는 유전자 이외의 요인도 생물의 발달에 대단히 중요한 역할을 한다고 했다. 특히 배아의 초기 발달단계에서는 유전자 이외의 인자가 더욱 중요하게 작용하며 따라서 유전자만으로 모든 것이 결정된다고 생각할 수 없다고 했다.

(3) 양자의학적 관점

양자의학에서는 유전 현상은 유전자 그 자체가 가지고 있는 하드웨어에 따르는 것이 아니라 유전자가 가지고 있는 양자파동장의 영향을 받는 것이라고 해석한다. 그러나 중요한 점은 발생하는 순간에 제3 조건으로 '마음'이 작동하기 때문에 유전 현상에는 유전자 이외에 '마음'의 영향도 많이 받는 것으로 생각한다.

꿈

(1) 현대의학적 관점

현대의학에서 꿈은 대개 성적인 원망이 무의식의 세계에 나타나는 것이며 이러한 원망이 여러 가지 변장된 형태로 나타난다고 해석한다. 예를 들면 꿈속의 지팡이, 몽둥이, 권총은 남성 성기의 상징이고, 구멍, 동굴, 가마솥은 여성 성기의 상징이며, 춤이나 승마는 성적 쾌감의 상징이다.

(2) 현대의학적 설명에 대한 비판

- 정신의학자 칼 융은 꿈은 개인무의식이나 집합무의식 속에 저장되어 있는 기억의 일부가 수면 중에 표면 위로 떠올라 나타나는 현상이라고 했다. 만약에 꿈의 내용이 최근에 자기와 관계되는 것이라면 그것은 개인무의식에 저장되었던 기억이 떠오르는 것이고 만약에 남성인 사람이 여자의 모습으로 꿈의 주인공으로 나타난다면 그것은 과거의 어느 생生의 여자였던 기억이 떠오르는 것이라고 했다.
- 물리학자 울프Fred A. Wolf는 사람은 두 종류의 홀로그램을 갖고 있는데 하나는 두뇌가 갖고 있는 홀로그램이고, 다른 하나는 의식이 갖고 있는 홀로그램이라 했다. 그러면서 두뇌의 홀로그램은 실상만 만들지만 의식의 홀로그램은 허상을 만들기 때문에 꿈으로 나타난다고 했다.
- 뉴욕 브룩클린 메모나이드 의료센터의 정신과 의사 울만Montague Ullman은 잠을 자면 사람이 갖고 있는 집합무의식과 우주의 에너지가 서

로 연결되며 이때 우주 에너지에서 입수된 어떤 정보가 꿈으로 나타나는 것이라고 했다.

(3) 양자의학적 관점

양자의학에서는 꿈은 개인무의식에 저장된 기억과 집합무의식에 저장된 기억이 되살아나 떠오르는 현상으로 생각한다.

면역세포

(1) 현대의학적 관점

현대의학에서는 면역세포가 외부 침입자에 한번 노출되면 그것을 기억해 두었다가 다음 번에 동일한 침입자가 침입하면 그때 비로소 그 침입자에 대한 항체를 생성한다고 한다. 그리고 자신의 조직에 대해 항체가 생성되면 이는 자가면역 질환autoimmune disease이라 하여 병적인 것으로 생각한다.

(2) 현대의학적 설명에 대한 비판

- 미국의 신경과학자 퍼트Candace Pert는 백혈구는 에너지장(양자파동장)을 갖고 있기 때문에 수동적으로 정보를 보유하기도 하지만 능동적으로 정보를 수집하기도 한다고 했다. 따라서 백혈구는 능동적으로 정보를 입수하여 모든 백혈구에서 알림으로써 정보를 공유한다고 했다. 퍼

트는 이것을 인지면역학cognitive immunology이라 했다.
- 면역학자 바렐라는 항체는 반드시 외부 침입자와 결합하는 것이 아니라 인체의 모든 세포와 결합하면서 정보를 전달하는 역할을 한다고 했다. 그러므로 자가면역 질환이란 면역세포의 인지작동의 오류에 기인하는 것이라고 했으며, 따라서 자가면역 질환의 치료도 인지작용을 교정하는 방향으로 치료해야 한다고 했다.

(3) 양자의학적 관점

양자의학에서는 면역세포가 각각의 양자파동장을 가지고 있을 뿐만 아니라, 면역계통은 전체를 총괄하는 '마음'을 가지고 있어 정보를 공유한다고 생각한다. 따라서 항체의 생성도 반드시 이물질에 대한 재차 접촉으로 생성되는 것이 아니라 처음 접촉하는 것만으로도 항체가 생성될 수 있다고 생각한다.

자연치유력

(1) 현대의학적 관점

19세기 중엽의 프랑스 생리학자 베르나르Claude Bernard는 인체가 외부 환경의 변화에 노출하게 되면 내적인 균형이 파괴될 수 있는데 이때 파괴된 내적 균형을 바로잡는 기전이 있다는 사실을 발견하고 이를 '내부환경internal environment'이라고 불렀다. 1920년 월터 캐넌Walter Cannon 은 세포를 연구하는 과정에서 인체에는 수많은 자동조절 장치가 있다는 사실을 발견하고 이를 '항상성homeostasis'이라 불렀다. 베르나르의 내부환경이나 캐넌의 항상성은 바로 자연치유력을 말하는 것이다. 그러나 현대의학에서는 내부환경이나 항상성의 정확한 정체에 관해서는 설명하지 못한다.

(2) 현대의학적 설명한 비판

- 한스 셀리는 수술·손상 등과 같은 '물리적인 자극', 인체를 구성하는 단백질·탄수화물·지방질·무기물·비타민 등의 변화와 같이 '화학적인 자극', 통증·출혈·감염·배고픔·목마름·성욕·체온의 변화·혈압의 변화·맥박의 변화 등과 같은 '생물학적 자극', 불안·공포·불쾌감·분노·죄책감 등과 같은 '심리적 자극' 등이 발생하면 인체는 항상성을 동원해 본래대로 복원하려는 기능이 있는데, 이러한 기능은 각 조직 및 장기가 갖고 있는 에너지장(양자파동장)의 기능이라고 했다.
- 미국의 인지과학 연구소에서 발표한 내용에 따르면 1846년부터 최근까지 발간된 830여 의학접지에 보고된 암의 자연치유 사례는 약 3천5백 예에 이른다고 했다. 이와 같이 일반적으로 죽는 병으로 알려져 있는 암 환자도 자연치유가 가능한 것은 조직 및 장기가 갖고 있는 에너지장 때문이라고 했다.

(3) 양자의학적 관점

양자의학에서는 자연치유력이란 인체를 구성하는 세포, 조직 및 장기가 가지고 있는 고유의 양자파동장이 하는 기능으로 설명한다.

정신 질환

(1) 현대의학적 관점

현대의학에서는 정신 질환은 주로 뇌의 구조 혹은 기능장애, 이를테면 감염, 영양 결핍, 뇌 손상 등에 의해 발병하는 것으로 생각하며 따라서 주로 약물로 치료를 한다.

(2) 현대의학적 설명에 대한 비판

- 정신분석학자 라잉R. D. Laing은 정신 분열증은 인간이 갖고 있는 두 가지 인식기능을 통합하지 못하여 생기는 병이라고 했다. 즉 통상적인 인식과 직관적인 인식을 통합하지 못하여 정신이 분열되는 것이라고 했다. 따라서 정신 분열증은 뇌의 질환이 아니라 마음의 질환이므로 죽을 때까지 약물을 투여해 치료하는 것만을 능사로 삼으면 안 된다고 했다.
- 정신과 의사 울만은 몇 가지 정신 질환자들은 우주 에너지의 정보를 경험함으로써 생기는 것이라고 했다. 그리고 문제는 그러한 경험을 합리적으로 종합하는 능력이 없기 때문에 정신 질환으로 진단받게 되는

것이라고 했다.

- 정신분석학자 호나이Karen Horney는 정신 질환은 뇌의 기질에 원인이 있다기보다는 사회적·문화적 인자가 더 중요하다고 했다.

(3) 양자의학적 관점

양자의학에서는 정신 질환의 원인은 뇌 조직과 관계되는 부분도 있지만, 마음이 더 중요하게 작용한다고 생각한다. 즉, 마음은 단세포의 진화로부터 이어지는 수많은 기억들의 연속체인데 그것을 하나로 통합하는 능력이 결여되어 생긴다는 것이다.

25

새로운 의료장비의 개발

정의

양자의학은 육체 이외에 육체가 갖고 있는 양자파동장을 다루고 또한 마음을 다루는 의학이므로 양자파동장을 진단하거나 치료하는 장치를 따로 개발해야 하며, 또한 마음을 진단하거나 치료할 수 있는 장치도 개발해야 한다.

카오스를 응용한 의료장비

인체의 양자파동장은 양자 물리학의 비국소성 원리에 의해 공간적으로 하나로 연결되어 있을 뿐만 아니라 시간적으로도 과거, 현재, 미래가 하나로 연결되어 있다. 이때 인체의 양자파동장을 해석할 수 있는 도구가 바로 카오스이다. 따라서 카오스를 이용하면 공간적으로 인체의 부분적인 양자파동장으로부터 인체 전체의 양자파동장에 관한 정보를 얻을 수 있고, 그뿐만 아니라 시간적으로 질병을 예측할 수도 있다. 다음에서 카오스를 응용한 의료장비의 연구현황을 살펴보기로 하자.

- 미국의 운동생리학자 헌트V. V. Hunt는 뇌파나 심전도에 카오스 해석장치를 부착하면 인체의 모든 조직 및 장기의 양자파동장을 얻을 수 있어 진단에 이용할 수 있다고 했다. 또 헌트는 인체의 오라(육체의 양자파동장)를 촬영하는 검사장치에 카오스 수학의 해석장치를 부착함으로써 인체의 모든 조직 및 장기의 정보를 얻을 수 있다고 했다.

- 최근 복잡계 수학과 더불어 고성능 컴퓨터가 개발되어 카오스 수학이 등장하게 되었다. 일본의 아이하라 잇코合原—후는 카오스 수학을 이용하면 인체를 구성하는 분자, 이온, DNA, 생체막, 세포 그리고 근육계통, 신경계통, 면역 계통 혹은 내분비 계통 등을 포함해 인체의 모든 세포, 조직 및 장기가 갖고 있는 양자파동장을 해석하고 진단할 수 있다고 했다.

- 프리만Walter Freeman은 뇌파EEG 검사장치에 카오스 수학의 해석장치를 부착함으로써 뇌의 양자파동장을 분석할 수 있다고 했으며, 이로써 뇌에 뚜렷한 질병이 나타나기 이전에 병의 조짐을 알 수 있었다고 했다.

- 미국 플로리다 대학의 사커라레스J.C. Sackellares는 뇌파를 카오스

- 로 분석함으로써 간질발작이 일어나기 10분 전에 미리 알 수 있다고 했다.
- 미국의 내과의사 골드버거Ary Goldberger는 심전도EKG 검사장치에 카오스 수학의 해석장치를 부착함으로써 심장의 양자파동장을 분석할 수 있다고 했으며 또한 이로써 심장에 뚜렷한 질병이 나타나기 이전에 병의 조짐을 알 수 있었다고 했다. 심전도의 끝개의 모양을 보고 심장마비가 일어나기 8시간 이전에 미리 알 수 있었다고 했다.
- 미국의 산부인과 의사 차핀D. G. Chaffin은 임신 중 태아의 심박동 검사장치에 카오스 수학의 해석장치를 부착함으로써 태아 심장의 양자파동장을 분석할 수 있다고 했으며 또한 이로써 태아 심장에 뚜렷한 질병이 나타나기 이전에 병의 조짐을 미리 알 수 있었다고 했다.
- 최근 영국에서는 임신 중인 산모의 자궁수축을 정기적으로 측정해 출산 예정일을 2주 전에 미리 알 수 있는 장치를 개발하고 이를 '출산예측기prediction of labor onset; POLO'라고 불렀다. 이 역시 산모의 자궁수축에 관한 정보를 카오스 프로그램으로 처리함으로써 카오스가 갖는 예측 기능을 최대한으로 이용한 것이다.

국소 진단을 통해 전체 질병을 파악하는 의료장비

양자의학에서는 인체의 부분적인 양자파동장은 전체의 양자파동장과 연결되어 있어 인체의 국소로부터 얻어진 정보로부터 인체 전체의 정보를 얻을 수 있어 질병을 진단할 수 있다. 다음은 이 분야와 관련해 외국에서 진행되고 있는 연구현황이다.

- 러시아의 크라브첸코Yuri Kravchenko와 칼라슈첸코Nikolai Kalaschchenko 등은 고감도의 센서와 잡음을 제거하는 회로장치를 이용해 인체에서 방사되는 0.5~150kHz 범위의 '오라(개체의 양자파동장)'를 1m 떨어진 거리에서 측정한 다음, 이를 컴퓨터 화상으로 전환함으로써 컴퓨터 화상을 보고 질병을 진단할 수 있다고 했다.
- 미국의 컴퓨터 공학자 가필드Lauren Garfield 및 에드워드Sharry Edward 등은 사람의 목소리를 녹음하고 이를 푸리에 변환FFT으로 분석한 다음 이 정보로부터 인체의 모든 병을 진단하고, 또한 소리를 들려주는 치료법을 개발했다.
- 최근 프랑스에서 개발한 EIS(과거에는 DDFAO라고 했음)라는 장치는 환자의 이마, 양쪽 손바닥 그리고 양쪽 발바닥에 전극을 부착하고 아주 미약한 전류를 환자에 보내서 환자의 정보를 채취한 다음 이것을 분석함으로써 인체 전체에 대한 건강 평가 및 질병의 진단 등이 가능하다고 했다. 다시 말하면 환자의 이마, 손바닥 및 발바닥에서 정보를 채취함으로써 환자의 산-염기 평형, 활성산소, 여러 종류의 내분비 수치, 미네랄, 신경전달물질, 간기능 검사 그리고 각 장기의 기능평가까지 할 수 있다고 했다.

고유의 양자파동장을 분석하는 의료장비

인체의 세포, 조직 및 장기는 고유의 양자파동장을 가지고 있어 그 양자파동장을 분석함으로써 질병을 진단하고 치료할 수 있다. 다음은 이 분야와 관련해 외국에서 진행되고 있는 연구현황이다.

- 독일의 물리학자 브뢰그만H. Bruegemann 및 독일의 생물물리학자 루드비히Wolfgang Ludwig 등은 인체의 각 세포, 조직 및 장기가 가지고 있는 고유의 양자파동장을 해석함과 동시에 양자파동장에 이상이 발견되면 치료도 할 수 있는 장치를 개발했는데 이것을 BICOM이라고 불렀다.
- 미국의 의사 웨인스톡Ronald J. Weinstock은 인체의 모든 세포, 조직 및 장기가 가지고 있는 양자파동장을 수치화하고 이를 측정할 수 있는 장치를 만드는 데 성공했는데, 이것을 자기공명분석기MRA라고 불렀다. 그러나 여기서 명심해야 할 일은 지금 국내에서 시판되고 있는 양자공명분석장치QRS라는 것이 있는데, 이 장치는 웨인스톡이 만든 MRA를 모방하여 만든 것이지만 MRA에 내장되어 있는 소프트웨어를 복사할 수 없었던지 QRS에는 데이터베이스가 존재하지 않는다는 점이다. MRA의 프로그램에서 데이터베이스의 내용은 절대적으로 중요한 것인데 QRS처럼 데이터베이스가 없다는 것은 QRS는 '컴퓨터를 이용한 다우징'에 지나지 않는다는 것을 의미한다. 그런데도 QRS가 국내에서 수천 만원에 판매되고 있다.

개체의 양자파동장을 치료에 이용하는 의료장비

사람은 누구나 개체의 오라(양자파동장)를 갖고 있는데 질병의 유무에 따라서 오라의 내용이 달라진다. 따라서 건강한 사람의 오라 정보를 채취하여 병이 있는 사람에게 조사하면 질병을 치료할 수 있다. 이와 같은 원리를 이용해 러시아의 의사이며 물리학자인 츠얀 칸젠은 '토션발생기torsion generator'를 만들었으며 이 장치를 이용하면 암에 걸린 쥐에게 건강한 쥐의 오라를 조사해 쥐의 암을 치료할 수 있고 또한 늙은 사람에게 건강하고 젊은 사람의 오라를 조사함으로써 회춘도 가능하다고 했다.

자가진단이 가능한 의료장비

웨인스톡이 만든 자기공명분석기MRA의 작동 원리는 대충 이렇다. 환자는 이 장치의 손전극판hand plate 위에 손바닥을 올려놓으면 장치로부터 매우 미약한 전류가 환자로 흘러 들어간다. 이때 전류는 1.5~7가우스로 냉장고의 문에서 검출되는 전류인 100가우스보다도 매우 미약한 것이다. 이러한 미약한 전류가 환자의 몸을 순환해 정보를 수집한 다음 MRA 장치의 내부로 들어가면 이 장치가 카오스 프로그램을 이용해 수집한 정보를 분석한다. 그런데 중요한 점은 이 장치의 데이터베이스DB에는 이미 인체의 모든 조직 및 장기에 대한 정상적인 정보가 들어 있다는 점이다. 따라서 환자의 심장에 대해서 알고 싶으면 심장에 해당되는 코드를 물러 이 장치의 DB에 있는 정상 심장의 파형을 끄집어내 이를 환자의 심장 파형과 비교하면 된다. 만약 2개의 파형이 아주 비슷하면 MRA는 그 결과를 매우 깨끗한 모양의 사각파square wave로 모니터 상에 내보낸다. 하지만 환자의 심장에 이상이 있을 경우, 2개의 파형이 맞지 않게 되고 따라서 이 장치는 찌그러진 모양의 사각파를 모니터 상에 내보낸다. 따라서 모니터 상에 뜨는 사각파의 모양만 보면 어떤 장기에 이상이 있나를 알 수 있게 된다. 다시 말하면 MRA의 프로그램에는 '전문가 시스템expert system'이 내장되어 있어 자가진단을 할 수 있다는 뜻이다. MRA와 같은 방식으로 양자의학에서는 자가진단장치를 개발하는 것이 가능하다.

PACS에서 얻은 영상정보를 이용한 자가진단 장치

최근 대형병원에서는 '의료영상 저장전송 시스템PACS'이 도입되어 수많은 정보를 컴퓨터에 저장할 수 있게 되었다. 영상정보를 컴퓨터에 저장할 수 있다는 말은 영상정보가 디지털화되었다는 뜻이다. 따라서 이러한 디지털화된 정보를 위에서 설명한 MRA에서와 같이 '전문가 시스템' 프로그램에 입력함으로써 PACS에서 얻은 정보를 이용한 자가진단이 가능한 장치를 만들 수 있을 것이다.

영점장 발생장치를 응용하는 의료장비

(1) 영점장 발생장치에 얽힌 역사

서구세계에서 일찍이 천재적인 과학자들에 의해 인류를 위해서 크게 공헌할 만한 영점장 발생장치zeropoint energy generator가 개발되었지만 무슨 이유에서인지 애석하게도 흔적도 없이 사라진 경우가 많다. 이들 사라진 장치들은 다시 재개발되어야 할 것이다. 여기서는 영점장 발생장치가 사라진 슬픈 역사를 한번 되돌아보고자 한다.

1) 에드먼드 라이프 — 라이프 기계

1930년대 미국의 레이먼드 라이프Raymond R. Rife는 살아있는 바이러스까지 볼 수 있는 고배율의 특수 현미경을 만들었다. 이 현미경은 양자 에너지를 가진 광파를 검체에 비추면 검체의 에너지장(양자파동장)이 여기되고 이 여기된 검체의 에너지장을 다시 물질로 전환시켜 현미경을 통해서 볼 수 있게 만든 것이다. 라이프는 이 현미경을 통해 관찰되는 병균(바이러스), 박테리아, 곰팡이 등을 죽이는 방법을 생각하던 중, 병균은 고유의 주파수를 가지고 있다는 힌트를 얻게 되었고 병균이 주파수가 있다면 공명의 원리로 이를 죽일 수 있다고 생각했다.

라이프는 이러한 원리를 이용해 병균을 죽이는 새로운 장치를 개발했는데 이것을 '라이프 기계Rife machine'라고 불렀으며 라이프는 병균을 죽이는 주파수를 '살균주파수MOR'라고 불렀다. 라이프는 또한 암 조직에는 항상 바이러스가 존재한다는 사실을 발견했고, 그래서 그는 암의 원인은 바이러스라고 주장했다. 그는 암 조직에서 발견되는 바이러스를 쥐에 접종한 결과 쥐에서 암이 발생하는 것을 관찰했다. 그래서 그는 암은 바이러스가 원인이라는 것을 확신했으며 라이프는 암을 치료하기 위해서는 암을 일으키는 바이러스만 죽이면 된다는 생각을 하게 되었고 드디어 자신이 개발한 라이프 기계를 사용하여 바이러스를 죽이는 주파수를 발견했으며 이 주파수를 이용해 암 바이러스를 파괴함으로써 쥐의 암을 치료하는 데 성공했다.

그는 1931년 미국의사협회의 주요한 간부 44명을 초청하여 자신의 암 치료에 대한 설명회를 가졌다. 그리고 1932년 남가주대학의 후원 아래 16명의 말기암 환자를 3개월 동안 치료했는데 암을 모두 완치하는 데 성공했다. 그러나 이것이 화근이 되어 라이프는 '알 수 없는 검은 손'에 의해 억압을 받은 신세가 되었으며 나중에는 그가 발명한 모든 장비와 서류들은 법원의 판결을 받고 모두 폐기 처분되었다. 라이프 자신은 알코올 중독자가 되어 쓸쓸한 최후를 맞았다. 그래서 오늘날 라이프가 직접 만든 정품 라이프 기계는 없고 전부 유사한 모조품들이 시장에 나돌고 있다. 이것은 의학의 크나 큰 손실이 아닐 수 없다. 따라서 양자의학을 위해서는 '라이프 기계'와 같은 장치를 다시 개발할 필요가 있다.

2) 앙투안느 프리오르 — 프리오르 기계

1960년대 프랑스의 물리학자 앙투안느 프리오르Antoine Priore는 특수한 플라즈마파 발생장치plasma wave generator를 개발했는데 이를 프리오르 기계Priore machine라고 부른다. 여기서 플라즈마파는 초양자파동장이라고 생각하면 된다. 이 장치는 고주파 영역의 주파수를 광범위하게 조사照射할 수 있어 세포들이 자기에 맞는 주파수를 스스로 찾아서 에너지를 충전할 수 있고, 세균을 죽이지 않더라도 면역세포의 기능이 강화되면서 스스로 세균을 처리할 수 있으며, 또 질병의 중요한 원인으로 작용하는 독소를 제거해주는 기능도 있다.

1960대부터 1970년대 초반까지 프랑스 정부의 연구비 지원을 받아 프랑스의 과학자들이 팀을 만들어 프리오르 기계를 철저하게 검증했는데 그 결과, 프리오르 기계는 '모든 암을 비롯하여 모든 감염성 질환을 완치할 수 있는 결정적인 장치이다'라는 결론을 내렸다. 그러나 이것이 화근이 되어 프리오르는 1970년대 중반부터 프랑스 암학회 및 프랑스 정부로부터 박해를 받게 되었고, 연구 지원은 중단되었으며 심지어 그동안 연구해온 내용을 논문으로 발표하는 것조차 허락되지 않았다. 그래서 사람들의 기억 속에 프리오르 기계는 영원히 사라지게 되었다. 따라서 양자의학을 위해서는 '프리오르 기계'와 같은 장치를 다시 개발할 필요가 있다.

3) 로버트 베커 — 미세 에너지 발생장치

미국의 정형외과 의사 로버트 베커Robert Becker는 개구리 다리의 골절이 치유되는 과정을 연구하면서 골절이 되면 골절된 주위에 눈에 보이지 않는 '미세한 에너지(양자파동장)'가 나타나며 이 에너지가 골절치유에 관여한다는 사실을 발견했고, 이것을 '상해 에너지current of injury'라고 불렀다. 그뿐만 아니라 베커는 골절의 치유 과정에서 뼈 세포가 역분화dedifferentiation한다는 사실도 발견했다. 베커가 역분화를 발표할 당시의 현대의학에서는 '미분화 세포'가 '성숙한 세포'로 분화가 된 이후에는 어떠한 일이 있어도 '성숙한 세포'가 '미분화 세포'로 되돌아갈 수 없다는 개념이 정설화되어 있다. 그래서 현대의학에서는 '한 번 암세포는 영원한 암세포다'라는 개념이 정착되어 있다. 의학의 분위기가 이러한 상황에서 베커가 그의 연구에서 발견한 역분화 현상을 과학잡지에 발표했고, 그는 의학계의 많은 사람들로부터 비웃음을 받았다. 그리고 결국 이것이 화근이 되어 여러 차례 노벨 의학상 수상후보에 올랐으나 결국 탈락했으며 심지어 교수직에서 퇴출당하는 비운을 겪어야만 했다.

그러나 다행히 베커의 업적은 사라지지 않았다. 2004년 미국화학학회잡지에 역분화에 관한 연구 논문이 게재되면서 베커의 역분화 이론이 증명되었다. 즉, '리버신reversine'이라는 화합물이 발견되었는데 이 '리버신'은 근육세포를 줄기세포로 역분화시키는 역할을 하며 이렇게 해서 줄기세포로 된 근육세포는 다시 지방세포와 골수세포로 분화시킬 수 있다고 보고했다. 최근에는 역분화 줄기세포를 연구하는 훌륭한 과학자들에게 노벨상이 주어지고 있는 실정이다. 따라서 양자의학을 위해서는 베커가 개발한 미세 에너지 발생장치를 다시 개발할 필요가 있다.

4) 자크 방브니스트 — 에너지 복사장치

프랑스의 자크 방브니스트는 프랑스 국립보건의료 연구원의 연구실장이었고, 혈소판활성인자platelet activating factor; PAF를 발견했으며, 노벨 수상자로 지목을 받던 세계적인 면역학자였다. 그는 1985년 동종요법에 종사하는 친구의 부탁을 받고 마음에 내기지 않는 동종요법에 관한 실험을 하게 되었다. 내용인즉, 항원에 항체를 결합하면 항원-항체 반응이 일어나는데 이때 항체를 희석하고 또 희석하여 마지막 희석액에는 항체의 원자가 하나도 없는 맹물 상태를 만들어서 다시 항원과 항체를 결합시켰는데 여전히 항원-항체 반응이 일어나는 이상한 사실을 발견했다.

방브니스트는 자기가 행한 실험을 스스로도 믿을 수가 없어 이스라엘, 이탈리아, 캐나다의 연구실에 부탁해 동일한 실험을 하도록 의뢰했다. 그 결과는 마찬가지였다. 1988년, 이 연구에 참여한 13명의 과학자들은 4년간의 연구에서 얻은 결과를 유명한 과학잡지《네이처》지에 발표했다. 방브니스트 연구의 골자는 모든 화학물질들은 고유의 에너지장(양자파동장)을 가지고 있으며 화학물질들이 서로 간에 반응을 할 때는 분자구조의 '자물쇠와 열쇠의 관계'에 의해서 반응하는 것이 아니라 각자가 가진 고유의 에너지장(양자파동장)들의 공명에 의해 반응하는 것이라고 설명했다.

그런데 이것이 문제가 되어 방브니스트는 프랑스 국립보건의료 연구실장직을 잃게 되었고 쓸쓸한 나날을 보내게 되었는데, 그러던 중 어느 독지가의 지원에 힘입어 개인 연구소에서 다시 이 방면의 연구를 진행하여 커다란 성과를 거두었다. 다음은 방브니스트가 개인 연구소에서 이루어낸 중요한 연구 업적이다.

① 화학물질의 에너지장(양자파동장)을 복사하는 장치를 개발했다.
② 화학물질의 에너지장을 컴퓨터에 저장하는 방법을 개발했다. ③ 화

학물질의 에너지장을 CD에 저장하는 방법을 개발했다. 방브니스트의 이러한 개척자적인 연구가 기초가 되어 2008년 미국에서는 정부 주도 하에 휴대전화를 이용해 공기 중에 있는 탄저병 포자의 '에너지장(양자 파동장)'을 감지하는 연구가 진행되었다. 따라서 양자의학을 위해서는 방브니스트가 개발한 에너지장 복사장치를 더 발전적으로 개발할 필요가 있다.

5) 로버트 잔 — 인간의 마음은 전자물질에 작용한다

미국 프린스턴 대학의 공대학장이었던 로버트 잔Robert G Jahn과 심리학 교수인 브랜다 던Brenda Dunne은 1970년대부터 프린스턴 대학 내에 이상현상 공학연구소PEAR라는 전문 연구소를 설립하고 전자난수 발생기random number generator; RNG를 사용해 사람의 마음이 전자에 미치는 영향을 대대적으로 연구했다. 즉, 마음의 의지대로 전자의 '0'이 뛰어나오거나 혹은 전자의 '1'이 뛰어 나오게 할 수 있나를 연구했다. 그러나 이런 괴상한 연구를 하고 있다는 소문이 대학 내에 퍼지면서 잔 교수는 학장직에서 물러나야만 했다.

잔 교수는 비록 학장직에서 쫓겨났지만 연구를 포기하지 않고 오히려 더 박차를 가해 1970대부터 1996년까지 1,262건에 이르는 방대한 실험을 시행했다. 이런 방대한 실험을 통해 인간의 마음은 전자물질에 작용한다는 것은 명확한 사실이라고 발표했다. 프린스턴 대학에서는 처음에는 잔 교수가 프린스턴 대학에 재직하고 있는 것 자체를 창피하게 생각했는데 지금은 오히려 잔 교수 덕에 프린스턴 대학이 더 유명해졌다는 말이 있다. 양자의학을 위해서 잔의 연구도 더 발전적으로 개발할 필요가 있다.

6) 윌리엄 넬슨 — 양자-의식 교류시스템

미국의 과학자 윌리엄 넬슨William Nelson은 의학, 물리, 화학, 천체우주학 등 다방면에 해박한 지식을 겸비한 사람이다. 그는 현대의학의 모든 의사들이 인체는 오로지 눈에 보이는 육체적 구조, 즉 물질적 구조가 인간의 전부라고 생각하는 터전에서 인간은 눈에 보이는 육체적 구조 이외에 눈에 보이지 않는 에너지적 구조 및 정신적 구조를 갖춘 삼위일체를 주장했다. 그래서 넬슨은 육체적 구조에만 문제가 있을 때 질병이 발생하는 것이 아니라 에너지적 구조에 문제가 있어 질병이 발생할 수 있고 그뿐만 아니라 정신적 구조에 문제가 있어도 질병이 발생할 수 있다고 주장했다. 따라서 질병을 치료함에 있어서도 육체적 구조에만 초점을 맞출 것이 아니라 에너지적 구조의 문제와 정신적 구조의 문제를 함께 찾아서 치료를 해야 완벽하게 치료될 수 있다고 주장했다.

넬슨은 이러한 취지에서 양자-의식 교류시스템SCIO이라는 전혀 색다른 의료장치를 개발했다. 그런데 이것이 세간에 물의를 일으키게 되었다. 우선 SCIO라는 장치가 현대의학으로는 이해하지 못하는 이론으로 무장되어 있었고, 게다가 이 장치는 시중에 공공연히 판매가 될 경우에 의료시장의 질서를 파괴할 수 있는 괴력을 가지고 있었다. 이에 따라 넬슨은 모종의 단체로부터 압력을 받게 되었다. 넬슨은 어느 날 자신이 생명의 위협을 받고 있다는 소문을 접하고 황급히 헝가리로 망명했고 그 이후로 여장을 하면서 숨어 살게 되었다.

이런 연유로 넬슨 및 SCIO에 대한 평판은 지금까지도 좋지 않다. 그러나 SCIO는 미국의 식품의약청FDA으로부터 바이오피드백으로 인가를 받았으며 사기품목이 아니다. 오히려 넬슨은 높이 평가되어야 하는데, 그 이유 중 하나가 전기의 볼트voltage, 암페어amperage, 저항resistance 이라는 3가지 간단한 속성을 이용해 모든 물질이 가지고 있는 고유의 에너지장(양자파동장)을 계산해냈다는 점이다. 이것을 넬슨의 '트라이벡터trivector 이론'이라고 부르는데 이것은 넬슨의 천재성을 여실히 보여준다. 양자의학을 위해서는 넬슨의 SCIO를 발전적으로 개발할 필요가 있다.

7) 알버트 마렉 — 전기 간질 측정장치

프랑스의 과학자 알버트 마렉Albert Maarek은 전기 간질 측정장치 electro-interstitial scan; EIS라는 진단장치를 개발했다. 이 장치는 이마에 두 개의 전극, 손바닥에 두 개의 전극 그리고 발바닥에 2개의 전극을 붙이고 이 장치를 작동하면 아주 미약한 전류가 인체의 구석 구석을 흐르면서 스캔scan을 한다. 이 장치의 원리는 입력 전류를 환자에게 보내면 출력 전류가 나오는데 이 출력전류 속에는 환자에 대한 정보가 파동으로 섞여 나온다는 것이다. 이 환자에 대한 파동 정보를 고속 푸리에 변환FFT 알고리즘으로 신호 분해하면 환자의 분자, 세포, 조직, 장기 등에 관한 일차원적 정보를 얻을 수 있다. 이 일차원적 정보를 양자역학에서 이용하는 '역문제inverse problem' 방정식을 이용해 3차원적 영상으로 구현한 것이 바로 이 장치이다. 그뿐만 아니라 이 장치를 이용하면 산-염기 평형 검사, 활성산소 검사, 생화학 검사, 미네랄 검사, 신경전달물질 검사, 호르몬 검사, 장기 기능 검사 등을 할 수 있다. 이 외에도 영상으로부터 각 조직 및 장기의 기능을 평가할 수 있다.

이 장치는 원래 구 소련에서 우주인들이 인공위성에 머물고 있을 때 그들의 건강을 살피기 위해 개발된 장비로 알려져 있다. 그래서 이 장비는 무게가 나가지 않게 설계되었다. 이 장비는 처음 구 소련에서 개발되었으나 구 소련이 붕괴하면서 판권이 프랑스의 마렉에게 이전되었고 처음에는 프랑스 정부에서 의료장비로 허가를 내주었다. 그러나 이 또한 다른 에너지 장치와 마찬가지로 모종의 압력에 의해 프랑스 정부로부터 의료장비의 허가가 취소되었다. 그런데 아이러니하게도 미국에서는 이 장비가 2급 의료장비로 판정을 받은 허가품목으로 지정되었.

이와 같이 의료장비의 허가 여부가 정치 세력의 압력과 맞물려 있다는 사실이 서글플 뿐이다. 양자의학을 위해서는 이와 같은 장치가 더 발전적으로 개발되어야 한다.

(2) 영점장 발생장치 개발에 필요한 기초지식

양자파동장 발생장치를 개발하기 위해서는 몇 가지 기초지식이 필요하다. 따라서 지금까지 양자파동장 발생장치가 개발된 역사를 한 번 살펴보고자 한다. 다음 내용은 레인이 저술한 《양자생물학》에서 요약한 것이다.

1) 테슬라 코일

최초로 양자파동장 발생자치를 만든 사람은 테슬라Nicola Tesla이다. 그는 에너지의 손실 없이 원거리까지 송신할 수 있는 새로운 에너지파를 개발할 목적으로 2개의 코일을 이용했다. 이때 2개의 코일은 자기장이 서로 상반되게 만드는 새로운 형태의 코일이었다. 다시 말하면 하나의 도선을 일정한 방향으로 감아 코일을 만든 다음, 또 다른 도선은 처음과는 반대 방향으로 감았다. 이렇게 만든 2개의 코일에 서로 반대 방향으로 흐르는 전류를 보내면 오른쪽 감기 코일과 왼쪽 감기 코일에는 각각 반대 방향이 되는 자장이 만들어지기 때문에 2개의 자장은 서로 상쇄되어 자장이 제로가 된다. 이것을 '테슬라 코일tesla coil'이라고 부르는데, 일명 '자기소멸형 코일' 혹은 '비유도형 토로이드toroid 코일'이라고도 부른다.

테슬라는 이 코일에서 발생되는 새로운 에너지파를 비헤르츠파non-Hertzian wave라고 불렀다. 여기서 비헤르츠파는 양자파동장과 동일한 의미이다. 이것이 양자파동장 발생장치의 효시가 되었다. 테슬라가 제작한 이 코일은 오늘날에도 주파수 정보를 방송하는 의식공학psychotronic 장치에 사용되고 있으며, 라디오파RF와 마이크로파MW 전자 회로에 사용되기도 하고, NASA에서 우주선에 사용되는 고속 컴퓨터의 회로에도 사용되고 있다.

테슬라 이후 테슬라 코일의 기하학의 특이한 성질에 관해 여러 과학자들이 연구했다. 제니슨Roger Jennison은 테슬라 코일은 위상이 고정됨으로써 방사선이 포획되는 성질이 있다고 했고, 또 테슬라 코일에 전기장을 걸어주면 전자기장을 비선형적으로 속도를 증가시킬 뿐만 아니라 일단 속도가 증가한 다음에는 전자기장을 중단해도 그 증가된 속도가 그대로 유지된다고 했다. 그리고 이와 같은 테슬라 코일의 특이한 현상을 상대론 수학 공식으로 계산하면 2개의 직교하는 종파longitudinal wave가 관찰된다고 했다. 또한 2개 종파의 상호작용은 테슬라 코일의 모양 또는 코일의 내부cavity에 포획되는 에너지장의 분포에 따라 달라진다고 했다. 그리고 테슬라 코일은 안테나처럼 작동할 수도 있다고 했다.

1952년에 데이비드 봄은 테슬라 코일에서 발생하는 에너지가 양자파동장이라는 가설을 제안했고, 이스라엘의 물리학자 아로노프는 봄의 가설을 수학적으로 증명했으며 1959년 아로노프와 봄의 공동연구에 의해 테슬라 코일의 안쪽은 자기장이 존재하나 바깥쪽은 자기장이 소멸되어 없어지고 양자파동장만 존재하게 된다는 사실을 실험적으로 증명했다. 챔버스Adkin Chambers 또한 직류를 사용하여 테슬라 코일에서 양자 에너지가 발생한다는 사실을 증명했지만, 오늘날에는 교류를 보내 양자 에너지를 발생시킬 수 있다.

2) 뫼비우스 코일

그 후 테슬라 코일을 위상학적으로 변형시킨 새로운 형태의 코일이 만들어졌는데 이것을 뫼비우스moebius 코일 또는 카두시우스caducius 코일이라고 부른다. 뫼비우스 코일도 위상학적으로 전류가 상반된 방향으로 흐르게 한 것으로 내부는 자기장을 가지고 있지만 외부는 자기장이 소멸되어 없어진다. 뫼비우스 코일이 테슬라 코일과 다른 점은 테슬라 코일은 생성된 양자파동장이 유입된 전류와 동일한 주파수를 가지는 반면에 뫼비우스 코일은 생성된 양자파동장이 특정 주파수의 증폭, 상쇄, 간섭 등에 의해 복합된 조화 함수의 집합으로 되어 있다는 점이다.

일본의 과학자 세이키S. Seiki에 따르면 뫼비우스 코일은 벡터의 절반은 위로 향하고 절반은 아래로 향하므로 전체적인 시스템으로 고려하면 벡터의 합은 영(0)이 된다고 했다. 이뿐만 아니라 세이키는 양자장 이론을 이용해 뫼비우스 코일의 장역학field dynamics을 연구하는 과정에서 뫼비우스 코일은 양자 에너지가 발생한다고 했다. 다시 말하면 세이키는 코일의 저항 손실을 계산했을 때 허수의 전자기장이 존재한다는 사실을 밝혀냈고 이러한 허수의 에너지는 맥스웰Maxwell의 전자기 방정식에서 정전기 스칼라 에너지의 허수 부분과 자기장의 허수 부분에 해당된다는 사실도 밝혀냈다. 따라서 그는 뫼비우스 코일에서 허수 전자기장이 발생한다고 했다. 또한 존슨P. Johnson도 뫼비우스 코일은 전자기장이 국소 시공간의 곡률을 유발해 고차원 에너지가 3차원 세계로 들어오게 한다고 했다.

3) 위상 짝짓기를 이용

테슬라 코일이나 뫼비우스 코일과 같은 자기소멸 코일을 사용하지 않고 양자파동장을 발생시키는 방법이 있는데, 이 방법은 4개의 파동 합성과 이들에 대한 위상 짝짓기를 이용하는 방법이다. 다시 말하면 4개의 파동을 합성한 다음에 이를 전자기장이 상쇄된 공간으로 유도하는 방법이다. 이 방법은 본래의 전자기장의 진폭보다 큰 진폭을 가진 강력한 양자파동장을 생성할 수 있다는 점이 장점이다. 위상 짝짓기에서는 전자기장을 비선형 거울에 의해 반사되게 하는데 이렇게 하면 원래의 전자기 벡터의 위상 짝짓기를 복제하게 되어 양자파동장을 생성할 수 있게 된다. 이 기술을 이용해 1930년대 라이프Raymond Rife는 고출력 '라이프 현미경'을 만들었다.

4) 플라즈마를 이용

비선형 플라즈마 물리학에서 일반적으로 사용하고 있는 방법 중에 플라즈마plasma 가스를 갑자기 파동으로 변형시키는 방법이 있는데 이 방법으로 양자파동장을 만들 수 있는 것으로 알려져 있다. 여기서 플라즈마란 여러 종류의 전자기장, 빛, 알펜 파동Alfven wave, 이온 음향 파동, 양자 에너지 등으로 이루어진 복잡한 거시적 구조물을 말한다. 플라즈마 이론에 따르면 플라즈마 파동은 비선형 상호작용을 하며 또한 자기집중을 하는 것으로 알려져 있다. 플라즈마와 연관된 보텍스 링의 구조는 이미 오래 전에 실험적으로 증명된 바 있기 때문에 플라즈마를 이용해서 양자파동장을 발생시키는 것은 당연한 일이라고 할 수 있다.

5) 의식공학적 이론을 이용

라디오닉스radionics 분야에서 사용하고 있는 장치 중에 의식공학적 psychotronic 장치가 있는데, 이 장치를 만드는 이론을 이용해 양자파동장을 만드는 장치를 만들 수 있다. 의식공학적 장치는 뫼비우스 코일 및 카두시우스 코일을 이용하기 때문에 양자파동장을 발생하는 것으로 알려져 있다.

6) 주파수의 복합

양자파동장 발생장치에 주파수를 복합시킨 새로운 형태의 양자파동장 발생장치를 만들 수 있는데 이 경우에는 주파수를 만들기 위해 신호 발생기라는 또 다른 장치를 이용해 특정 주파수를 만들고 이 주파수를 뫼비우스 코일에 공급하는 방법이다. 이때 주파수를 만들기 위해 다음에서 보는 바와 같이 다양한 종류의 신호 발생기가 이용되고 있다.

① 표준 컴퓨터를 이용해 신호를 만드는 방법

일반 컴퓨터를 이용해 신호 발생기로 사용할 수 있는데 이때 사각파를 얻게 된다. 사용하는 주파수는 29KHz의 주파수를 반복하거나 아니면 37Hz와 37KHz 사이의 모든 주파수를 주사하는 이른바 신호 주사 signal scan 방식을 사용한다.

② 컴퓨터 컨티눔사가 개발한 신호 발생기

미국의 컴퓨터 컨티눔사Computer Continuum가 개발한 '굿필드 원GooField One'이라는 신호 발생기가 있는데, 이 발생기는 2대의 고주파 발진기oscillator를 이용해 발진기에서 나오는 신호들을 혼합하는 방식이다. 17~300MHz 사이의 라디오파RF 주파수를 만들어 뫼비우스 코일에 공급한다. 이 회사는 또 다른 신호 발생기를 개발했는데 이 발생기를 이용해 29KHz의 신호와 주사신호를 만들고 이 신호를 이 회사에서 자체 개발한 테슬라 코일에 전달하는 방식이다. 이 코일은 입력된 전류는 한쪽에서는 시계 방향으로 그리고 다른 한쪽에서는 반시계 방향으로 나선형을 그리며 흐르게 된다. 나선형 코일의 공명 주파수는 9MHz와 47MHz만 계측되는데 다른 이중나선 코일의 공명 주파수와는 아주 다르다.

③ ELF 인터네셔널이 개발한 신호 발생기

미국의 ELF 인터네셔널이 개발한 '알이엠 슈퍼프로REM Superpro'라고 부르는 신호 발생기가 있는데, 이 신호 발생기에서 만들어진 29KHz의 신호 및 주사 신호가 9~12볼트로 유지되는 뫼비우스 코일로 공급된다. 이때 나선 형태의 코일은 절연된 77게이지 구리선을 5층으로 감은 자기 소멸식 코일이며, 구리선은 17.8cm 길이의 축을 따라 배열된 5개의 노드node 부위에서 22도 각도로 교차되게 감겨져 있고, 이 코일의 공명 주파수는 매우 다양하다.

④ 가농과 레인이 공동으로 개발한 신호 발생기

가농T. A. Gagnon과 레인Glen Rein은 새로운 신호 발생기를 만들었는데 이를 S-EMQS라 불렀다. 이를 이용해 2~6KHz의 사각파 7개를 중첩시켜 5마이크로초마다 반복되는 신호를 만들고 이를 자체개발한 뫼비우스 코일에 전달했다. 이때 사용된 코일은 2개의 동심성 코일로 구성된 것으로 임피던스가 8.2Ω인 24게이지 구리선으로 감는다.

(3) 양자파동장 발생장치의 효능 평가방법

양자파동장 발생장치를 개발하는 것도 중요하지만 더 중요한 것은 이렇게 만든 장치가 정말로 인체에 유익한지를 평가하는 방법이 있어야 한다는 것이다. 그래서 양자파동장 발생장치의 효능을 평가하는 방법에 대해 살펴보도록 하자.

- 양자파동장으로 충전된 물을 라만Raman 분광분석기로 분석하는 방법: 라만 분광분석기는 물의 진동 상태와 회전 상태를 측정할 뿐만 아니라 물의 구조화를 측정할 수 있는 장치이다.
- 양자파동장으로 충전된 물을 자외선 분광분석기로 분석하는 방법: 자외선 분광분석은 아원자 수준의 전자의 변화를 분석하는 방법이다.
- 양자파동장으로 충전된 물을 중력파 검색기로 분석하는 방법: 중력파 검색기는 파장의 굴절을 검사하는 방법이다.
- 양자파동장으로 충전된 물에 림프구를 배양하여 림프구의 발육을 관찰하는 방법
- 양자파동장으로 충전된 물의 구조화의 변화를 관찰하는 방법
- 양자파동장으로 충전된 물의 유도전기dielectric 및 정전용량capacitation의 변화를 관찰하는 방법
- 양자파동장으로 충전된 물을 얼음으로 얼린 다음 X선으로 관찰하는 방법
- 양자파동장으로 충전된 물을 공명 분광 광도계resonance spectrophotometer로 분석하는 방법: 6~8KHz에서 독특한 주파수가 발견된다.
- 양자파동장으로 충전된 핵자기공명측정기로 분석하여 물의 마이크로클러스트를 확인하는 방법

화학물질의 양자파동장 복사장치

존재하는 모든 것은 양자파동장을 가지고 있다는 이론을 바탕으로 양자파동장을 복사할 수 있는 장치를 개발한 몇몇 과학자들이 있는데 이들이 개발한 양자파동장 복사장치(분자장 복사장치)의 자세한 내용은 공개하지 않은 경우가 많다. 다음은 화학물질의 양자파동장을 복사할 수 있는 장치를 소개한 것이다. 좀더 자세한 사항은 앞의 5장을 참고하기 바란다.

슬로베니아의 바이온 연구소는 여러 종류의 양자파동장 복사장치를 개발했는데 이 연구소에서 개발한 초창기 장치는 2개의 시험관 중 바깥 시험관은 알루미늄 포일로 감싼다. 그 속에 에테르를 붓고 바깥 시험관 속에 다시 작은 시험관을 넣고 이 작은 시험관 속에 검체를 넣는다. 그리고 바깥 시험관 사이에 2개의 자석을 배치하여 검체를 여기시킨다.

이 연구소에서 개발한 개량형은 그림 42에서 보는 바와 같이 방브니스트의 장치와 매우 비슷하다. 이 장치는 ① 양자파동장의 여기장치, ② 양자파동장의 채집장치, ③ 양자파동장의 증폭장치, ④ 양자파동장

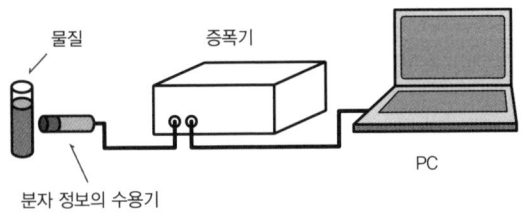

| 그림 42 바이온 연구소에서 개발한 양자파동장 복사장치(중기)

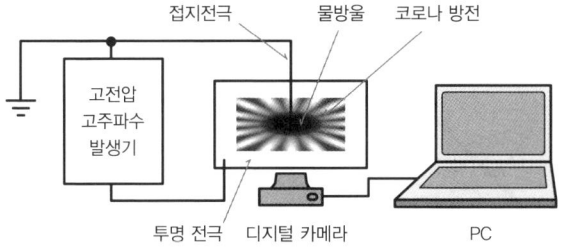

그림 43 바이온 연구소에서 개발한 양자파동장 복사장치(최종 개량형)

을 이진법으로 가공하는 장치 등으로 구성되어 있다.

이 연구소에서 개발한 또 다른 개량형은 그림 43에서 보는 바와 같이 킬리안Kirlian 사진술을 이용하는 개량형이다. 예를 들어, 물방울의 양자파동장을 복사한다고 가정하면 ① 물방울을 향해 코로나 방전을 일으키면 물방울의 양자파동장이 방출된다. ② 이때 디지털 카메라가 물방울의 양자파동장을 촬영한다. ③ 디지털 카메라에 저장된 물방울의 양자파동장 정보를 이진법으로 환산하고, ④ 이진법의 정보를 다시 가공하여 색깔 및 파동 정보로 환산한다.

러시아의 과학자 칸젠이 개발한 양자파동장 발생장치를 '토션 발생기torsion generator'라고 부른다. 이 장치의 얼개는 그림 44와 같다.

러시아에서 개발한 또 다른 양자파동장 복사장치가 있는데 이 장치에 대해서 자세한 것은 알려져 있지 않고 단지 이 장치를 이용해 '와인 테스트wine test'를 할 수 있다는 정도만 알려져 있다. 와인 테스트란 맨 밑에 증류수 그릇을 두고 중간에는 와인을 담은 유리 그릇이 둔다. 그리고 위에서 양자파동장 발생장치를 작동시키면 와인의 양자파동장 정

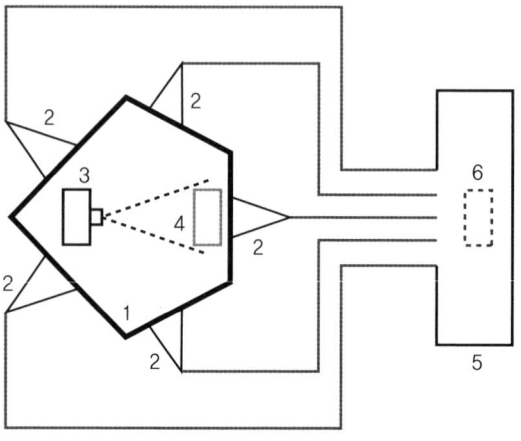

| 그림 44   츠얀 칸젠의 토션 발생기

보가 전사되어 맨 밑에 있는 증류수로 전달되어 증류수에서 와인 맛이 나게 하는 것이다.

마이크로클러스터 기법의 응용

마이크로클러스터microcluster란 앞의 3장에서 설명한 바와 같이 기체, 액체 혹은 고체를 이루는 분자에 특별한 처리를 하면 구성하는 원자들이 해체되면서 특이한 구조를 형성한다. 즉 원자들이 핵을 가운데 두고 주위에 전자가 회전하는 구조가 아니라 원자핵과 전자가 모두 해체된 상태에서 고질서의 양자결맞음coherence을 유지하는 것을 말한다. 이 마이크로클러스터는 거시적 양자현상을 나타나기 때문에 우리들의 일상에서 의학뿐만 아니라 여러 분야에서 유용하게 사용할 수 있다.

인공 눈 및 인공 귀

2000년과 2009년에 인공 눈artificial eye을 성공적으로 수술했다는 뉴스가 있었다. 인공 눈의 원리를 요약하면 이렇다. 환자의 안경에 달린 비디오카메라가 이미지를 포착해 벨트에 달린 비디오 프로세서로 정보를 보낸다. 여기서 전자신호로 바뀐 이미지는 안경에 있는 송신기로 전달되며 송신기를 거친 이미지는 시신경과 연결되고 그래서 시신경의 진동은 대뇌의 시각중추로 전달된다. 이런 방식의 인공 눈은 인공회로를 시신경과 연결해야 하기 때문에 부작용 및 문제가 발생할 수 있다.

그러나 양자의학의 원리를 이용해 인공 눈을 만들면 수술과정이 간단하고 부작용을 줄일 수 있을 것이다. 양자의학에서는 인체에서 시각, 청각, 촉각, 후각, 미각 등의 감각기관에서 정보를 처리하는 과정을 현대의학과 다르게 생각한다. 다시 말해서 양자의학에서는 눈으로, 귀로, 코로, 피부로 혹은 혀로 들어온 정보는 이들 감각기관에서 모두 이진법의 주파수로 변형된다고 생각한다. 그리고 이렇게 변형된 이진법 주파수는 그대로 뇌에 전달된다. 비록 눈으로 들어온 광학적 정보, 귀로 들어오는 소리 정보 등은 그 경로가 다르지만 인체의 감각기관을 거치면서 모두 동일한 이진법 주파수로 변형된다고 생각한다. 이러한 이진법의 디지털 정보는 뇌의 양자파동장에서 다시 아날로그 정보로 바뀌는

데, 이 아날로그 정보를 인식하는 마음이 별도로 있다고 생각한다.

이러한 개념을 가지고 인공 눈을 만들 때는 비디오카메라로 수집한 이미지를 비디오 프로세서로 전산신호로 바꾼 다음에 인공회로를 시신경에 연결할 필요 없이 그냥 피부 혹은 피부의 신경에 연결하면 될 것이다.

이와 똑같은 원리를 이용해 인공 귀를 만들 수도 있다. 즉 소리를 들을 수 있는 수신장치를 청각 프로세서로 보내고 여기서 전자신호로 바꾼 다음에 송신기를 거쳐 피부 혹은 피부의 신경에 연결하면 인공 귀가 될 수 있는 것이다. 이런 원리를 이용해 미국의 천재 의사 플래너갠 Patrick Flanagan은 인공 귀를 발명하여 뉴로폰Neurophone이라는 이름을 붙였다.

마음 전송장치

양자의학에서는 마음은 양자에너지로 생각한다. 따라서 마음을 몸 밖으로 전송할 수 있다. 그러므로 마음을 수신할 수 있는 전자장치만 만들면 된다. 따라서 손을 움직일 수 없는 장애자를 위해 '생각'만으로 기계를 작동시키는 장치를 개발할 수도 있다. 이러한 원리를 이용해 호주의 시드니 공과대학 교수 커컵Les Kirkup은 '마인드 스위치mind switch'라는 장치를 개발했다.

이 장치는 머리띠 모양의 감지기sensor를 머리에 두르고 마음속으로

'전등아 켜져라', '오디오야 켜져라', '텔레비전아 켜져라', '전자레인지야 켜져라'라고 생각을 내면 그 생각의 내용이 머리띠의 송신 안테나를 통해 전등, 오디오, 텔레비전 혹은 전자레인지에 부착된 수신안테나에 전달되어 실제로 작동하게 되는 장치이다. 이 장치는 마음의 내용을 수치화할 수 있고 전송화할 수 있음을 뜻한다.

영혼 촬영장치

영국의 생물리학자 올드필드Harry Oldfield는 인체의 몸체를 둘러싸고 있는 에너지장을 촬영할 수 있는 특수한 장치를 개발했는데 그는 그것을 다층대조간섭사진술polycontrast interference photography; PIP이라고 불렀다. 이 기법은 특수한 사진기법으로 일반 비디오 카메라를 사용하지만 빛의 강도에 따라 사진 화면을 가공하는 특수 소프트웨어를 가진 컴퓨터를 장착한 것이다. 그래서 빛의 강도에 따라 빛을 255가지로 나누고 각각에 한 가지의 색깔을 부여했다.

이런 식으로 인공컬러 영상시스템을 사용하여 화면을 재구성한 것이 PIP이다. PIP로 인체를 스캔하면 인체의 주위 및 내부를 매우 정밀하게 진동하면서 흐르는 것을 관찰할 수 있다고 했다. 이 PIP를 관찰하면 인체의 육체적인 상태뿐만 아니라 정신적 상태도 아주 다양한 모습으로 볼 수 있다고 했다. 그는 PIP를 이용한 많은 실험을 통해 모든 사람은 육체 주위에 에너지장을 가지고 있으며, 이 에너지장은 사람의 의식에 해당하는 것이라고 했다. 해리는 이것을 증명하기 위해 이 장비를 들고 공동묘지에 가서 촬영을 했는데, 분명 육안으로는 볼 수 없으나 PIP를 통해 유령과도 같은 존재를 찍을 수 있었다고 했다.

이 외에도 2000년 미내사 초청으로 우리나라에 와서 강의한 러시아 과학아카데미 응용물리 연구소장 아키모프A. E. Akimov 박사도 토션장 torsion field 기술을 이용하면 영혼을 촬영할 수 있다고 했으며, 2003년 미국 스탠포드 대학의 명예교수인 틸러William Tiller가 미내사에서 비디오 강의 중 참고자료료서 영혼을 촬영한 사진을 보여주었다. 따라서 양자의학에서는 이와 같은 영혼을 촬영할 수 있는 장치도 개발할 수 있다고 생각한다.

26
새로운 병원

정의

양자의학은 현대의학과 매우 다른 새로운 개념이기 때문에 그 개념에 맞는 병원 시스템을 갖출 필요가 있고 또 환자와 의사와의 관계도 재정립할 필요가 있다. 다시 말하면 의학의 패러다임이 바뀜에 따라 그것에 걸맞은 하드웨어는 물론 소프트웨어도 바꾸어야 한다는 뜻이다.

양자의학에 입각한 새로운 병원

양자의학을 전문으로 운영하는 새로운 병원이 개설되면 좋겠다. 이때 양자의학 전문병원은 경관이 좋은 산이 보이는 곳에 위치하면 좋다.

양자의학 전문병원에서는 환자가 원하는 옷을 입게 하고, 방문자의 방문 시간의 제한을 두지 않는다. 환자의 음식은 의사의 지시에 따라 자신의 병실에서 자신이 요리하게 한다. 간단한 치료는 환자 자신이 배워서 하고, 환자의 기록부 차트도 개방식으로 하여 자신의 의견도 기록하도록 한다. 이렇게 함으로써 치료란 의사에 의한 수동적인 것이 전부가 아니라 환자 자신의 능동적인 부분도 중요하다는 사실을 인식시킨다.

양자의학을 운용하는 의사의 자세

- 환자를 의사에 의해 지배되고 조작되는 사람이 아니라 대등한 인간의 만남으로 생각하고 대화한다.
- 환자가 병에 걸린 진정한 이유가 무엇인지를 알아내기 위해 환자와 마음을 터놓고 많은 이야기를 나눈다.
- 마음의 문을 열면 병이 빨리 치유된다는 사실을 알기 때문에 환자에게 사랑이 넘치는 말, 격려, 친절한 태도, 용기를 주고, 마음을 밝게 할 수 있는 말을 많이 해준다.
- 전문 용어를 쉽게 풀어서 설명함으로써 환자들을 어리둥절하게 만들지 않는다.
- 의사의 친밀감, 관심, 이해, 치료자와 환자 사이의 공감 등과 같은 요소들은 치유에서 매우 중요하다. 의사는 친절하며, 환자에게 깊은 관심을 가지고 환자와 공감대를 형성하기 위해 많은 애를 쓴다.

- 환자에게 약이나 주사를 줄 때 약의 치료효과를 잘 설명함과 동시에 환자로 하여금 이 처방으로 곧 나을 수 있을 것이라는 확신을 심어준다. 환자가 의사를 믿는 것이 중요하기 때문이다.
- 어떤 검사를 하더라도 그 검사를 하는 이유에 대해서 환자에게 자세히 설명해준다. 이렇게 함으로써 의사들은 환자의 기분과 자연치유력을 북돋을 수 있다.
- 종교 내지는 영적 생활을 함으로써 항상 밝고, 맑고, 건강하며, 항상 긍정적이고, 따뜻한 마음을 유지한다.
- 영혼의 불멸 내지는 재생 같은 것을 믿고 나쁜 의사가 되지 않기 위해 노력한다.

예외적인 능력을 인정하고 이용한다

- 양자의학 전문의사는 자신이 예외적인 능력을 갖고 있다는 사실을 인정하고 그것을 임상에 응용하기 위해 부단히 노력한다. 왜냐하면 마음은 에너지이기 때문에 그 마음의 에너지가 자기 자신의 세포, 조직 및 장기에 전달될 뿐만 아니라, 몸 밖으로 방사하여 다른 사람에게도 전송이 가능하기 때문이다. 따라서 의사들은 외래 진찰을 시작하기 전에 '오늘은 외래 환자를 진찰하는 날인데 잘해!' 하면서 자신의 마음에다 정보를 입력해둔다. 그러면 실제로 그날 외래에서 환자를 진찰함에 있어 실수 없이 잘할 수 있게 될 것이다.

- 양자의학 전문의사들은 수술하기 직전에 자신의 마음에다 '오늘도 수술 잘해!'하면서 자신의 마음에다 정보를 입력한다. 그러면 실제로 수술을 잘할 수 있게 될 것이다.

- 양자의학 전문의사는 자신을 포함해 사람은 누구나 예외적인 능력을 갖고 있다는 사실을 알기 때문에 이러한 예외적인 능력을 잘 훈련하면 의사 자신이 마음의 에너지를 운용하여 환자를 치료할 수 있다는 사실을 안다. 따라서 이 능력을 적극 활용할 수 있다. 예를 들면, 급한 환자가 생겼을 때, 간절하게 자신의 마음에다 '급한 환자가 생겼으니 잘 치료해!'하고 입력을 하면 실제로 죽어가는 급한 환자의 생명도 구할 있게 될 것이다.

- 양자의학 전문의사는 보편적 인식력 이외에 직관력을 가지고 있으며 이 직관력을 잘 훈련하면 질병을 진단하는 것이 가능하다는 사실을 알고 있다. 마치 옛날 우리 조상들의 전통 한의사들이 직관력을 이용해 진맥으로 모든 병을 진단했듯이 양자의학 전문 의사들도 직관력을 이용해 많은 진단을 할 수 있어야 한다.

| 맺음말 |

양자의학을 넘어서

초의식으로 가득 찬 우주

어항이 하나 있고 이 어항을 우주라고 가정하자. 뉴턴물리학에서는 이 어항을 텅 비어 있는 것으로 생각했다. 그러나 양자물리학에서는 이 어항이 비어 있기는커녕 말로 표현하기 어려운 '무언가'에 의해 꽉 차 있다고 본다. 이 '무언가'를 물리학자 막스 플랑크는 영점장에너지zero-point energy라 불렀으며, 물리학자 데이비드 봄은 초양자포텐셜super-quantum potential이라 불렀고, 정신과 의사 칼 융은 '집합무의식collective unconsciousness'이라고 불렀다. 그리고 생물학자 루퍼트 셀드레이크는 '확장된 마음extended mind'이라고 불렀다.

이 어항 속의 물은 누가 만들어서 거기에 있게 된 것이 아니라 그냥 태초부터 거기에 있었던 것이며 그래서 그것은 시작도 끝도 없다. 그런데 이 어항 속의 물은 가만히 있는 것이 아니라 항상 요동holymovement을 치고 있다. 그 결과로 이 물로부터 눈에 보이지 않는 어떤 존재가 발생하기 시작했고, 이 존재들은 다시 가지치기를 하면서 존재의 분화현상이 일어났다. 그리고 그 결과 오늘날과 같은 우주가 생겨났다. 그러니까 은하계도, 태양과 달도, 너와 나도, 나무와 짐승, 공기와 물, 산소와 탄소, 원자와 전자, 양성자와 중성자, 앞 쿼크quark와 참 쿼크 등 모든 것들이 이 어항 속의 물에서 생겨나서 모두 어항 속의 물속에 잠겨 있는 것이다.

물속에 살고 있는 '나'라는 존재도 따지고 보면 근본 질료는 물이다. '너'라는 존재도 마찬가지이다. 다시 말하면, 모두는 동일한 부모인 '우주의 자식'이라는 뜻이다. 다만, 이렇게 '너'도 '나'도 동일한 물로부터 출발은 했지만 우주의 역사만큼이나 오랜 세월 동안 진화를 거듭한 결과로, 겉모습이 달라졌을 뿐이다. 그러나 '너'와 '나'의 근본은 물이기 때문에 가끔은 이 물을 매개로 '너'와 '나' 사이에 정보가 저절로 전달될 수 있다.

어디 사람과 사람뿐이겠는가? '나'와 '바람' 사이에, '나'와 '바위' 사이에, '나'와 '나무' 사이에, 혹은 '나'와 '물고기' 사이에도 정보가 저절로 전달될 수 있다. 이것을 노래하는 사람들이 바로 시인이다. 그래서 이 어항 속의 물로 따지면 여기와 저기의 구별이 있을 수 없어 공간적으로 하나이고, 과거와 현재와 미래의 구별이 있을 수 없어 시간적으로도 하나이다. 그냥 모두 '하나oneness'일 뿐이다.

루퍼트 셸드레이크는 많은 실험을 통해 '확장된 마음'은 관념적인 것도 아니며, 형이상학적인 논란거리도 아니고, 귀신의 장난도 아닌 엄연한 진실이고 현실이며 우주의 실재reality라고 했다. 그러니까 셀드레이크가 말하는 '확장된 마음'이란, 우주의 허공은 '마음으로 가득 차 있다'는 사실을 단지 '마음으로 확장되어 있다'라고 다르게 표현한 것뿐이다. 이 '확장된 마음'은 실존적이므로, 텔레파시나 누군가 쳐다보는 느낌 같은 현상은 비정상적인 유령현상이나 기괴한 심리현상이 아니라 지극히 정상적인 현상인 것이다.

봄의 유명한 '비국소성 원리'도 우주의 허공을 가득 채우고 있는 '초양자포텐셜'이 존재하기 때문에 가능한 것이다. 그래서 물리학자 존 벨 J. Bell은 비유해서 이렇게 말했다. '버틀만(벨의 동료 물리학자)이라는 사람은 항상 양쪽 색깔이 다른 양말만 신고 다닌다. 따라서 버틀만이 신은 한쪽 양말이 빨간색이라면 다른쪽 양말은 보지 않고도 최소한 빨간색이 아니라는 것을 안다. 반면에 그의 어린 아들은 버틀만에게 어떻게 아버지는 다른 쪽 양말을 보지도 않고서 그 사실을 알 수 있느냐고 감탄스럽게 묻는다.' 이 비유는 정보가 전달된다는 개념이 아니라 개체로서의 두 쪽의 양말은 버틀만이라는 사람의 전체 속에서 자연스럽게 이해되는 것이다.

'진짜 나'를 찾아서

사람의 마음은 표면의식, 개인무의식, 집합무의식으로 구성된 3층 구조로 되어 있다. 여기서 표면의식은 우리가 깨어 있을 때 우리의 생각 주체가 되는 의식이다. 개인무의식은 태어나는 순간부터 지금까지 살아오면서 보고, 듣고, 느끼고, 생각하고, 경험했던 모든 것들이 저장된 기억의 창고와 같은 의식이다. 집합무의식은 우리가 단세포로부터 진화하면서 경험했던 모든 것들이 저장된 기억의 창고와 같은 의식이다. 그런데 이 집합무의식은 그냥 모든 기억이 저장된 잡동사니만 있는 것이 아니라 집합무의식의 거의 대부분은 초월의식으로 구성되어 있다. 이 초월의식은 진·선·미가 그 특성이고 전지전능이 그 기능이며, 사랑과 자비가 그 본색이다.

우리는 흔히 태어나는 순간부터 보고, 듣고, 느끼고, 경험했던 기억과 지식을 토대로 우리들의 삶을 유지하고 있다. 그래서 슬퍼하기도 하고, 기뻐하기도 하며, 흥분하기도 하며, 행복해하기도 한다. 그래서 이 피부 속에 갇혀 있는 육체와 더불어 슬퍼하고, 기뻐하고, 흥분하고, 행복해하는 이 존재를 '나'라고 생각하면서 살아가고 있다. 그래서 평범한 우리들은 육체와 개인무의식을 합친 것이 바로 '나'라고 생각한다.

그런데 세계의 현인들은 육체와 개인무의식을 합친 '나'라는 것은 '가짜 나'라고 지적한다. '진짜 나'는 따로 있다는 것이다. 이 '진짜 나'는 융파의 심리학 용어로는 '집합무의식'에 해당된다. 이 '진짜 나'는 시대적·문화적·종교적 차이 때문에 여러 가지 이름으로 불리고 있다. 즉, 신, 하느님, 부처님, 도道, 궁극의 나I, 영spirit, 절대신성the Divine, 참 자기the Self, 주시자the Witness, 순수한 현존Presence, 순수한 각성, 공空 등이다.

범부와 현인의 차이를 보면, 범부는 '가짜 나'를 나의 전부인 줄 알고 착각하면서 살아가는 사람들이고, 현인은 '진짜 나'의 존재를 경험한 사람들이라고 할 수 있겠다. 그리고 범부와 현인은 생각하는 방식이나 내용도 전혀 다르다. 범부들은 산을 집중해서 바라보라고 하면 산만 바라보게 되는 것이 아니라 오만 생각이 다 왔다 갔다 한다. 구름들이 행진하듯 지나가고, 상념들도 행진하듯 지나가며, 신체적 감각들도 행진하듯 지나가고, 마치 원숭이가 이 나무에서 저 나무로 나뭇가지를 타듯이 오만 생각이 지나간다. 그러나 현인들은 산을 한참 바라보고 있으면 갑작스레 바라보는 자는 없어지고 오직 산만 있게 되어 그래서 자신이 곧 산이 되는 순간이 찾아온다고 한다. 그래서 저기 밖에 있는 세상과 '나' 사이에 분리가 없어지고, 자신은 단순히 자기의 피부 안쪽에만 존재하는 것이 아니게 되며, 이미 자기의 피부 경계를 뛰어 넘어서 멀리 가버리게 된다고 한다. 그래서 자연이 나의 일부임을 알게 되며, 내가 자연의 일부가 아니라 자연이 나의 일부가 되는 것이라고 했다. 그래서 나는 마치 나의 손이나 나의 발을 취급하듯이 자연을 그렇게 취급하게 된다고 했다.

현인들은 말하기를 '가짜 나'에서 벗어나면 '진짜 나'를 경험할 수 있다고 했다. '진짜 나'는 애초부터 우리 내면 깊숙이 존재하고 있기 때문에 우리가 '진짜 나'의 존재를 믿고 그것을 찾기 위해 열심히 노력하기만 하면 '진짜 나'를 경험할 수 있다는 것이다.

그러면 '진짜 나'를 경험하기 위해 어떻게 해야 될까? 현인들은 사랑의 실천이 그 방법이라고 했다. '진짜 나'의 특성이 바로 조건 없는 사랑이기 때문에 조건 없는 사랑을 실천하면서, 조건 없는 사랑을 맹렬히 연습하면, 저절로 '진짜 나'에 근접할 수 있다는 것이다. 이 사랑이란 것은 어둠을 없애는 빛과 같은 것이며, 개인무의식 속에 저장된 슬픔, 불안, 공포, 분노 등 온갖 잡동사니 같은 마음의 쓰레기를 녹이는 용광로이다.

그래서 개인무의식을 완전히 녹이면 저절로 나타나는 것이 바로 집합무의식, 더 정확히 말하면 집합무의식 속의 순순한 초월의식이다. 그러나 이 사랑의 실천은 쉬운 일은 아니다. 왜냐하면 우리가 지금까지 살아오면서 슬픈 일에는 항상 슬퍼했고, 공포스런 일에는 공포를 느꼈으며, 불안한 일에는 불안을 느끼면서 단단한 조건반사를 만들어 놓았기 때문이다. 예를 들면, 누가 나한테 이유 없이 욕을 하는데 그 사람에게 사랑의 감정을 느낄 수 있겠는가? 건강하던 아버지가 갑자기 세상을 떠났는데 이 순간에 슬픔 이외에 다른 감정이 있을 수 있겠는가?

그래서 이 슬퍼하고, 불안해하고, 화를 내는 습관들은 너무나 두터운 보호막으로 가려져 있기 때문에 여간해서는 사랑의 힘으로 녹여지지 않는다. 그러나 현인들은, 그래도 시도 때도 없이 사랑의 실천으로 이것을 녹이면 언젠가는 녹게 된다고 했다. 그리고 일상생활에서는 부딪히는 사건마다 조건 없는 사랑으로 임하는 한편, 매일 일정한 시간을 만들어 조용히 명상을 하는 것도 도움이 된다고 했다. 이러한 맹렬한 반복과 연습에 의해 드디어 우리가 집합무의식을 경험하게 되면, 그것이 곧 초월을 시작하는 것이라고 했다. 왜냐하면 나의 내면에 있던 집합무의식이 우주 공간을 채우고 있는 집합무의식과 연결되어 내 몸도, 내 마음도 나의 것이 아닌 것이 되기 때문이라고 했다. 이것이 바로 초자아 혹은 초개인트랜스퍼스날의 시작이 되는 것이라고 했으며, 이것이 바로 깨달음의 시작이라고 했다.

이 순간에 현인들은 '그것은 존재하는 모든 것의 실재이고, 존재하는 모든 것의 바탕이며, 그러한 것의 본질은 곧 모든 것이고, 그러한 것의 본질은 곧 실재이며 그리고 당신이, 바로 당신이 그러한 것이다'라고 외치게 된다고 했다. 이와 같이 나의 내면 속에 있는 집합무의식과 우주의 공간을 채우고 있는 집합무의식이 하나로 연결되는 현상을 셀드레이크는 '마음의 확장'이라고 불렀고, 봄은 '비국소성의 원리'라고 했으며, 융은 '동시성의 원리'라고 불렀다.

현인들은 자아초월이란, 결코 형이상학이 아니라고 말한다. 그것을 실제로 경험해보면 그것이 형이상학이 아닌 것을 금방 알 수 있을 것이라고 했다. 그리고 자아초월에 이르는 길은 누구나 그것을 재현할 수 있고, 그래서 자아초월의 세계를 공유할 수 있다고 했다.

마무리하면서

이 책을 마무리하면서 두서 없이 몇 가지 생각나는 바를 적어볼까 한다.

필자들은 현대의학은 장점도 많지만 또한 한계가 있는 것으로 판단했으며 따라서 현대의학의 한계를 뛰어넘기 위해서는 새로운 의학의 패러다임이 필요하다고 생각했다. 그리고 이러한 새로운 의학을 위해서는 양자물리학의 개념이 필요하다고 생각했다. 이러한 취지에서 데이비드 봄의 양자이론을 의학에 접목해 '양자의학'이라는 이름으로 2007년에 출판했고 이번에 개정판을 내게 된 것이다. 《양자의학》이라는 책의 초판이 출판된 후 여러 사람들로부터 양자의학은 사이비 의학 혹은 비과학적 의학이라는 험담을 많이 들었다. 특히 물리학계에서는 물리학에 관해 아무것도 모르는 의사가 양자물리학을 들먹인다고 비아냥거리는 사람들도 있었다. 그래서 필자들은 험담을 다시는 듣지 않을 양으로 봄의 양자이론에 관해서만큼은 정말로 열심히 연구했다. 그러나 사람들이 봄의 양자이론을 이해하지 못한다면, '양자의학'에 대해서 아무리 열심히 설명을 하고 논거를 제시해도 똑같은 험담을 계속할 것이라고 보는데 그것은 필자들의 잘못이 아니라 '허수'의 개념을 이해하지 못하는 험담가들의 잘못이다. '허수'가 나오는 수학 공식을 그냥 달달 외우지만 말고 그 허수가 그 공식에서 무엇을 뜻하는지 생각한다면 더 이상 험담은 할 수 없을 것으로 본다.

살아 있는 생명체는 항상 비선형적이다. 다시 말하면 2 더하기 3은 5뿐만이 아니라 3이 될 수도 있고 7이 될 수도 있다는 뜻이다. 그런데 사람들은 생명체를 선형적인 것으로 생각하는 훈련이 되어 있어 인간을 선형적으로 해석하기 좋아하고 심지어 '양자의학' 같은 비선형적 의학을 비과학으로 생각하려 한다. 인체는 항상 비선형적이라는 점을 잊지 말아야 현대의학이 발전할 수 있을 것이다.

1996년 이후 노벨물리학상이 주로 '거시적 양자현상'을 연구한 과학자들에게 주어지고 있다는 점은 시사하는 바가 크다. 이 책에서 말하는 양자의학이야말로 인체를 구성하는 거시적 구성요소에 대한 거시적 양자현상을 다룬 책이다.

　최근 국내외 학계에서 '융합'이니 '통섭'이니 하는 말을 많이 사용한다. 그런데 내용을 자세히 들여다보면 진정한 의미의 융합이나 통섭이 아니라 '모자이크mosaic'를 융합이나 통섭으로 착각하는 경우가 허다하다. 정말로 융합이나 통섭의 개념을 알고 싶으면 봄의 양자이론 내지는 봄의 양자철학을 이해해야 할 것이라고 생각한다.

　이 책에서 논하는 양자의학은 현대의학이 앞으로 나아갈 방향을 제시하는 데에 일조할 것이라고 생각한다. 또한 우리나라의 현대의학과 동양의학을 통합해 동서의학을 하나로 묶는 데도 매우 도움이 될 것이다. 한편으로는 대체의학에서 기본이 되는 이론이 없는 상황에서 이 책이 그 이론을 제공함으로써 크게 도움이 되리라 생각한다.

　이 책을 저술하는 데 좋은 본보기 참고문헌이 없었기 때문에 15년 이상의 세월이 걸렸지만, 아직도 미숙하기 짝이 없고 실험적으로 검증되어야 할 부분이 너무나 많다. 이런 미숙한 것을 세상에 내놓게 되어 죄송하게 생각하며 차차 보완해나갈 것을 약속드린다.

　　　　　　　　　　　　　　　　　　　　　　　대표저자 강길전

참고문헌

국내도서

강길전·홍달수 지음, 《양자의학》, 월간환경농업, 2007.

강석태 지음, 《우연과 카오스》, 대영사, 1995.

그렉 브레이든 지음, 김시현 옮김, 《디바인 매트릭스》, 굿모닝미디어, 2008.

김유신 지음, 《양자역학의 역사와 철학》, 이학사, 2012.

김재희 지음, 《신과학 산책》, 김영사, 1994.

다케우치 가오루 지음, 김재호 옮김, 《양자론》, 전나무숲, 2010.

_____ 지음, 꿈꾸는 과학 옮김, 《밤의 물리학》, 사이언스북스, 2008.

대한심신스트레스학회 지음, 《스트레스 과학의 이해》, 신광출판사, 1997.

데이비드 봄 지음, 이정민 옮김, 《전체와 접힌 질서》, 시스테마, 2010.

데이비드 해밀턴 지음, 장현갑 등 옮김, 《마음이 몸을 치료한다》, 불광출판사, 2012.

데이비트 엘버트 지음, 차동우 옮김, 《양자역학과 경험》, 한길사, 2004.

데이비트 호킨스 지음, 이종수 옮김, 《의식 혁명》, 한문화, 1997.

딘 라딘 지음, 유상구 등 옮김, 《의식의 세계》, 양문, 1999.

딘 오니시 지음, 장현갑 옮김, 《약 안 쓰고 수술 않고 심장병 고치는 법》, 석필, 2000.

레드포드 윌리엄스 지음, 고경봉 옮김, 《분노가 죽인다》, 한언, 1996.

로버트 베커 외 지음, 공동철 옮김, 《생명과 전기》, 정신세계사, 1994.

루이자 길더 지음, 노태복 옮김, 《얽힘의 시대》, 부키, 2012.

린다 와스머 스미스 지음, 박은숙 옮김, 《몸과 마음의 관계》, 김영사, 1999.

린 맥타가트 지음, 이충호 옮김, 《필드: 우주 비밀의 힘을 찾아서》, 무우수, 2004.

메릴린 퍼거슨 지음, 정성호 옮김, 《의식혁명》, 민지사, 1982.

민델 아놀드 지음, 양명숙 옮김, 《양자심리학》, 학지사, 2011.

바바란 앤 브랜넌 지음, 김경진 옮김, 《기적의 손치유》, 대원출판사, 2000.

방건웅 지음, 《氣가 세상을 움직인다》, 예인, 2005.

_____ 지음, 《신과학이 세상을 바꾼다》, 정신세계사, 1997.

브라이언 그린 지음, 박병철 옮김, 《우주의 구조》, 승산, 2005.

스티븐 로즈 등 지음, 이상원 옮김, 《우리 유전자 안에 없다》, 한울아카데미, 2009.

아니엘라 야훼 지음, 이부영 옮김, 《회상, 꿈 그리고 사상》, 집문당, 1989.

아미르 엑젤 지음, 김형도 옮김, 《얽힘》, 지식의 풍경, 2007.

안톤 차일링거 지음, 전대호 옮김, 《아인슈타인의 베일: 양자물리학의 새로운 세계》, 승산, 2007.

에르빈 라슬로 지음, 변경옥 옮김, 《과학, 우주에 마법을 걸다》, 생각의나무, 2007.

엘리자베스 데이비스 지음, 김우종 옮김, 《황홀한 출산》, 정신세계사, 2011.

오슈만 제임스 지음, 김영설 옮김, 《놀라운 에너지 의학의 세계》, 노보컨설팅, 2005.

_____ 지음, 김영설 옮김, 《에너지의학》, 군자, 2007.

욜란디 야코비 지음, 이태동 옮김, 《칼 융의 심리학》, 성문각, 1992.

웨인 다이어 지음, 유영일 옮김, 《마음의 습관》, 이레, 2006.

윌리암 안츠 지음, 박인재 옮김, 《블립》, 지혜의 나무, 2010.

이부영 지음, 《분석 심리학》, 일조각, 1993.

이언 스튜어트 지음, 김동광 옮김, 《자연의 수학적 본성》, 두산동아, 1996.

일본 뉴턴프레스 지음, 《허수란 무엇인가》, 뉴턴코리아, 2009.

장은성 지음, 《복잡성의 과학》, 전파과학사, 1999.

제임스 글릭 지음, 박배식 등 옮김, 《카오스》, 동문사, 1993.

조인성 · 이명수 지음, 《양자생물학》, 미내사클럽, 2003.

존 에클스 지음, 박찬웅 옮김, 《뇌의 진화》, 민음사, 1998.

존 카밧잔 지음, 장현갑 외 옮김, 《명상과 자기치유》, 학지사, 1998.

칼 융 지음, 이창일 옮김, 《자연의 해석과 정신》, 청계, 2002.

K. C. 거원 지음, 김가원 옮김, 《새로운 개념의 정신세계》, 인지과학사, 1998.

퀵 뷔르긴 지음, 류동수 옮김, 《태고의 유전자》, 도솔, 2008.

폴 니힌 지음, 허민 옮김, 《허수 이야기》, 경문사, 2004.

폴 데이비스 지음, 김수용 옮김, 《원자 속의 유령》, 범양사출판부, 1994.

프란츠 부케티츠 지음, 김영철 옮김, 《사회생물학 논쟁》, 사이언스북스, 1997.

프리초프 카프라 지음, 강주현 옮김, 《히든 커넥션》, 휘슬러, 2003.

국내 인터넷 문헌

권오대, 〈양자론의 코펜하겐 해석에 대한 새로운 연구 경향〉 http://www.kps.or.kr/storage/webzine_uploadfiles/1978_article.pdf

김광희, 〈분자 자성체〉 http://www.kps.or.kr/~pht/9-7_8/000720.htm

김명석, 〈봄의 존재론 해석과 양자운동이론〉 http://www.kps.or.kr/storage/webzine_uploadfiles/1748_article.pdf

김재영, 〈양자역학의 코펜하겐 해석을 넘어서〉 http://www.kps.or.kr/~pht/10-1_2/010108.htm

김재영, 〈여러 세계/마음 해석과 '서울해석'〉 http://www.kps.or.kr/storage/webzine_uploadfiles/1750_article.pdf

김지만, 〈메조포러스 물질(mesoporous material)의 합성 및 응용〉 http://www.kps.or.kr/storage/webzine_uploadfiles/289_article.pdf

도용주·김진희, 〈나노구조체의 양자전도 현상〉 http://www.kps.or.kr/storage/webzine_uploadfiles/1648_article.pdf

박규환, 〈보즈-아인슈타인 응집의 양자역학적 특성〉 http://www.kps.or.kr/~pht/10-12/011218.htm

박승수, 〈마음의 물리학이 설 자리는 어디인가?〉 http://www.aistudy.com/ai/penrose%20-%20mind.htm

이민철·최만수, 〈중시계 상호작용 효과〉 http://www.kps.or.kr/storage/webzine_uploadfiles/1646_article.pdf

이상욱, 〈정보, 인식주체, '서울해석'〉 http://www.kps.or.kr/storage/webzine_uploadfiles/1751_article.pdf

이성익, 〈고온초전도 현상의 재조명〉 http://www.kps.or.kr/~pht/7-1/36.html

이정민, 〈무한한 과정을 바라보는 새로운 시각〉 http://gspress.cauon.net/news/articleView.html?idxno=19413

이정민, 〈양자역학 해석을 둘러싼 보어와 슈뢰딩거 논쟁〉 http://www.kps.or.kr/storage/webzine_uploadfiles/1747_article.pdf

이중원, 〈양자 이론의 완전성과 실재론〉 http://www.kps.or.kr/~pht/9-6/000610.htm

이중원, 〈양자역학의 대안적 해석들과 '서울해석'〉 http://www.kps.or.kr/storage/webzine_uploadfiles/1746_article.pdf

이진형, 〈거시 세계와 양자 현상: Schrödinger 고양이〉 http://www.kps.or.kr/storage/webzine_uploadfiles/1887_article.pdf

이창우·정현석, 〈Quantification of Macroscopic Quantum Superpositions in Phase Space〉 http://www.kps.or.kr/storage/webzine_uploadfiles/1657_article.pdf

이충형, 〈측정의 사용과 양상 해석〉 http://www.kps.or.kr/storage/webzine_uploadfiles/1749_article.pdf

이해웅, 〈양자원격이동〉 http://www.kps.or.kr/~pht/10-5/010509.htm

정기수, 〈물질파와 파동함수〉 http://physica.gsnu.ac.kr/physedu/rel_quan/quantum2/quantum2.html

정연철, 〈데이비드 봄의 양자역학의 과학철학적 의미〉 http://dcollection.korea.ac.kr/jsp/

common/DcLoOrgPer.jsp?sItemId=000000022777

정현석, 〈연산자 양자 중첩의 구현을 이용한 보존 교환관계의 직접적 증명〉 http://www.kps.or.kr/storage/webzine_uploadfiles/1368_article.pdf

최경순, 〈토션필드의 응용기기와 의식의 토션 방사〉 http://www.herenow.co.kr/bbs/data/book_data4/1279498289/b07.pdf

한재량, 〈SPM을 이용한 단원자(분자)의 조작〉 http://www.kps.or.kr/~pht/12-6/20030608.pdf

국외 인터넷 문헌

Arndt M, Juffmann T, Vedral V, "Quantum physics meets biology" http://www.univie.ac.at/qfp/publications3/pdffiles/Arndt2009a%20HFSPJ%20Quantum%20Bio%20Printed.pdf

Arndt M, Nairz O, Vos-Andreae J, et al., "Wave–particle duality of C60 molecules" http://qudev.ethz.ch/content/courses/phys4/studentspresentations/waveparticle/arndt_c60molecules.pdf

ASCSI, "Discourses on Life After Death" http://www.aspsi.org/feat/life_after/_life_after_death.php?print=1

Barron J, "The energy of life" http://www.jonbarron.org/article/energy-life

Bass RW, "Zero Point Energy Tapping (ZPET)" http://www.innoventek.com/BassReZPET020406.pdf

Bearden T, "Photon Quenching of the Paranormal (Time) Channel" http://www.stealthskater.com/Documents/Bearden_23.pdf

Bearden TE, "A Sensitive Scalar Wave Detector" http://www.cheniere.org/books/starwarsnow/scalardetector.htm

Beck F, Eccles JC, "Quantum aspects of brain activity and the role of consciousness" http://www.ncbi.nlm.nih.gov/pmc/articles/PMC50549/

Becker RO, Marino, AA, "Electromagnetism and life" http://n.b5z.net/i/u/8100263/f/MSelectromagnetismbook.pdf

Benor DJ, "Spiritual Healing; A Unifying Influence in Complementary/Alternative Therapies" http://www.wholistichealingresearch.com/spiritualhealingaunifyinginfluence.html

Berga SL, "Behaviorally Induced Reproductive Compromise in Women and Men" http://www.ncbi.nlm.nih.gov/pubmed/9065977

Biase FD, "A Holoinformational Model of Consciousness" http://www.quantumbiosystems.org/admin/files/QBS3%20207-220.pdf

Bird C, "The Case of Antoine Priore and his Therapeutic Machine; A Scandal in the Politics of Science" http://www.cheniere.org/books/aids/appendixI.htm

Bischof M, "Biophotons-The light in our cells" http://wildqi.com.au/resources/8B/13707/Other/Marco%20Bischof%20-%20Biophotons%20-%20The%20Light%20in%20Our%20Cells%202005.pdf

Bittner ER, Czader A, "Quantum Mechanics in Biology; Photoexcitations in DNA" http://k2.chem.uh.edu/preprints/SimBioMa-07-dna.pdf

Bohm D, Aharonov Y, "Significance of electromagnetic potential in quantum theory" http://prola.aps.org/pdf/PR/v115/i3/p485_1

Bohm D, "A New theory of the relationship of mind and matter" http://www.tcm.phy.cam.ac.uk/~mdt26/local_papers/bohm_mind_matter_1990.pdf

Bohm, D., "A suggested interpretation of quantum theory in terms of hidden variables I" http://www.psiquadrat.de/downloads/bohm52a.pdf

Bordonaroa M, Ogryzkob V, "Quantum Biology at the Cellular Level – elements of the research program" http://arxiv.org/ftp/arxiv/papers/1304/1304.0683.pdf

Bösch H, Steinkamp F, Boller E, "Examining Psychokinesis; The Interaction of Human Intention With Random Number Generators—A Meta-Analysis" http://www.psy.unipd.it/~tressold/cmssimple/uploads/includes/MetaPK06.pdf

Brown C, "Scientific Remote Viewing" http://www.farsight.org/srv/srvmanualbycourtneybrown.pdf

Brown E, "New choices for healing ourselves; Interview with Richard Gerber" http://www.share-international.org/archives/health-healing/hh_ebnewch.html

Buczynski R, Dossey L, "Healing Words; Why Prayer Is Good Medicine" http://files.nicabm.com/Spirituality2012/Dossey/NICABM-Dossey--2012.pdf

Burk L, "Medical Intuition and the Intuitive Diagnosis Technique" http://www.letmagichappen.com/_docs/Magic_Chapter-6.pdf

Bush DV, "HOW TO PUT THE SUBCONSCIOUS MIND TO WORK" http://thinkingiscausative.com/ebook/MIND_TO_WORK.pdf

Byrd RC, "Positive therapeutic effects of intercessory prayer in a coronary care unit population" http://godandscience.org/apologetics/smj.pdf

Canadian Association of Psychosocial Oncology, "The Emotional Facts of Life with Cancer" http://www.colorectal-cancer.ca/IMG/pdf/Emotional_Facts_of_Life_with_Cancer_Booklet.pdf

Cann SAH, Gunn HD, van Netten JP, et al., "Spontaneous regression of pancreatic cancer" http://www.mbvax.com/pdf/Pancreas.pdf

Carter B, "Health Effects of the ORMUS Elements" http://www.subtleenergies.com/ormus/health/health.htm

Carter B, "ORMUS and Quantum Evolution" http://www.subtleenergies.com/ormus/tw/evolution.htm

Cifra M, Field JZ, Farhadi A, "Electromagnetic cellular interactions" http://www.bion.si/podiplomci/Electromagnetic_nature_of_life.pdf

Ćosić I, Cvetković D, Fang Q, et al., "Human Electrophysiological Signal Responses to ELF Schumann Resonance and Artificial Electromagnetic Field" http://www.mas.bg.ac.rs/istrazivanje/biblioteka/publikacije/Transactions_FME/Volume34/2/6%20Irena%20Cosic%2093-103.pdf

Curtis BD, Hurtak JJ, "Consciousness and Quantum Information Processing; Uncovering the Foundation for a Medicine of Light" http://www.wildqi.com.au/resources/8B/13707/Other/Consciousness%20and%20Quantum%20Information.pdf

Dunne BJ, Jahn RG, "CONSCIOUSNESS AND ANOMALOUS PHYSICAL PHENOMENA" http://www.psyleron.com/info/research/cap.pdf

Eigen M, "Molecular self-organization and the early stages of evolution" http://hartman.wikispaces.com/file/view/Eigen-1971-MolecularSelfOrganizationEvolutionMacromol.pdf

Erlendsson H, "Multiple Personality Disorder - Demons and Angels or Archetypal aspects of the inner self" http://intraspec.ca/erlendsson_01_jun_03.pdf

Falk GD, "THE SCIENCE OF THE SOUL; On Consciousness and the Structure of Reality" http://www.holybooks.com/wp-content/uploads/The-Science-of-the-Soul-On-Consciousness-and-the-Structure-of-Reality.pdf

Farhat AQ, "Human Soul and Science" http://www.alislam.org/egazette/articles/Human-Soul-and-Science-201009.pdf

Freedman J, "The Physics of Emotion; Candace Pert on Feeling Go(o)d" http://www.6seconds.org/images-static/Physics-of-Emotions.pdf

Friedman JR, Patel V, Chen W et al., "Quantum superposition of distinct macroscopic states" http://www1.amherst.edu/~jrfriedman/MacroQuantum.pdf

Fukuchi N, Shinoda T, "Measuring Fractal Nature of Heart Rate Variability and Task loads for Establishing Navigation Support System" http://www.isope.org/publications/proceedings/ISOPE/ISOPE%202005/papers/416_WK_10.pdf

Gagnon TA, Rein G, "THE The biological significance of water structured with non-Hertzian time reversed waves" http://www.introductiontorife.com/refandres/files/papers_articles/Biological%20Significance%20of%20Water%20-%20Gagnon&Rein.pdf

Gariaev PP, Birshtein BI, Iarochenko AM, et al., "The DNA-wave Biocomputer" http://max1.hosteur.com/~laserp/anglais/gariaev.pdf

Goldberger AL, Rigney DR, West BJ, "Chaos and fractals in human physiology" http://www.math.auckland.ac.nz/~king/745/physiology.pdf

Goldberger AL, "Non-linear dynamics for clinicians; Chaos theory, fractals, and complexity at the bedside" http://reylab.bidmc.harvard.edu/pubs/1996/lancet-1996-347-1312.pdf

Goodman R, Chizmadzhev Y, Shirley-Henderson A, "Electromagnetic Fields and Cells" http://www.energycelltherapy.co.uk/pdfs/fieldsandcells.pdf

Gorgun SS, "Studies on the Interaction Between Electromagnetic Fields and Living Matter Neoplastic Cellular Culture" http://www.yasg.com/Temple3esas.pdf

Goswami A, "A Quantum Explanation of Sheldrake's Morphic Resonance" http://www.stealthskater.com/Documents/Consciousness_32.pdf

Grant L, "Electrical Sensitivity as an Emerging Illness" http://www.tldp.com/issue/179/emf179.htm

Grof S, Halifax J, "The Human Encounter With Death" http://selfdefinition.org/afterlife/Stanislav-Grof-Human-Encounter-With-Death.pdf

Grof S, "A brief history of transpersonal psychology" http://www.stanislavgrof.com/pdf/A%20Brief%20History%20of%20Transpersonal%20Psychology-Grof.pdf

Grof S, "Realms of the human unconsciousness" http://www.planetarymovement.org/index.php?option=com_content&task=view&id=220&Itemid=65

Gross J, "Emotional expression in cancer onset and progression" http://spl.stanford.edu/pdfs/1989%20Social%20Science%20and%20Medicine%20-%20Emotional%20

Expression%20in%20Cancer%20Onset%20and%20Progression.pdf

Gu Q, "On coherence theory of biophoton emission" http://www.gcpd.de/publication/gcpd99/guqiao.pdf

Hagan S, "Quantum Field Theoretical Approaches to Consciousness" http://www.stealthskater.com/Documents/Consciousness_33.pdf

Hameroff S, Chopra D, "The "Quantum Soul"; A Scientific Hypothesis" http://www.quantumconsciousness.org/documents/QSoulchap.pdf

Harris WS, Gowda M, Kolb JW, et al., "A Randomized, Controlled Trial of the Effects of Remote, Intercessory Prayer on Outcomes in Patients Admitted to the Coronary Care Unit" http://archinte.jamanetwork.com/article.aspx?articleid=485161

Hecht L, "New Evidence for A Non-Particle View of Life" http://www.21stcenturysciencetech.com/Articles_2011/Winter-2010/Montagnier.pdf

Ho MH, "Coherent Energy, Liquid Crystallinity and Acupuncture" http://www.ratical.org/co-globalize/MaeWanHo/acupunc.pdf

Ho MH, "LIQUID CRYSTALLINE WATER, QUANTUM MOLECULAR MACHINES & THE LIVING STATE" http://savremenimaterijali.info/sajt/doc/file/casopisi/SM1_2/2-Mae-Wan-Ho.pdf

Ho MH, "Quantum Coherent Liquid Crystalline Organism" http://www.i-sis.org.uk/QuantumCoherentOrganism.php

Ho MH, "Thinking again of life's miracle" http://www.ratical.org/co-globalize/MaeWanHo/lifesMiracle.pdf

Ho MH, "Water is Life" http://www.i-sis.org.uk/Water_is_Life.php

Ho MH, "What is Liquid Water?" http://www.i-sis.org.uk/What_is_Liquid_Water.php

Ho MW, "Bioenergetics and Biocommunication" http://ratical.com/co-globalize/MaeWanHo/biocom95.pdf

Ho MW, "The Biology of Free Will" http://www.ratical.org/co-globalize/MaeWanHo/freewill.pdf

Hoffman HG, "Virtual reality therapy" http://www.hitl.washington.edu/projects/vrpain/index_files/SCIAMFin.pdf

Holland J, "Psychological Care of Patients; Psycho-Oncology's Contribution" http://jco.ascopubs.org/content/21/23_suppl/253.full.pdf

Hong YJ, Seo YS, Lee HW et al., "Non-thermal atmospheric pressure plasma sources for biomedical applications" http://www.ispc-conference.org/ispcproc/papers/75.pdf

Hu H, Wu M, "Evidence of Non-Local Physical, Chemical and Biological Effects Supports Quantum" http://cogprints.org/5613/1/NonlocalII(NQ).pdf

Hudson D, "DAVID HUDSON LECTURES" http://www.asc-alchemy.com/hudson.html

Huikuri H, Mäkikallio TH, Airaksinen KEJ, et al., "Power-law relationship of heart rate variability as a predictor of mortality in the elderly" http://circ.ahajournals.org/content/97/20/2031.full

Igamberdiev AU, "Biomechanical and coherent phenomena in morphogenetic relaxation processes" http://www.chronos.msu.ru/EREPORTS/igamberdiev_biomechanical.pdf

Ilyanok AM, "Macroquantum effects in condensed matter" http://arxiv.org/ftp/physics/papers/0111/0111182.pdf

Institute of Advanced Studies, "Quantum Biology; Current Status and Opportunities" http://www.ias.surrey.ac.uk/workshops/quantumbiology/Qantum%20Biology%20Workshop%20Brochure.pdf

Ives C, "Human Beings as Chaotic Systems" http://www.fractal.org/Life-Science-Technology/Publications/Human-beings-as-fractal-systems.pdf

Jahn RG, Dunne BJ, "Margins of reality; The role of consciousness in the physical and world" http://www.samueliinstitute.org/File%20Library/Knowledge%20Center/Publications/PEAR-Lab-4.pdf

Jerman I, Leskovar RT, Krašovec R, "EVIDENCE FOR BIOFIELD" http://www.bion.si/podiplomci/Evidence%20for%20Biofield.pdf

Jérôme J, "Constitution of Matter" http://www.wave-particle-duality.com/

Josephson BD, Pallikari-Viras F, "Biological Utilisation of Quantum NonLocality" http://spiritualscientific.com/yahoo_site_admin/assets/docs/Biological_Utilization_of_Quantum_Nonlocality.153103402.pdf

Kim CH, Kwon S, Bahn JH et al., "Effects of atmospheric nonthermal plasma on invasion of colorectal cancer cells" http://www.ncbi.nlm.nih.gov/pmc/articles/PMC2902543/

Korotkov K, Orlov D, Madappa K, "New approach for remote detection of human emotions" http://korotkov.org/wp-content/uploads/2012/07/2009-Subtle-Energy_Emotions_Korotkov-etal.pdf

Korotkov K, "Experimental research of human body activity after death" http://korotkov.org/

human-body-activity-after-death/

Kruse J, "QUANTUM BIOLOGY; PHOTOSYNTHESIS" http://www.jackkruse.com/quantum-biology-9-photosynthesis/

Lacey J, "Music in the Womb: Bonding with your baby before birth" http://www.babyzone.com/pregnancy/bonding-with-baby-to-be/prenatal-learning-with-music_71701

Larson B, "MULTIPLE PERSONALITY DISORDER (MPD)" http://www.bornagainministry.org/pdf/MULTIPLE%20PERSONALITY%20DISORDER%20-%20explained.pdf

Lawton I, "The Physics of Love" http://ianwlawton.blogspot.kr/2011/03/physics-of-love.html

Levy T, "The Electron Theory of Life" http://www.biomagscience.net/magnet-therapy/electron-theory-life-dr-tom-levy

LIBOFF AR, "Toward an Electromagnetic Paradigm for Biology and Medicine" http://vitalfeld.com/docs/referenz-vitalfeld/liboff-2004.pdf

Lobova MA, "SHIPOV'S VACUUM EQUATIONS AND A NEW SCIENTIFIC PARADIGM" http://www.einsteinandtesla.com/link_files/090111_vacuum_equations.pdf

Loren K, "The Negative Hydrogen Ion" http://www.chelationtherapyonline.com/technical/p20.htm

Lorenz HS, "Synchronicity in the 21st Century" http://www.thejungiansociety.org/Jung%20Society/e-journal/Volume-2/Lorenz-2006.pdf

Maeyer WD, "The Nature of Information Fields; Properties and Communication" http://www.matrix-informational.com/Paper2-TheNatureofInformationField.pdf

Mäkikallio TH, "ANALYSIS OF HEART RATE DYNAMICS BY METHODS DERIVED FROM NONLINEAR MATHEMATICS" http://herkules.oulu.fi/isbn9514250133/isbn9514250133.pdf

Mäkikallio TH, Huikuri HV, Mäkikallio A et al., "Prediction of sudden cardiac death by fractal analysis of heart rate variability in elderly subjectsFREE" http://content.onlinejacc.org/article.aspx?articleid=1127147

Martinez TJ, "Quantum Mechanics in Biology" http://www.ks.uiuc.edu/Training/SumSchool/materials/lectures/6-6-Quantum-Chemistry-Proteins/QC1.pdf

May EC, Vilenskaya L, "OVERVIEW OF CURRENT PARAPSYCHOLOGY RESEARCH IN THE FORMER SOVIET UNION" http://www.lfr.org/lfr/csl/library/fsu1.pdf

McCraty R, Atkinson M, Tomasino D, "MODULATION OF DNA CONFORMATION BY HEART-FOCUSED INTENTION" http://www.vitality-living.com/resources/Modulation_of_DNA.pdf

Meyer F, Ehrlich M, Peteet J, "Psycho-Oncology; A Review for the General Psychiatrist" http://psychiatryonline.org/data/Journals/FOCUS/1839/foc00309000317.pdf

Conrad M, "Beyond quantum theory; A realist psycho-biological interpretation of physical reality" http://www.tcm.phy.cam.ac.uk/~bdj10/papers/urbino.html

Monroe RA, "Journeys out of body" https://www.dmt-nexus.me/doc/Journeys%20Out%20Of%20The%20Body-Robert%20Monroe.pdf

Montagnier L, Aissa J, Del Giudice E, et al., "DNA waves and water" http://arxiv.org/pdf/1012.5166.pdf

Murphy J, "The Power of your Sub-Conscious Mind" http://www.ichoosetoheal.com/downloads/the-power-of-your-subconscious-mind.pdf

Nelson WC, "SUBSPACE and QUANTUM ASPECTS of BIOLOGY" http://www.theqxci.com/quantumbiology.pdf

Nichols TW, Pearce LA, Stokesbary DL, et al., "Clinical observations on magnetic molecular energizer in Parkin's disease~A pilot study" http://www.heartfixer.com/AMRI/Parkinsons_%20Article.pdf

North MM, North SM, Coble JR, "Virtual Reality Therapy: An Effective Treatment for Psychological Disorders" http://utenti.multimania.it/dualband/pdf/north.pdf

North MM, North SM, "Virtual Reality Therapy" http://edumatica.ing.ula.ve/teleclases/tecnomatica/Animatica/Teleclase/Formacion/Virtualia/Virtual%20Reality%20Therapy.pdf

Orme-Johnson D, "Are all techniques of relaxation and meditation the same? The Myth of the Relaxation Response" http://www.truthabouttm.org/truth/TMResearch/ComparisonofTechniques/RelaxationResponse/

Oschman JL, "Can Electrons Act as Antioxidants? A Review and Commentary" http://www.earthinginstitute.net/commentaries/oschman_antioxidants.pdf

Pappas PT, Wallach C, "Effects of pulsed magnetic field oscillations in cancer therapy" http://www.rife.org/otherresearch/oscillationsincancer.html

Patrick F, "HUNZA WATER: The Microhydrin Story" http://www.consumerhealth.org/articles/display.cfm?ID=20010224232617

Pawlowski K, Spehner D, Minguzzi A et al., "Macroscopic superpositions in Bose-Josephson junctions: controlling decoherence due to atom losses" http://arxiv.org/pdf/1302.2069v1.pdf

Pereira A Jr., "Debate on Macro Quantum Coherence in Biological Systems" http://network.nature.com/groups/bpcc/forum/topics/4253

Pert C, Marriott N, "The Science of Emotions and Consciousness" http://stpresskit.files.wordpress.com/2008/08/measuring-immeasurable-p15-33-pert-marriott.pdf

Pitkaenen M, "Sheldrake's Morphic Fields and TGD View about Quantum Biology" http://vixra.org/pdf/1111.0115v1.pdf

Plenio MB, "Quantum Coherence and Noise in Biology" http://sussp67.phys.strath.ac.uk/wp-content/uploads/2011/07/Plenio_Part_II.pdf

Polushin US, Strukov EU, Levshankov AI, et al., "Surgery in peri operative period with the "GDV camera" http://korotkov.org/wp-content/uploads/2012/05/2004-Strukov.pdf

Poponin V, "The DNA Phantom Effect; Direct Measurement of A New Field in the Vacuum Substructure" http://www.stealthskater.com/Documents/Consciousness_29.pdf

Popp FA, Nagl W. Li KH, et al., "Biophoton emission; New evidence for coherence and DNA as source" http://www.anatomyfacts.com/research/biophotons.pdf

Popp FA, "Properties of biophotons and their theoretical implications" http://www.vitalfeldtherapie.eu/docs/referenz-vitalfeld/popp-2003.pdf

Pribram K, "The Holographic Mind" http://bridgeacrossconsciousness.net/mindmaps/MapsOfTheMind25.pdf

Price DD, Finniss DG, Benedetti F, "A Comprehensive Review of the Placebo Effect; Recent Advances and Current Thought" http://pharmacology.ucsd.edu/graduate/courseinfo/placebarticle.pdf

Priore A, "Apparatus for Producing Radiations Penetrating Living Cells" http://www.royalrife.com/priorepatent2.pdf

Puthoff HE, "CIA-Initiated Remote Viewing Program at Stanford Research Institute" http://parapsykologi.se/Notiser/JSE_Vol%2010_Puthoff-4.pdf

Putnam FW, "The switch process in multiple personality disorder and other state-change disorder" http://bscw.rediris.es/pub/bscw.cgi/d4606050/Putnam-Switch_process_multiple_personality_disorder.pdf

RADIN D, LOBACH E, "Toward Understanding the Placebo Effect; Investigating a Possible

Retrocausal Factor" http://media.noetic.org/uploads/files/Toward_Understanding_the_Placebo_Effect.pdf

Rakovic D, Dugic M, Cirkovic MM, "Macroscopic Quantum Effects in Biophysics and Consciousness" http://www.neuroquantology.com/index.php/journal/article/view/50/50

Read T, "The Transpersonal Model of the Psyche; Some implications for psychotherapy and psychiatry" http://www.rcpsych.ac.uk/pdf/att89150.att.pdf

Reeves B, "Life, Electromagnetic Energy and Your Well-Being" http://www.medicalinsider.com/files/life-electromagnetic-energy-and-your-wellbeing.pdf

Rein G, Atkinson M, McCraty R, "The physiological and psychological effects of compassion and anger" http://www.aipro.info/drive/File/228.pdf

Rein G, McCraty R, "MODULATION OF DNA BY COHERENT HEART FREQUENCIES" http://api.ning.com/files/TMNLzabES3rdjTH8oSPHA2A0309JaxJL81Qt5DM-mZVcqlt2SOLoGWj5OGCHprZEa88CSYLI6JPZHk4eQ2Q1Z9lab7pAJ5mb/MODULATIONOFDNABYCOHERENTHEARTFREQUENCIES.pdf

Rein G., "Effect of non-Hertzian scalar waves on the immune system" http://nativedog.com/Effects.htm

Rein G, "Bilogical interactions with scalar energy-cellular mechanisms of action" http://www.selfhealgo.com/Stanfordstudy.pdf

Rein G, "Biological Interactions with Scalar Energy Cellular Mechanisms of Action" http://eesystem.com/docs/EES_bio_scalar.pdf

Rein G, "EFFECT OF CONSCIOUS INTENTION ON HUMAN DNA" http://www.item-bioenergy.com/infocenter/ConsciousIntentiononDNA.pdf

Rieper E, "Quantum Coherence in Biological Systems" http://www.quantumlah.org/media/thesis/CQT_120507_Elisabeth.pdf

Robertson R, "SYNCHRONICITY" http://www.angelfire.com/super/magicrobin/soul-04.pdf

Rosen DH, "Synchronicity; Nature and psyche in an interconnected universe" http://repository.tamu.edu/bitstream/handle/1969.1/88024/Cambray_Synchronicity_9781603441438_txt.pdf

Rubik B, "BIOENERGETIC MEDICINES" http://www.medabolic.ca/Resources/Documents/Bioenergetic%20Medicines%20Rubik.pdf

Rubik B, "ENERGY MEDICINE AND THE UNIFYING CONCEPT OF INFORMATION" http://m.b5z.net/i/u/10026557/f/energy_medicine_and_the_

underlying_concept_of_information.pdf

Rubik B, "EXPLORING THE BIOFIELD HYPOTHESIS" http://media.noetic.org/uploads/files/s5_rubik.pdf

Rubik B, "Measurement of the Human Biofield and Other Energetic Instruments" http://www.faim.org/energymedicine/measurement-human-biofield.html

Rubik B, "Subtle Energies & Biophysics" http://www.rebprotocol.net/2008/Subtle%20Energies%20&%20Biophysics%20plus%20Electromagnetic%20and%20Other%20Subtle%20Energies%20in%20Psi%20Research%20208pp.pdf

Saadat H, Drummond-Lewis J, Maranets I, et al., "Hypnosis Reduces Preoperative Anxiety in Adult Patients" http://bscw.rediris.es/pub/bscw.cgi/d4448193/Saadat-Hypnosis_reduces_preoperative_anxiety_adult_patients.pdf

Santillo E, Migale M, Fallavollita L, et al., "Electrocardiographic Analysis of Heart Rate Variability in Aging Heart" http://cdn.intechopen.com/pdfs/27016/InTech-Electrocardiographic_analysis_of_heart_rate_variability_in_aging_heart.pdf

Scott-Mumby K, "DNA Secrets; Startling Science You Never Knew Possible" http://www.alternative-doctor.com/downloads/RadioDNA.pdf

Sheldrake R, "A new science of life" http://takeondarwin.com/index.php/component/content/article/136

Shironosov VG, et al., "Activated Microcluster Water" http://www.rexresearch.com/shironosov/shironosov.htm

Simonton OC, Simonton SS, "BELIEF SYSTEMS AND MANAGEMENT OF THE EMOTIONAL ASPECTS OF MALIGNANCY" http://www.atpweb.org/jtparchive/trps-07-75-01-029.pdf

Smirnov I, "Activated water" http://www.bioline.org.br/pdf?ej03016

Smith C, "Human Electromagnetic Sensitivity" http://www.scienceoflife.nl/CSmith_2000_EM-Hypersensitivity.pdf

Splane L, "A Philosophical Physiology of Love" http://www.cyberlepsy.com/love.htm

Stettler R, "Mind, matter, and quantum mechanics; Towards a new conceptual theoretical framework" http://www.neugalu.ch/pdf/paper_mm_qm.pdf

Sugano S, Koizumi H, "Microcluster physics" http://books.google.co.kr/books?hl=ko&lr=&id=xW7NbUWIGUUC&oi=fnd&pg=PA1&dq=Satoru+Sugano+and+Hiroyasu+Koizumi,+microcluster&ots=SLJfC43xYk&sig=sPlwqT3IudNXkel2_VmFLkoMf2I

Swanson C, "Overview of synchronized universe theory" http://www.rebprotocol.net/synchrouniv.pdf

Thaheld FH, "An interdisciplinary approach to certain fundamental issues in the fields of physics and biology: towards a Unified Theory" http://arxiv.org/ftp/physics/papers/0601/0601060.pdf

Thomas B, "Photosynthesis Uses Quantum Physics" http://www.icr.org/article/6894/

Thomson-Jones M, "Dispositions and Quantum Mechanics" http://www.oberlin.edu/faculty/mthomson-jones/Dispositions.pdf

Tiller W, "What Are Subtle Energies?" http://yourlettersfromheaven.com/clairvoyant/wp-content/uploads/2012/05/jse_07_3_tiller.pdf

Tiller WA, "CONSCIOUS ACTS OF CREATION: THE EMERGENCE OF A NEW PHYSICS" http://tillerfoundation.com/ConActsCreation.pdf

Tomatis A, "The Tomatis Pregnancy Program" http://www.atotalapproach.com/docs/tomatispregnancyprogram.pdf

Trevors JT, Masson L, "Quantum Microbiology" http://www.horizonpress.com/cimb/v/v13/43.pdf

Turner KA, "Spontaneous Remission of Cancer; Theories from Healers, Physicians, and Cancer Survivors" http://www.shuniyahealing.com/offer/documents/KATFinalDissertation.pdf

Tychinsky V, "High Electric Susceptibility is the Signature of Structured Water in Water-Containing Objects" http://www.waterjournal.org/uploads/vol3/tychinsky/WATER-Vol3-Tychinsky.pdf

Valone T, "PRACTICAL CONVERSION OF ZERO-POINT ENERGY: Feasibility Study of Zero-Point Energy Extraction from the Quantum Vacuum for the Performance of Useful Work" http://www.integrityresearchinstitute.org/FeasibilityStudyZPE-Valone.pdf

WADE G, "Magnetic pulse therapy and Rife healing "exciting possibilities in pulsed, intense, magnetic field therapy: a physicist's view" http://www.rifeenergymedicine.com/MAG1h.html

WADE G, "Vibratory energy medicine" http://educate-yourself.org/gw/gwvibenergymedicine14nov00.shtml

Wakelam K, "BIOFEEDBACK AND THE HUMAN ENERGY FIELD" http://cdn.preterhuman.net/texts/strange_information/Wakelam,%20Keith%20-%20Biofeedback%20and%20the%20Human%20Energy%20Field.pdf

Wang Z, "Electromagnetic Field Interaction with Biological Tissues and Cells" http://www.eecs.qmul.ac.uk/group/antennas/documents/ZhaoWang_Thesis_correction_final.pdf

Ward DS, "ORME Biology" http://www.halexandria.org/dward476.htm

Watson DE, Williams BO, "Eccles' Model of the Self Controlling Its Brain; The Irrelevance of Dualist-Interactionism" http://www.federaljack.com/ebooks/Consciousness%20Books%20Collection/Eccles'%20Model%20of%20Mind.pdf

Weissman DR, "The Power of infinite Love & gratitude; An Evolutionary Journey to Awakening Your Spirit" https://www.drdarrenweissman.com/pdf/PofILGnewsletterBonus.pdf

Wilber K, "Holographic Paradigm and other paradoxes" http://www.themeasuringsystemofthegods.com/the_holographic_paradigm.pdf

Wilber K, "THE MARRIAGE OF SENSE AND SOUL INTEGRATING SCIENCE AND RELIGION" http://www.shamogoloparvaneh.com/Wilber,%20Ken%20-%20Marriage%20Of%20Sense%20&%20Soul.pdf

Wilcock D, "The science of oneness" http://divinecosmos.com/start-here/books-free-online/19-the-science-of-oneness

Wilcock D, "The divine cosmos; A breathtaking new view of reality" http://bibliotecapleyades.lege.net/wildavid/esp_divinecosmos.htm#indice

Wilhelm FH, Pfaltz MC, Gross JJ, et al., "Mechanisms of Virtual Reality Exposure Therapy; The Role of the Behavioral Activation and Behavioral Inhibition Systems" http://spl.stanford.edu/pdfs/wilhelm%2005.pdf

Yanick P Jr., "The Quantum Naturopath; Activating Quantum Healing with New Flexoelectric Technology" http://www.goodvibrations-electrostim.com/documents/PaulYanickJr.pdf

Yu S, "Double helix stable cluster water: The theoretical physicist on water for healing" http://www.preventionandhealing.com/articles/Douible-Helix-Water.pdf

Yurth DG, "Torsion Field Mechanics; Verification of Non-local Field Effects in Human Biology" http://www.worldnpa.org/pdf/abstracts/abstracts_2111.pdf

Zhou D, "A General Introduction about Quantum Entanglement in Biophysics" http://www.physics.drexel.edu/~bob/Term_Reports/Zhou_Di.pdf

Zigmond D, "Mother, Magic or Medicine? The Psychology of the Placebo" http://www.marco-learningsystems.com/pages/david-zigmond/v3-mother-magic.htm

찾아보기 INDEX

ㄱ

가상현실 치료 · 325
개인무의식 · 71, 204
거시양자 · 86
겨우살이 요법 · 269
결맞음 · 224
결맞음 영역 · 120
공명 · 103
관찰자 효과 · 31
광선 요법 · 274
광수정 요법 · 268
광양자 치료 · 268
광회복 · 126
극성 요법 · 238
기 · 135
기공 · 307
기도 치료 · 327
기억 · 414
꿈 · 427
끌개 · 152, 236

ㄴ

나쁜 기억 · 227
나쁜 마음 · 225
네거티브 수소이온 · · · · · · · · · · · · · · · · · · 270

ㄷ

다중대비간섭사진술 · · · · · · · · · · · · · · · · · 240
다중인격장애 · 174
단원자 원소 · 90
동종요법 · 250
두미골 요법 · 238

DNA 메틸화 · 352
디지털 생물학 · 119

ㄹ

라이히 요법 · 273

ㅁ

마음 · 224
마음의 3층 구조 · 206
마음 전송장치 · 460
마이크로클러스터 · · · · · · · · · · · · · · · · · · · 87
마인드 스위치 · 200
매트릭스 · 139
면역세포 · 428
명상 · 187, 312
뫼비우스 코일 · 450
물 요법 · 274
물질파 · 23
미각 요법 · 263
미병 · 162
미세소관 · 93
밈 · 360

ㅂ

바이오피드백 · 222
반사 요법 · 239
발생 · 410
베나르 세포 · 146
벨로조프–자보틴스키 반응 · · · · · · · · 147, 200
벨의 부등식 · 73
보즈–아인슈타인 응축물 · · · · · · · · · · · · · · 89

복소수 · 25	영적 치유 · 186
복잡계 · 158	영점 에너지 · 76
본능 · 422	영점장 발생장치 · · · · · · · · · · · · · · · · 448
불확정성 원리 · · · · · · · · · · · · · · · · · · 28	오라미터 · 241
비국소성 · 34	오-링 테스트 · · · · · · · · · · · · · · · · · · · 284
비국소성 원리 · · · · · · · · · · · · · · · · · 100	온열 치료 · 274
비선형 진단시스템 · · · · · · · · · · · · · 242	우주론 · 71
비일상적 실재 · · · · · · · · · · · · · · · · · · · 50	운동 이미지 · · · · · · · · · · · · · · · · · · · 346
	원격치료 · 308
	위상 오라미터 · · · · · · · · · · · · · · · · · 241
ㅅ	위약 효과 · 321
	유사분열촉진 방사 · · · · · · · · · · · · · 128
사고장 치료법 · · · · · · · · · · · · · · · · · 293	유전 · 424
사랑의 물리학 · · · · · · · · · · · · · · · · · 299	유체이탈 · 175
사랑의 생물학 · · · · · · · · · · · · · · · · · 294	음악 치료 · 260
산일구조 · 145	응용 기생리학 · · · · · · · · · · · · · · · · · 239
상보성 원리 · 30	의도 각인 전자장치 · · · · · · · · · · · · · 172
색깔 치료 · 261	이미지 요법 · · · · · · · · · · · · · · · · · · · 341
생명 · 396	이침술 · 239
생물학적 컴퓨터(BICOM) · · · · · · · 257	EPR 사고실험 · · · · · · · · · · · · · · · · · · 33
생체광자 · · · · · · · · · · · · · · · · · 123, 163	인공 귀 · 459
생활습관 치료법 · · · · · · · · · · · · · · · 372	인공 눈 · 459
소리 치료 · 260	인식 · 416
숨은 변수 · 46	일상적 실재 · 50
스트레스 · · · · · · · · · 225, 281, 290, 361	임사체험 · 382
식물성 화학물질 · · · · · · · · · · · · · · · 370	
신념 치료 · 332	
심령치료 · 304	**ㅈ**
	자기 요법 · 274
ㅇ	자기조직화 · 145
	자연살해세포 · · · · · · · · · · · · · · · · · · 300
아구티-유전자 · · · · · · · · · · · · · · · · · 355	자연치유력 · 429
아로노프-봄 효과 · · · · · · · · · · · · · · · 48	자율훈련 · 340
액정구조 · 143	잔상효과 · 122
약물 패치 · 249	전기적 간질 측정장치 · · · · · · · · · · 242
양자 얽힘 · · · · · · · · · · · · · · · · · · 34, 56	전생 · 184
양자에너지 · 217	전일운동 · 67
양자-의식 교류시스템(SCIO) · · · · · 266	전자기파 · 167
양자전기역학 · · · · · · · · · · · · · · · · · · · 76	정골 요법 · 238
양자파동장 · 234	정신 에너지 · · · · · · · · · · · · · · · · · · · 190
양자파동장 복사장치 · · · · · · · · · · · 117	조화 진동자 · · · · · · · · · · · · · · · · · · · 141
양자포텐셜 · 48	종파 · 62

494

죽음	178
준결정	92
중시세계	83
지압 요법	239
진공	72
집단지지 요법	344
집합무의식	71, 205

ㅊ

차크라	134
채식	269
척추교정 요법	238
초감각적 지각	419
초양자포텐셜	48, 68
초의식	467
최면	183, 337
측정의 문제	31
치료적 접촉	274, 306
침술	276

ㅋ

카오스	151
코펜하겐 해석	31

ㅌ

태교	386
테슬라 코일	449
토션장	78

ㅍ

파동방정식	24
파동 치료	259
파동함수	25
파립	55
표면의식	71, 204
풀러린 분자	84
프랙탈	155
플라즈마	452

ㅎ

행동요법 마취	340
향기 요법	262
허수	53
헬퍼	383
현대의학	106
호스피스	375
호흡법	320
홀로그램	60, 99
홍채술	239
확률파동	42
확률해석	27
환상통	50
활성정보	48, 67
후성유전학	219, 351
히스톤	352